U0651935

临证心得录

全国名老中医药专家牛阳传承工作室建设项目成果

主编 周波 茆春阳

全国百佳图书出版单位

中国中医药出版社

·北京·

图书在版编目（CIP）数据

临证心得录 / 周波，茆春阳主编. --北京：中国
中医药出版社，2025.5.（2025.9重印）
ISBN 978-7-5132-9480-5

Ⅰ. R249.7

中国国家版本馆CIP数据核字第2025SG5066号

中国中医药出版社出版

北京经济技术开发区科创十三街 31 号院二区 8 号楼
邮政编码　100176
传真　010-64405721
保定市西城胶印有限公司印刷
各地新华书店经销

开本 880×1230　1/32　印张 10　字数 249 千字
2025年5月第1版　2025年9月第2次印刷
书号　ISBN 978-7-5132-9480-5

定价　48.00元
网址　www.cptcm.com

服 务 热 线　010-64405510
购 书 热 线　010-89535836
维 权 打 假　010-64405753

微信服务号　**zgzyycbs**
微商城网址　**https://kdt.im/LIdUGr**
官方微博　**http://e.weibo.com/cptcm**
天猫旗舰店网址　**https://zgzyycbs.tmall.com**

如有印装质量问题请与本社出版部联系（010-64405510）
版权专有　侵权必究

《临证心得录》
编 委 会

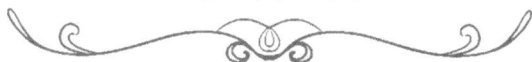

全国名老中医药专家牛阳简介

　　牛阳，男，汉族，1964年2月生，陕西延安人，中共党员，二级教授，主任医师，博士研究生导师，国家中医药管理局中医药重点建设学科温病学学科带头人，第六批全国老中医药专家学术经验继承工作指导老师，国家卫生健康突出贡献中青年专家，自治区"313"人才，宁夏回族自治区"9·10"教育奖章获得者，宁夏回族自治区级优秀教师，享受宁夏回族自治区政府特殊津贴。任教育部高等学校中医学教学指导委员会委员、国家中医药管理局重点学科建设指导委员会委员、中国中药协会枸杞专业委员会主任委员、中华中医药学会第七届感染病分会副主任委员、宁夏中医药学会副会长等。先后主持国家自然科学基金项目4项，其中国家自然科学基金区域创新发展联合基金重点支持项目1项；科技部科技基础资源调查专项1项；国家科技支撑项目2项；国家中医药管理局科研项目4项，省部级科研项目8项，总计科研经费约2500万元。先后荣获2018年高等教育国家级教学成果奖一等奖，宁夏回族自治区科技进步奖二等奖2项、三等奖2项等荣誉。主编教材、专著20余部，代表性教材、著作有《温病学》《中医内科学案例教学法导读》《精选温病医案解析110例》《温病方论》等。发表学术论文180余篇，其中SCI论文20篇、中文核心期刊论文40余篇。培养师承博士研究生2名，博士研究生10名，硕士研究生43名。

　　牛阳从事中医教学、科研及临床工作38年，先后在宁夏医科大学总医院中医科、宁夏医科大学附属中医医院肺病科从事中医临床工作，是省级临床重点专科中医肺病科学科带头人，擅长运用中医药治疗呼吸、消化、心脑血管系统疾病及男科疾病、内科疑难杂症等，并参与指导临床科室疑难杂症患者的会诊救治，门诊量常年位居医院前列。牛阳在重大传染性疾病的防治中，如严重急性呼吸综合征（SARS）、禽流感、乙型脑炎等传染性疾病（疫病）的防治中有独到见解，多次担任省级防控中医专家组组长，为宁夏疫病中医防治方案的制订提供建议，多次受邀在中华中医药学会、世界中医药学会联合会会议上做关于温病学术思想、中医药治疗疫病等的临床经验介绍。

牛阳的研究方向是以卫气营血和三焦辨证理论为中心，结合区域特色——宁夏燥证，围绕宁夏常见肺系疾病，广泛深入挖掘、整理、研究其理论形成的背景、核心价值、对温病辨证的指导作用等。牛阳以历史为脉络，理清卫气营血理论的渊源，挖掘其承前启后的价值，运用现代的方法、手段研究、探索卫气营血的实质，突出理论研究的实用性，从大量的医案中研究摸索其辨证及治疗规律，始终把握理论为临床服务的宗旨，将温病理论运用到临床药物、院内制剂的开发中，如他研制的"兰花气雾剂"取得了阶段性成果，在预防温疫的发生方面作出了积极的贡献，不仅拓展了温病理论在临床内科杂病中的应用，还对膜原、三焦等理论进行了深入的研究。

1.注重经典，善用经方

牛阳在中医教学、临床中善用《温病条辨》《伤寒论》等中医经典，在复发性口腔溃疡、慢性结肠炎、痤疮等疾病的治疗中，善用甘露消毒丹、枳实导滞汤、三仁汤等方加减，临床疗效显著。

2.因人制宜，善用温病祛湿方治疗湿热杂病

牛阳根据患者的不同体质，总结出湿热病多由脾胃内伤、感受外邪而发病，并提出湿聚而生热，合为湿热，当斟酌兼治，从而将温病祛湿理论与祛湿法相结合，并将温病中以祛湿为治法的方剂进行整理归类，称为温病祛湿方，如三仁汤、王氏连朴饮等。牛阳认为，温病祛湿方以宣畅气机、运脾和胃、通利水道、化湿泄浊为主要作用，其重在祛湿，通过祛湿使气机畅通，可奏汗出热退之效。

3.因地制宜，善用地区特色药材防治西北寒燥时疫

牛阳系统总结了西北地区寒燥致病的特点。寒燥近于风寒，初袭机体多以风寒表证居多，但又有别于风寒表证，因有燥邪，故开始就有津伤。西北人喜食辛辣炙煿之品，多为阴虚燥热体质，寒燥袭人，入里必将化热，形成外有表寒、内有燥热的证候。牛阳借助宁夏特色中药材麻黄、银柴胡、苦豆子，配以宁夏地产大宗中药材杏仁，以及西北特色中药材甘草，组成麻杏苦甘汤，治疗以寒燥为特点的西北肺系时疫，为西北地区人民的健康保驾护航。

前 言

　　中医学是实践性很强的医学。中医药宝库博大精深，传承创新是中医药学术理论和临证实践研究的重大发展方向。当前，中医药振兴发展迎来天时、地利、人和的大好时机，广大中医药工作者更应增强民族自信，勇攀医学高峰，深入发掘中医药宝库中的精华，充分发挥中医药的独特优势，推进中医药现代化，推动中医药走向世界，切实把中医药这一祖先留给我们的宝贵财富继承好、利用好、发展好，在建设健康中国、实现中国梦的伟大征程中谱写新的篇章。

　　本书收集整理了牛阳在临床教学、临证诊疗中发表和未发表的医学论文，以及临证38年的部分医案，分为医理求真、治法辨析、经方思辨、临证经验、精选医案5章。这是牛阳从业多年的学术思想和临证经验的结晶。

　　本书的出版得到了全国名老中医药专家牛阳传承工作室建设项目（国中医药人教函〔2022〕75号）、国家中医药管理局高水平中医药重点学科温病学学科建设项目（zyyzdxk-2023209）和宁夏回族自治区重点研发计划项目（2021BEG03112）的大力支持。在本书的编写过程中，参考并引用了牛阳指导的博士研究生、硕士研究生公开发表在医学期刊上的相关内容和临床诊疗经典病例，在此向牛阳和原作者冯亚宏、王荣、王博、王晓翠、王若男、刘星、刘镭、刘亚青、张伟、张慧、梁帅、唐理蒙、阙平、李文姗、马文珍、马琼、范博妍、师小茜、呼延昕娜、叶梦怡、潘学军、郭榕榕、周思彤表示衷心感谢。由于编者时间精力有限，书中不妥之处敬请广大读者提出宝贵意见，以求再版时修正。

《临证心得录》编委会

2025年2月

目 录

第一章 医理求真 ……………………………………………001

第一节 久病入络 …………………………………………001

一、治络宜缓，攻不伤正 ……………………………002

二、通络祛邪，辨证为要 ……………………………002

第二节 半表半里 …………………………………………004

一、半表半里的源头 …………………………………005

二、半表半里的内涵 …………………………………005

三、半表半里的证治 …………………………………008

第三节 邪伏膜原 …………………………………………010

一、膜原的概念、部位 ………………………………010

二、病因病机 …………………………………………011

三、邪伏膜原证的证候 ………………………………011

四、邪伏膜原证与相关病证的辨识 …………………012

五、邪伏膜原证的治疗 ………………………………013

六、邪伏膜原证的传变与预后 ………………………014

第四节 伏气温病观 ………………………………………015

一、伏气温病为内外因合病，尤重内因 ……………015

二、从传变方式划分伏气温病和外感温病 …………017

三、重视小儿伏气温病 ………………………………018

四、丰富伏气温病治法 ………………………………019

第五节 治燥五津 …………………………………………020

一、治燥之首，在于明辨燥与湿 ·························020

二、治燥重在明辨表里气血 ····························021

三、治杂病兼燥，需慎用燥药 ························022

四、治燥关键在于区分肝肺 ····························023

五、凡治燥证，切忌纯用润药 ························024

第六节　肾主五液 ···025

一、温病治疗重在保津液存阴 ····················025

二、肾主五液理论探究 ································026

三、肾主五液理论对温病证治的启示 ········031

第七节　三阴三阳开阖枢 ································035

一、三阴三阳 ···035

二、开阖枢与关阖枢辨 ································035

第八节　小天地三因制宜 ································041

一、天地之时，人身之病程也，故因时制宜 ····042

二、天地之地，人身之病位也，故因地制宜 ····045

三、天地之人，人身之病灶也，故因病制宜 ····047

第二章　治法辨析 ···051

第一节　宣肺法 ···051

一、湿热在上，宣肺以遗邪外达 ················051

二、湿热在中，宣肺以利中焦升降 ············052

三、湿热在下，宣肺以通调水道 ················053

第二节　清气法 ···054

一、轻清宣气法 ···055

二、辛寒清气法 ···056

三、苦寒清气法 ···057

第三节　透热转气法 ··058

一、营热阴伤，气血壅遏，阻碍营热外达 …………… 059

二、营热阴伤同时伴气热迫营，阻碍营热外达 ……… 060

三、温邪入血分则无须透热转气 …………………… 061

四、透热转气之临证用药辨析 ……………………… 061

第四节　和法 ………………………………………… 062

一、清泄少阳 ………………………………………… 063

二、开达膜原 ………………………………………… 064

三、分消走泄 ………………………………………… 064

第五节　轻法频下法 ………………………………… 065

一、从病位上考虑 …………………………………… 066

二、从病程上考虑 …………………………………… 066

三、从患者身体素质考虑 …………………………… 067

四、从方药剂型、煎煮方式及服法考虑 …………… 067

第六节　宣通气血法 ………………………………… 068

一、调阴阳，辛温发散以通阳化气 ………………… 069

二、疏三焦，轻苦微辛以宣通肺气 ………………… 069

三、通血滞，清除障碍以泄营血之郁 ……………… 070

第七节　温热病复证疗法 …………………………… 071

一、温热病复证的病因病机 ………………………… 071

二、温热病屡复的转归结果 ………………………… 074

三、温热病复证的治则 ……………………………… 075

第三章　经方思辨 …………………………………… 077

第一节　三仁汤 ……………………………………… 077

一、组方特点 ………………………………………… 077

二、临床应用 ………………………………………… 078

第二节　甘露消毒丹 ………………………………… 080

一、组方特点 …………………………………………… 080

二、临床应用 …………………………………………… 081

第三节　枳实导滞汤 ……………………………………… 082

一、组方特点 …………………………………………… 082

二、临床应用 …………………………………………… 083

第四节　保和丸 …………………………………………… 084

一、组方特点 …………………………………………… 084

二、临床应用 …………………………………………… 084

第五节　三才汤 …………………………………………… 085

一、组方特点 …………………………………………… 085

二、临床应用 …………………………………………… 086

第六节　升降散 …………………………………………… 088

一、组方特点 …………………………………………… 088

二、临床应用 …………………………………………… 089

第七节　小温中丸 ………………………………………… 090

一、组方特点 …………………………………………… 090

二、临床应用 …………………………………………… 091

第八节　温胆汤 …………………………………………… 093

一、组方特点 …………………………………………… 093

二、临床应用 …………………………………………… 094

第九节　银翘解毒丸 ……………………………………… 096

一、组方特点 …………………………………………… 096

二、临床应用 …………………………………………… 097

第十节　丹栀逍遥散 ……………………………………… 098

一、组方特点 …………………………………………… 098

二、临床应用 …………………………………………… 099

第四章 临证经验 ·······100

第一节 慢性胃炎辨治经验 ·······100
一、病因病机 ·······100
二、辨证论治 ·······100
三、验案举隅 ·······101

第二节 胃溃疡辨治经验 ·······104
一、病因病机 ·······105
二、辨证论治 ·······106
三、验案举隅 ·······108

第三节 过敏性鼻炎辨治经验 ·······112
一、病因病机 ·······112
二、辨证论治 ·······113
三、验案举隅 ·······114

第四节 失眠辨治经验 ·······116
一、病因病机 ·······116
二、辨证论治 ·······118
三、验案举隅 ·······118

第五节 轻度认知功能障碍辨治经验 ·······120
一、病因病机 ·······120
二、辨证论治 ·······122
三、验案举隅 ·······124

第六节 慢性结肠炎辨治经验 ·······125
一、病因病机 ·······125
二、辨证论治 ·······126
三、验案举隅 ·······126

第七节 咳嗽变异性哮喘辨治经验 ·······128
一、病因病机 ·······128
二、辨证论治 ·······129

三、验案举隅 ……………………………………… 131

第八节　小儿上呼吸道感染辨治经验 ……………… 132

一、病因病机 ……………………………………… 132

二、辨证论治 ……………………………………… 133

三、验案举隅 ……………………………………… 134

第九节　小儿屏气发作辨治经验 …………………… 136

一、病因病机 ……………………………………… 136

二、辨证论治 ……………………………………… 137

三、验案举隅 ……………………………………… 138

第十节　小儿食积咳嗽辨治经验 …………………… 139

一、病因病机 ……………………………………… 140

二、辨证论治 ……………………………………… 141

三、病案举隅 ……………………………………… 142

第十一节　乳腺增生症辨治经验 …………………… 143

一、病因病机 ……………………………………… 143

二、辨证论治 ……………………………………… 145

三、验案举隅 ……………………………………… 145

第十二节　乳腺癌术后辨治经验 …………………… 147

一、病因病机 ……………………………………… 148

二、辨证论治 ……………………………………… 149

三、验案举隅 ……………………………………… 150

第十三节　复发性口腔溃疡辨治经验 ……………… 152

一、病因病机 ……………………………………… 152

二、辨证论治 ……………………………………… 153

三、验案举隅 ……………………………………… 155

第十四节　斑秃辨治经验 …………………………… 156

一、病因病机 ……………………………………… 157

二、辨证论治 ……………………………………… 157

三、验案举隅 …………………………………… 159

第十五节　结节性红斑辨治经验 ……………………… 161

一、病因病机 …………………………………… 161

二、辨证论治 …………………………………… 162

三、验案举隅 …………………………………… 163

第十六节　痤疮辨治经验 ……………………………… 165

一、病因病机 …………………………………… 165

二、辨证论治 …………………………………… 166

三、验案举隅 …………………………………… 169

第十七节　带状疱疹辨治经验 ………………………… 170

一、病因病机 …………………………………… 171

二、辨证论治 …………………………………… 171

三、验案举隅 …………………………………… 173

第十八节　神经纤维瘤辨治经验 ……………………… 175

一、病因病机 …………………………………… 175

二、辨证论治 …………………………………… 176

三、验案举隅 …………………………………… 177

第十九节　耳鸣辨治经验 ……………………………… 178

一、病因病机 …………………………………… 178

二、辨证论治 …………………………………… 179

三、验案举隅 …………………………………… 181

第二十节　无症状性蛋白尿辨治经验 ………………… 182

一、病因病机 …………………………………… 182

二、辨证论治 …………………………………… 183

三、验案举隅 …………………………………… 185

第二十一节　弱精子症辨治经验 ……………………… 186

一、病因病机 …………………………………… 187

二、辨证论治 …………………………………… 187

三、验案举隅 ································· 188

第五章　精选医案 ····························· 190

第一节　肺系疾病 ····························· 190
一、咳嗽 ····································· 190
二、梅核气 ··································· 195
三、喉痹 ····································· 196
四、鼻衄 ····································· 198
五、喘证 ····································· 199
六、哮证 ····································· 201
七、燥证 ····································· 202

第二节　心脑系疾病 ··························· 205
一、心悸 ····································· 205
二、胸痹 ····································· 209
三、中风 ····································· 211
四、眩晕 ····································· 213
五、头痛 ····································· 216

第三节　脾胃肝胆系疾病 ······················· 218
一、胃痛 ····································· 218
二、胃痞 ····································· 221
三、腹痛 ····································· 225
四、呃嗝 ····································· 227
五、反酸 ····································· 229
六、便秘 ····································· 231
七、泄泻 ····································· 234
八、胁痛 ····································· 237

第四节　肾系及男科疾病 ······················· 245
一、水肿 ····································· 245

二、淋证 ··· 247

三、遗尿 ··· 250

四、弱精 ··· 253

五、阳痿 ··· 254

六、早泄 ··· 256

第五节 皮肤科疾病 ·· 258

一、湿疮 ··· 258

二、瘾疹 ··· 260

三、痤疮 ··· 261

四、黄褐斑 ·· 264

第六节 妇科疾病 ··· 266

一、痛经 ··· 266

二、带下病 ·· 267

三、潮热 ··· 268

四、产后眩晕 ··· 270

第七节 儿科疾病 ··· 272

一、小儿感冒 ··· 272

二、小儿咳嗽 ··· 274

三、小儿鼻衄 ··· 275

四、小儿呃逆 ··· 276

五、乳蛾 ··· 277

第八节 杂病 ·· 280

一、内伤发热 ··· 280

二、汗证 ··· 282

三、耳鸣 ··· 284

四、虚劳 ··· 286

参考文献 ·· 296

第一章　医理求真

第一节　久病入络

清代著名温病学家叶天士提出了久病入络的重要学术思想，发前人未发之旨，并创立治络之法，在临证中"治经千百，卓有明验"，对中医病理学及治则学的发展作出了重要贡献。华玉堂在《临证指南医案·诸痛》按语中言："然其独得之奇，尤在乎治络一法。盖久痛必入于络，络中气血，虚实寒热，稍有留邪，皆能致痛。此乃古人所未及详言，而先生独能剖析明辨者，以此垂训后人，真不愧为一代之明医矣。"

叶天士认为："大凡经主气，络主血，久病血瘀。""初为气结在经，久则血伤入络。""经几年宿病，病必在络。"由此可见，他认为邪气袭人之后，其传变途径是由经脉继及络脉，而非由络及经。这些论述表明，叶氏久病入络的学术思想是在《黄帝内经》有关经络功能认识的基础上，将气血津液病理变化与经络联系而发展形成的。经络运行气血，联络脏腑肢节，沟通上下内外，可分为三个层次，即经脉、络脉、孙脉。久病入络之络，乃《黄帝内经》所言之阴络。叶氏又称其为脏络、腑络。其细小纤微，纵横交错于周身，无处不到。

一、治络宜缓，攻不伤正

对于久病入络所致病证的治疗，因其多为病久而痼结之证，故叶氏认为："缓图为宜。""勿事速攻。"如对诸痛、痹、积聚、癥瘕、疟母、中风等病，欲除此疾，叶氏认为："散之不解，邪非在表；攻之不驱，邪非在里；补正却邪，正邪并树无益。""汗、下未能逐邪。"纵观《临证指南医案》，无不以缓立法。如"辛香缓通""久病当以缓攻""缓逐其瘀"等。由此可见，缓为治络之大法。叶氏缓图之法一则据邪恋诸络，病深日久，缠绵难愈，而非旦夕可除，用虫蚁类药物"搜剔络中混处之邪"，使气行血畅，络通病除；二则宗《黄帝内经》"急者缓之"，提出宿邪"汤药焉能取效"，并据"丸者缓也"之意，强调治络病当用丸剂或膏剂为宜。例如《临证指南医案·疟》中江案："疟伤，胁中有形瘕聚，三年宿恙，气血暗消，但久必入血，汤药焉能取效，宜用缓法以疏通其络。"方中用麝香辛香走窜入络，引药通达病所，活血散结，以鳖甲软瘕聚之坚，加䗪虫以搜剔络中伏留之邪。为防峻猛伤正，而炼药为膏，以制约其峻猛之性。《临证指南医案·痹》中又一案，载痹痛"数十年之久，岂区区汤药可效，凡新邪宜急散，宿邪宜缓攻"。用药多为虫类药，且"以无灰酒煮黑大豆汁泛丸"，缓缓图攻。此乃以峻猛之药入丸、膏剂而图缓攻，攻而不伤正气。叶氏用虫蚁类药物，搜剔络邪。"取用虫蚁有四，意谓飞者升，走者降，灵动迅速，追拔沉混气血之邪"，而用法多为入丸、膏剂中，借以图缓，使攻不伤正。

二、通络祛邪，辨证为要

叶氏治络之法尤其注重辨证。病机、病理不同，则通络之法不同。《临证指南医案·高序》中言："盖先生立法之所在，即理之所在，不遵其法，则治不循理矣。"对于阴邪入络、瘀热入络、痰火阻络、内风袭络，病在胃络、肝络、脾络，治法各不相同。立方灵变，辨证为要。

1. 搜络化瘀法

关于此法，叶氏多用虫类药搜剔络中之邪，因其"灵动迅速，追拔沉混气血之邪"，多用䗪虫、蜣螂、地龙、全蝎、蜂房等味，并配伍当归尾、川芎、五灵脂、桃仁等活血化瘀之品，选用丸、膏剂缓而攻之，意在"血无凝着，气可宣通"，攻不伤正，达到润以濡其干、虫以动其瘀、通以祛其闭的目的。在临床中，凡络脉凝滞之诸痛、积聚、癥瘕、疟母、痹证等顽疾，均可用此法治疗。

2. 辛润宣通法

叶氏为温病大家，治疗多注意育阴保津，主张"不投燥热敛湿呆补""药不宜刚""勿投燥热劫液"，多用阴柔之品，通过辛咸柔润之品以达"辛润宣通"之功。用药上多选用旋覆花、新绛、青葱管、韭白汁、柏子仁、杏仁、胡麻等味，濡养络脉，宣通瘀滞。久病入络之血络瘀痹之发黄，瘀血在络之便血，病入血络之胁肋痛、脘痛，伤及肝脾之腹痛，久痛在络、阴阳两伤之癥瘕，均在此列。

3. 辛香开通法

叶氏言："病在脉络，为之辛香以开通也。""浊结有形，非辛香无以入络。"叶氏立辛香开通之法，以芳香辛温之桂枝、香附、橘核、川楝子、橘红、郁金等味，配以活血通络之品，如当归、桃仁等辛香苦温，芳香走窜，开通络瘀。此即叶氏所言"辛香流气"之法。凡"痛甚于下，浊结有形"之癥瘕、"病在络脉"之脾厥心痛、"寒入络脉"之胸胁痛、"瘀血积于胃络"之胃痛，均用此法治疗。

4. 清络宣通法

对热邪在络，叶氏创清络宣通之法，以咸寒之品清络脉邪热，用芳香之品透散络中之邪，多用生地黄、玄参、牡丹皮、连翘、郁金、丹参、桃红，配以麝香、冰片、田七、天竺黄、石菖蒲等芳香之品，用咸寒清透络中邪热，芳香开窍醒神，治疗"气分热邪逆传入营，遂逼心胞络中"之痉厥，"阳气拂逆，阻其灵窍"之癫痫，阳气燔灼少阳络脉而咯血者，以及热邪郁阻心包络之心窍蒙闭者。

5.补益通络法

叶氏有"络虚则痛"之说，对于"下焦空虚，脉络不宣"之腰髀痛、"阳明脉衰"的肩胛不举而痛、"脉芤、汗出、失血"所致之背痛、"脉细色夺、肝肾虚"而腰痛等络虚之证，皆以补益通络之法治疗，选用鹿角、人参、白术、当归、黄芪、杜仲、核桃、羊肾、枸杞子、牛膝、桂枝等补益气血而达通络之目的。

6.涤痰通络法

涤痰通络法是叶氏针对痰阻络脉之证而设之法，叶氏在《温热论》中言："平素心虚有痰，外热一陷，里络就闭。"对痰阻络脉之证，每用半夏、竹沥、姜汁、胆南星、枳实、石菖蒲、茯苓、陈皮等味涤痰通络。对络为痰阻之证而现麻痹、舌歪、言謇者，常以此法为治。

第二节　半表半里

半表半里证是中医临床常见的证候，而半表半里与表、里一样，都是《伤寒论》六经辨证的病位概念。但张仲景在《伤寒论》原文中并未明确提出"半表半里"一词，只在第148条有"此为半在里半在外也"一句，以致有人至今认为，半表半里不是病位概念，而是《伤寒论》中独有的一个病证名，表现症状以往来寒热、口苦、咽干、目眩为主。"半表半里"的首次提出见于金代成无己的《注解伤寒论》。该书将半表半里作为一个病位概念、辨证纲领，为大多数人所接受。半表半里自提出后就引起了广泛争论，近现代又有不少医家对其进行研究，以下为近10年来关于半表半里的研究进展。

一、半表半里的源头

自半表半里提出后，很多医家就围绕着是谁提出来的展开了争论。目前，多数医家认为，半表半里是由金代成无己在《注解伤寒论》中提出来的，用来解释《伤寒论》第96条："伤寒五六日中风，往来寒热，胸胁苦满，嘿嘿不欲饮食，心烦喜呕，或胸中烦而不呕，或渴，或腹中痛，或胁下痞硬，或心下悸，小便不利，或不渴，身有微热，或咳者，小柴胡汤主之。"在之后的条文中，成无己也多用半表半里概括少阳病位，如第264条少阳中风，成无己注解为"邪在少阳，为半表半里"，第265条少阳伤寒，成无己注解为"邪客少阳，为半在表，半在里"，由此发展为后世的少阳病位为半表半里的学说。有学者认为，《伤寒论》第148条："伤寒五六日，头汗出，微恶寒，手足冷，心下满，口不欲食，大便硬，脉细者，此为阳微结，必有表，复有里也，脉沉，亦在里也。汗出为阳微，假令纯阴结，不得复有外证，悉入在里，此为半在里半在外也。"这段话为"半表半里"的雏形。但武冰等认为，"此为半在里半在外也"恐非原文，可能为后人注解仲景文字混入。

二、半表半里的内涵

半表半里究竟为何物？它的定位又在何处？王博认为，人们对半表半里的解释有三：以经络解释，半表半里为少阳经出表入里的门户；以特定病位解释，半表半里为膜原；以八纲解释，半表半里为表之里、里之外的病位。苏云放认为，所谓半表半里，并非一半表证，一半里证，而是不表不里，介于表里之间。就病位来说，处于太阳证之里、阳明病之外；就其病势来说，处于由表入里的过渡阶段；就其病机来说，处于寒郁化热的渐变状态。陈林榕研究认为，半表半里可以理解为既不在太阳之表，又不在阳明之里，也不一定在太阳之后、阳明之前，而是三阳病中一个独立的证候类型，是邪正相争、病势进退的一个转折点。郑兴刚研究认为，《伤寒论》中"半在里半在外"是指其脉证的一部分属于"外"，一部分属于"里"，而不是指某两个脏腑或经脉之间的具体位置。易自刚研究发现，太阳属表，阳明属里，少阳属于半表半里，当居于太阳与阳明之间。

1. 伤寒少阳证

"伤寒少阳证"与"半表半里""少阳"等词早在《黄帝内经》中就有记载，少阳在中医学中涉及六气、脏腑、经络、气化及病证5个方面的含义：第一，就六气来说，少阳代表六气中的火（相火）；第二，就脏腑来说，少阳代表脏腑中的胆和三焦；第三，就经络来说，少阳代表足少阳胆经和手少阳三焦经；第四，就气化来说，少阳为人体气机升降出入开阖的枢纽；第五，就病证来说，少阳代表外感病中的少阳病。有医家认为，半表半里专指伤寒少阳证，因半表半里最早是由成无己注解少阳证病机时提出的。但陈嘉斌等认为，半表半里虽然源于《伤寒论》，源于六经辨证之演化，但是半表半里和少阳证两者不可以相互混淆。半表半里隶属八纲辨证体系，主要表示疾病的病位，客观反映疾病的进展，反映疾病整体的情况，包括病机、疾病进展、病变、病位等多个因素，是一个相对模糊的疾病认知概念；而少阳证当为邪热搏胆所致，实为虚实夹杂、病位广泛之病，其主半表半里，亦为广泛模糊之概念。田永衍认为，张仲景在提出小柴胡汤时，有斟酌之意，说明小柴胡汤是选择之一，并非唯一选择。后世误将选择之一作为唯一选择，从而认为半表半里证就是少阳证。这种提法，一方面限制了对半表半里证其他治法选择的考虑，另一方面也将此处具体意义上的半表半里证转换为一般意义上的少阳证，将意义域不等的概念相互转换，扩大了转换前概念的内涵，使人产生错误的解读。

2. 邪伏膜原证

虽然半表半里并非《伤寒论》所表述的原意，但温病学家开创了关于少阳、膜原、三焦等一系列以半表半里学说为根基的理论体系。"膜原"一词最早出现在《黄帝内经》中。对于膜原的概念、实质、部位，诸多医家观点各有不同。廖天源认为，一是膜原的具体部位在上焦胸腔内，横膈膜以上和胃上口脂膜处；二是膜原属于半表半里。张宏瑛认为，一是膜原为邪气停着的特殊部位，介于卫表与五脏之间，为薄皮隔膜；二是膜原与肠胃相联系，上连于宗筋；三是其分布范围较广，为邪气结聚较为深的层次；四是邪气如停着于膜原，会导致邪气不能与卫气相行，而从卫表排出，病邪弥漫，故病势甚重。高嘉骏等认为，膜原既是病邪的潜伏之地，又是邪气传变的始动之所。王昀等认为，吴又可在《温疫论》中将膜原定位在半表半里，薛生白在《湿热论》中不仅把膜原定义为半表半里，还认为湿热病可以从膜原半表半里论治。

3. 湿郁三焦证

"三焦"一词源于《黄帝内经》，为六腑之一。《难经》提出三焦"有名无形"。三焦的实质及形态一直都是医家的争议之处，大体可概括为有名有形及有名无形。陈启兰等认为，三焦有名有形。上焦为胸膜、心包膜；中焦为胃和小肠等消化道黏膜及相关腹膜；下焦为大肠黏膜和肾小球与肾小囊之间组成的滤过膜及相关部分腹膜。张天洪等认为，在《黄帝内经》中，三焦作为六腑之一，必有其特定的形态结构和生理功能，而三焦的实质就是网膜、肠系膜、输尿管，并涵盖了腹腔的淋巴系统。彭荣琛等认为，三焦有名无形，无形是指在西医解剖学上找不到类似的对象，中医学中所说的脏腑都是没有独立形态的，所以三焦和其他中医脏腑一样，都是有名无形的。清代叶天士《温热论》云："再论气病有不传血分而邪留三焦，亦如伤寒中少阳病也。"邪留三焦，为何犹如伤寒中少阳病？三焦为何属于半表半里？苏云放认为，从人体横断面切入，从体表最外透视，由浅入深，分为9层，分别为玄府膜、分肉膜、腠理膜、经络膜、膜原、胃·六腑膜、脾·五脏膜、骨膜、髓海·脑膜。其中，苏氏将腠理膜、经络膜、膜原这3层人体膜结构合称为三焦焦膜，由此确立了外不在玄府膜、分肉膜，内不在胃·六腑膜、脾·五脏膜的人体半表半里三焦焦膜结构。

三、半表半里的证治

田永衍等认为，自金代成无己《注解伤寒论》提出"半表半里"的概念，又曰"小柴胡为和解表里之剂"始，关于外感热病和法的探讨似乎就主要沿着半表半里的道路前行，代表性的医家及理论有四：其一即成无己之和解少阳法；其二为吴又可之疏利开达法；其三为叶天士之分消走泄法；其四为俞根初之和解三焦法。半表半里证中最显著的特征为寒热往来。其定义在全国中医药行业高等教育"十三五"规划教材《中医诊断学》中为："患者自觉恶寒与发热交替发作的症状，是正邪相争、互为进退的病理反映……为邪在半表半里证的特征。"黄开颜研究发现，往来寒热的成因为邪气侵犯少阳半表半里之地，影响正常气机出入。李心机认为，患者有寒与热交替出现的感觉，是由于伤寒发病经过五六日之后，邪气由表深入，与正气相搏。正邪相争于"半在里半在外"，互为进退。正胜邪退，邪退于"半在外"，则（发热）恶寒；正退邪进，邪进于"半在里",则(不恶寒)反发热。如此进退交互,寒热休作,故表现为往来寒热。肖相如对《伤寒论》进行研究发现,往来寒热的原因是正邪相争,正邪相争的原因是正气不足,正邪皆衰,正气虽能抗邪,但无力鼓邪外出,邪气虽能侵袭人体,但不能长驱直入。葛慧玲对《伤寒论》条文进行研究发现,以胸胁不适为主症的条文有24条,如胸满、胸烦、胁满、胁痛、胸胁痞满、胸胁苦满等;以心中不适为主症的条文有32条,如心烦、心悸、心乱、心动、心痛、心中懊恼等;以背恶寒为主症的条文有2条;以咽喉不适为主症的条文有17条,如咽干燥、咽痛、咽喉烂等;另外,还有以小便相关症状为主症的条文。这些上至咽喉、下至胸腹腔主要脏器系统出现的证候构成了半表半里证证候的范畴。

1.伤寒少阳证

伤寒少阳证,见往来寒热,胸胁苦满,嘿嘿不欲饮食,心烦喜呕。苟浩等认为,少阳病常兼他经为患,故仲景创柴胡类方和解之。柴胡类方包括小柴胡汤、大柴胡汤、柴胡加芒硝汤、柴胡桂枝汤、柴胡桂枝干姜汤、柴胡加龙骨牡蛎汤6方。其中,小柴胡汤为和解少阳的主方,若兼阳明腑实,则用大柴胡汤;若少阳里实误下,则用柴胡加芒硝汤;若兼太阳表证,则用柴胡桂枝汤;若夹痰饮,则用柴胡桂枝干姜汤;若兼痰热内扰,三焦壅滞,则用柴胡加龙骨牡蛎汤。应注意,在治疗少阳证时,要禁汗、吐、下三法。沈英认为,口苦、咽干、目眩为少阳病的提纲证候。在临床上,只要有脉弦,兼有少阳症状,都可以判断为少阳病。少阳病的核心病机为肝胆郁热,治宜清泄胆经火热,用小柴胡汤。聂纯瑜等认为,少阳病有向表、向里两种趋势,最易与太阳、阳明形成合病、并病,小柴胡汤为和解少阳的基础方。

2.邪伏膜原证

邪伏膜原证,见寒热先后,发如疟状,舌苔白厚满布,胸膈满闷痞胀。苟浩等认为，邪伏膜原的用药特点为禁汗、下、滋腻，重用辛燥雄烈之品，佐以芳化苦降、凉而不腻之味。张宏瑛把邪伏膜原证分为疟邪或湿热疫邪伏于膜原、痰湿阻遏膜原，潜伏于膜原之伏邪发作，或从外解，或从内陷，从外解者多为顺证，从内陷者多为逆证。苟浩、张宏瑛都认为，吴又可创制的达原饮为开达膜原的代表方，透达膜原，开通郁阻。

3.湿郁三焦证

王博认为，邪郁三焦证，见寒热如疟，午后身热加重，入暮尤剧，天明得汗，诸症稍减，但胸腹灼热始终不除，口渴心烦，脘痞呕恶，舌红苔薄黄而腻，脉弦数。治以蒿芩清胆汤加减。邪留三焦之实质是湿热邪气既不在卫表，亦未入营血，徘徊流连气分，又未入于阳明之腑，故三焦亦有表里之半的意味。俞根初创制的蒿芩清胆汤为分消走泄的代表方，清胆利湿，和胃化痰。

第三节　邪伏膜原

"膜原"一词始见于《黄帝内经》，古人亦称其为募原。古代医家对膜原部位的认知相对模糊，给现代临床辨治带来诸多不便。现代中医学对膜原证的辨治，发展方向趋于多样化，理论运用范围也被扩展。本节就膜原的概念、部位，邪伏膜原证的病因病机、证候，邪伏膜原证与相关病证的辨识，邪伏膜原证的治疗、传变与预后进行阐述。

一、膜原的概念、部位

膜原的概念有广义、狭义之分。广义的膜原，指病邪在人体内所潜伏的场所。当人感受四季不利于人体生长发育的气候时，如冬天应寒冷，反而暖和，春天应暖和，反而寒冷的时候，若人体不能适应，外邪则乘虚而入，潜藏于体内，附着在膜原部位，此为广义之膜原。狭义的膜原，指人体内的膜，以及膜所围成的空样组织结构，为人体半表半里，是正邪交争之地，是外邪侵入人体及邪气排出体外的必经通路。膜原与三焦气机的运行输布关系密切。膜原具有屏障人体气血、保护脏腑、抵御外邪侵入人体的生理功能。膜原是邪气易潜伏、结聚的部位，膜原是邪气盘错结聚的较深层次。

关于膜原的部位，早在《黄帝内经》之中就已有论述。唐代王冰指出："膜，谓膈间之膜；原，谓膈肓之膜。"由此可以看出，膜原的部位在胸膜、膈肌之间。膜原位于中焦的胃上口，是人体内胸腔与腹腔之间的膈膜。膜原介于中焦、上焦之间。

二、病因病机

清代薛生白《湿热病篇》言："膜原者，外通肌肉，内近胃腑，即三焦之门户。"湿温病"邪由上受，直趋中道，故病多归膜原"。因此，邪伏膜原证的病因为外感湿温之邪，附着在膜原之处。病机是邪遏膜原，三焦壅闭。

三、邪伏膜原证的证候

因为邪伏膜原证具有特殊的病位、病因、病机，所以其证候也相对特殊。

1.主症

邪伏膜原证多见胸膈痞满，心烦躁，头眩口腻，呕恶嗌干，寒热如疟，或间日发疟，或憎寒壮热而发无定时，舌苔垢腻，脉弦而滑。

2.兼症

在临床上，邪伏膜原证常兼见三阳经表证。①少阳经兼症：胁痛、耳聋、寒热、呕而口苦。②太阳经兼症：腰背项痛。③阳明经兼症：鼻干不眠，目、眼眶、眉棱骨痛。

四、邪伏膜原证与相关病证的辨识

1.邪伏膜原证与新感温病的区别

邪伏膜原证在初起之时，先憎寒而后发热。邪伏膜原证，身恶寒较重，身无热，脉不浮，但数。随病势的发展，憎寒、发热可并见，如身汗出，但病邪不能随汗而外解，则身之邪热已传至胃，恶寒的症状可能消失，而身体壮热可持续数昼夜不停，甚至于下午三四点发热尤甚，且头痛、身痛等症不能随汗出而缓解。

风温初起病证，寒热并见，其特征为恶风寒、轻微发热、咳嗽、脉浮等。湿温初起病证可见身恶寒发热、身重体痛、汗少、脉浮等表证。其与风温的区别在于，会有头沉如裹、身重肢倦、胸脘满闷等症状。

2.邪伏膜原证与伤寒太阳经证的区别

邪伏膜原证初起，身之邪热溢于太阳之经，卫阳被遏制，故其不能抵抗外邪侵入，从而出现憎寒、无汗的症状。一旦正邪相争，热郁得以宣发，无须再发其汗，其汗也会自出。伤寒太阳经证初起即可见头痛、身痛、恶寒发热、无汗等症状。寒邪具有寒冷、凝结、收引特性，易于郁闭肌腠，因此，伤寒太阳经证以身体无汗为特征，汗出则愈，所以恶寒发热的症状必同时减轻或消失，头身疼痛等症也会随汗而外解。综上所述，邪伏膜原证与邪伏膜原证的区别点在于汗出之后，邪伏膜原证不会因为汗出而好转，而伤寒太阳经证汗出则好转。

3.邪伏膜原证与伤寒少阳证的区别

伤寒少阳证的病机关键是正邪相争。正衰邪胜，则病邪深传；邪衰正胜，则趋向病愈。伤寒少阳证有正虚的方面，临床上用扶正祛邪之法来治疗。邪伏膜原证，邪热可溢三阳之经，病邪并非只在其表，其虽身热内盛，但未入阳明之腑，所以属于半表半里之位。邪伏膜原证的特征是寒热往来，不停地发作，发作的时间较为短暂，往往多日不得解。

五、邪伏膜原证的治疗

1.达原饮

在治疗邪伏膜原证时，应透湿温之热，开湿温之郁，发湿温之表，需开达膜原，辟秽化浊，使湿热内伏之邪从膜原达外。明代吴又可创达原饮（原名达原散）。方中槟榔能消、能磨，还能化痰破结，祛除体内伏邪，为方中的疏利之药；厚朴苦温燥湿，行气祛浊，理气消积；草果辛香化浊，辟秽止呕，辛烈气雄，除伏邪盘踞。槟榔、厚朴、草果三药协力，能使其药力直达膜原之处，使邪气迅速溃败，速离人体之膜原，故以为达原也。方中有知母，得以滋阴；有白芍，得以和血；黄芩清燥热；甘草调和诸药。温病初起，宜逐邪，使其速离膜原，达原饮为应对之方。方内白芍酸敛，知母滋阴易恋邪，不利于伏邪透达，又因临证有湿热之轻重，后世医家对其多有化裁。邪伏膜原证三阳经兼症的加减：邪热溢于少阳经，加柴胡一钱；邪热溢于太阳经，加羌活一钱；邪热溢于足阳明胃经或手阳明大肠经，加干葛一钱。柴胡：和解退热，疏肝解郁，升举阳气。羌活：解表散寒，胜湿止痛。葛根：发表解肌，升阳透疹，解热生津。三药均为有升泄作用的引经之药，具有疏泄透达之功。达原饮对后世湿热温病的治疗发展具有重大的意义。

2.雷氏宣透膜原法

该法的具体用药有厚朴、槟榔、草果、黄芩、甘草、藿香、半夏、生姜（其中半夏是姜半夏，甘草是粉甘草）。方用厚朴、槟榔、草果直达膜原，升泄透达盘踞之湿浊；辅以藿香、半夏、生姜畅气化湿；佐以黄芩清湿中之蕴热；甘草调和诸药。其方疏利透达膜原湿浊，主治邪伏膜原、湿邪郁闭较重之证。

3.柴胡达原饮

本方为俞根初创制。方以柴胡、黄芩为君药。柴胡疏、利、透、达之性，以退热，通彻表里，疏达膜原之气机；黄芩以清泻膜原之处郁火。臣以生枳壳、苦桔梗开上焦之气机；川厚朴芳香化浊，祛湿理气；草果辛香化浊，止呕，宣透伏邪；青皮、槟榔辛散湿邪，化痰破结，直达膜原，逐邪外出，继而下达，以开达三焦气机。佐以荷叶梗透之。使以炙草调和诸药。全方合用透达膜原，辟秽化浊，清热解毒，用于少阳枢机不利、气机不畅、热重于湿之邪伏膜原证。

六、邪伏膜原证的传变与预后

邪伏膜原证是一类特殊的证型，临床中很少发生传变，但邪气盘踞于膜原之上，临床可见恶寒并发热持续数天，甚至壮热不退等症状长达月余。如邪热自膜原之处溃散，其身热退、脉静，则病趋向痊愈，预后良好。如只见发热，但热不寒，并且有昼夜发热、日晡发热最甚、心烦躁、口多渴、多汗等症状，则为伏邪自膜原已经深传入胃。

综合分析，太阳证加羌活，少阳证加柴胡，阳明证加葛根，仅限于初起之用，药量皆宜小，意在引经疏导伏邪外达，非发表之品。达原饮原方在使用时必须注意厚朴、草果剂量不宜过大，当以舌红、苔白厚微黄为准。舌苔白厚微黄多为乏津偏燥之象，使用原方时应加石膏15～30g；苔燥老黄者，石膏应倍用。如见舌苔黄厚满布，为较重之证，乃温热秽浊之邪阻滞胃肠。内外、上下气机痞隔不通，当加大黄5～10g；热盛苔燥，则大黄与石膏并用，以泄热通腑，畅通气机；苔腻厚且胸脘痞闷者，加瓜蒌10～20g，枳实10～20g，以豁达上下气机。

第四节　伏气温病观

清代王孟英《温热经纬》中首提伏气温病，书中分别从伏气温病的病因、传变方式、小儿伏气温病、治则治法4个方面进行归纳总结，进一步完善了伏气温病学说。在伏气温病的病因方面，王孟英尤其重视内因，如五脏伏热、三阳经伏热、少阴肾伏热；在传变方式上，王孟英提出伏气温病是血分达于气分、自里而发的观点；关于发病人群，王孟英尤重小儿；在治疗方式上，王孟英强调针刺、药物并用。这些内容均对临床温病的治疗思路有重要指导意义。

一、伏气温病为内外因合病，尤重内因

伏气温病理论源自《黄帝内经》。《素问·阴阳应象大论》中"冬伤于寒，春必病温"的论述被王氏认为是伏气学说理论的源头。他指出，春温发病的外因是冬季感受时令寒邪，伏藏体内，至春季寒邪化热而外发。王氏又提出《素问·金匮真言论》谓："夫精者，身之本也。故藏于精者，春不病温。"这指出冬季令人体之气失于固藏，使本该潜藏的精气因各种原因耗损，阴精亏损，至春引动伏热，发为春温。以上是王氏以春温发病为例，指出春温病的发生是"冬伤于寒"和"冬不藏精"两个因素相互作用的结果，

前者是原始因素，后者是内在条件。

虽然王氏只以春温为例，但是伏气温病的病因可据此扩展，尤其需重视内因。现代社会物质生活水平普遍提高，人们的保暖意识增强，冬季感寒的情况也越发减少，故"冬不藏精"的内因应格外受到重视。吴鞠通对此也特别强调："'不藏精'三字需活看，不专主房劳说，一切人事之能动摇其精者皆是。"随着生活节奏的日益加快，很多人日夜作息时间紊乱，或喜怒不节、劳累过度、思虑多欲等，都会导致肾精亏损，失于封藏，为次年春温的发生留下极大隐患。因此，伏气温病为内外因合病，尤重内因。

1.五脏伏热

王氏专门列出《素问·刺热》中"肝热病""心热病""脾热病""肺热病""肾热病"五脏热病的内容，具体阐述每一脏伏热的症状特点。肝伏热以小便黄、腹痛、狂躁、胸胁满痛为主要症状；心伏热以闷闷不乐、心痛、烦闷呕吐、头痛面赤为主要症状；脾伏热以头重、面色青、呕吐、身热腰痛、腹胀腹泻为主要症状；肺伏热以恶寒发热、喘咳、头痛为主要症状；肾伏热以腰酸痛、口苦口干、下肢酸痛寒冷、颈项强痛、足心热为主要症状。这些内容对伏气温病的五脏辨证具有指导意义。

2.三阳经伏热

王氏选取《黄帝内经》中关于经脉热病的条文，分别论述太阳经、少阳经、阳明经三阳经脉热病的特点。太阳经伏热以颧骨部出现赤色为辨证要点；少阳经伏热是在面颊前出现赤色。王氏重点论述阳明经伏热，因为阳明经为多气多血之经，遇热邪引动，易发温热病，轻者咳喘，重者热盛扰神明，登高而歌。以上内容对伏气温病的经脉辨证具有参考价值。

3.少阴肾伏热

王氏在卷二"仲景伏气温病篇""仲景伏气热病篇"中引用伤寒论的内容论述伏气温病。从六经辨证来看，王氏指出伏气温病发自少阴，言："《伤寒论》师曰：伏气之病，以意候之，今月之内，欲有伏气。假令旧有伏气，当须脉之。若脉微弱者，当喉中痛似伤，非喉痹也。病患云：实咽中痛，虽尔，今复欲下利。"该论明确指出冬伏之病的3个条件：脉微弱、喉中痛、泄泻。多数医家注解认为，冬月感寒，伏藏于经，真元素亏，阴虚内热，而少阴之脉循喉咙，热邪上升灼喉咙则痛。该篇此后引用《伤寒论》中关于少阴病的5条条文来论述伏气温病的治疗，故伏气温病发于少阴为医家所共识。这与王氏在卷一引用《黄帝内经》原文提到的"冬不藏精"相呼应。此外，该书卷三"叶香岩三时伏气外感篇"引用叶天士原文："春温一证，由冬令收藏未固，昔人以冬寒内伏，藏于少阴，入春发于少阳，以春木内应肝胆也。"此再次强调伏邪发自少阴的病机。

后人对此学说的继承体现于晚清时期著名医家柳宝诒的《温热逢源》中。该书是专门论述伏气温病的专著。该书提到，伏邪的部位主要在少阴，并对寒邪之所以能伏于少阴并能郁伏而发这一命题也进行了深入阐述，载："寒邪之内伏者，必因肾气之虚而入，故其伏也每在少阴。"

二、从传变方式划分伏气温病和外感温病

王孟英在《温热经纬》中确立了两种温病发病类型，即伏气温病和外感温病。邪感于外而伏藏于体内，过一个季节而发病的称为伏气温病，反之随感即发者，称为外感温病。但此种分类方法不免让人感到辨证困难，故王氏在《温热经纬·叶香岩外感温热篇》加按语："若伏气温病，自里出表，乃先从血分而后达于

气分……故起病之初……不比外感温邪，由卫及气，自营而血也……"该论不再把感邪后发病的迟早作为判断依据，而是从传变方式进行划分，即由卫及气到营血传变的为外感温病，而初起即到血分，由血分达于气分者为伏气温病。因为初起发自血分，自里而发，所以伏气温病初起即能见里热证候。这种方法突破旧识，更利于辨证。由此可见，伏气温病不仅指邪气潜伏在人体内伺机而发，还有初起就以里热证候为主要表现的含义。

三、重视小儿伏气温病

王氏格外重视小儿的伏气温病，这很少为前人医家所论述。所以在《温热经纬》卷三，王氏引用叶天士原话，特地以"雄按"指出："小儿之多温病何耶？良以冬暖而失闭藏耳。夫冬岂年年皆暖欤？因父母以姑息为心，唯恐其冻，往往衣被过厚……富家儿多夭者，半由此也……而真气已暗为发泄矣……"这段话指出小儿冬不藏精的原因是父母给小儿穿衣过厚，而小儿活动比较频繁，易在活动中出汗过多，致津液耗伤，真气暗耗，来年发为春温。

小儿稚阳未充，稚阴未长，容易受邪气侵袭，加之幼儿为纯阳之体，所以小儿患病后易从阳化热，而温病又具有温热性质，两者同气相求，故小儿有易感温病的体质条件。然而，目前很多学者认为，小儿之温热类温病发病率高，且温热类温病多为新感，较少有潜伏期，故病情急骤。临床上多以温病理论治疗小儿外感病，关于伏气温病考虑甚少。因此，王氏特别指出："幼科亦有伏邪。""人有大小，感受则一也，治从大方。""感受既一，治法亦无殊。"他认为，伏气温病在儿科临证中应该引起重视。

除春温外，王氏还针对夏季、秋季感受时令之气的暑温、秋燥（温燥）引起的小儿病进行专门论述，分别列举夏季暑温小儿易发热疳、口疮、吐血、惊厥抽搐、过食瓜果泄泻、痢疾等，秋季温燥多致发热咳嗽，病证列举细致。

四、丰富伏气温病治法

1.基本治则

王氏扩充了伏气温病的治疗方法。王氏总结《黄帝内经》中有关热病的内容，专门列出热病的基本治疗原则，即热者寒之。《素问·刺热》谓："诸治热病，以饮之寒水乃刺之，必寒衣之，居止寒处，身寒而止也。"王氏特别反对伏气温热病"禁其凉饮，厚其衣被"等温热之法，但同时提出"饮冷亦须有节"。这对临床上针对温热病不敢用寒凉药有启迪意义。此外，王氏还引用《素问·热论》"病热少愈，食肉则复，多食则遗，此其禁也"，强调伏气温病的病后调护，明确指出热病后期宜饮食忌口，不可多吃，不可吃肥甘厚味，以清淡饮食调养恢复。其苦口心切不可不察。

2.重视针刺法

针对五脏伏热和三阳经伏热，王氏特别强调温热病的针刺疗法。伏热在肝，刺足厥阴、足少阳；伏热在心，刺手少阴、手太阳；伏热在脾，刺足太阴、足阳明；伏热在肺，刺手太阴、手阳明；伏热在肾，刺足少阴、足太阳。这对临床治疗热病有指导意义。此外，他还摘录《灵枢·热病》："热病不可刺者有九，一曰：汗不出，大颧发赤，哕者死；二曰：泄而腹满甚者死；三曰：目不明，热不已者死；四曰：老人婴儿热而腹满者死；五曰：汗不出，呕下血者死；六曰：舌本烂，热不已者死；七曰：咳而衄，汗不出，出不至足者死；八曰：髓热者死；九曰：热而痉者死。腰折，瘈疭，齿噤齘也。凡此九者，不可刺也。"此为热病针刺禁忌法，即各种病因导致的阴液亏损、阴精枯竭、正气衰弱，均不宜针刺，此时针刺只会加重病情。

3.中药治法不拘于苦寒清热

针对上述不同的病因病机，王氏分别提出不同的药治法，具体如下。①初起苦寒清热：王氏认为，伏气温病初起即见里热证，故治疗用苦寒直清里热；②若外感引动伏邪，先用辛凉解表，再用苦寒清热；③滋阴清热：伏气温病由上可知是邪伏少阴，所以王氏格外重视少阴阴虚内热的病机，运用伤寒少阴病中的滋阴方，如猪肤汤、黄连阿胶汤、猪苓汤等治疗。

用药禁忌：王氏提出伏气温病忌辛温发汗，不可滥用苦寒消滞攻伐之药物，小儿尤甚。

第五节　治燥五律

随着全球气温骤增、气候环境的变化，尤其西北地区受季节和干旱气候的影响，燥证发生越加常见。燥的概念最早见于《黄帝内经》"燥胜则干"，书中亦提出了燥邪致病的特点和治疗方法。清代初年，名医喻昌提出"秋伤于燥"，首次明确了"秋燥"病名，并阐明了秋燥证的病因、病机、病位、传变规律、治疗方法和原则，提出了"治燥五律"。本节通过浅析喻氏治燥五律的思想，为临床中燥证及杂病兼燥的防治提供一定的理论基础。

一、治燥之首，在于明辨燥与湿

《医门法律·秋燥论》五律之一为："凡秋月燥病，误以为湿治者，操刃之事也。从前未明，咎犹可逭，今明知故犯，伤人必多。孽镜当前，悔之无及。"燥、湿两种邪气均属外感六淫之气。刘河间《素问玄机原病式》曰："金燥虽属秋阴，而其性异于寒湿，而反同于风热火也。"喻氏《医门法律·秋燥论》曰："秋月天气肃而燥胜，斯草木黄落。故春分以后之湿，秋分以后之燥，各司其政。"故二者在致病特点、季节、地域上都存在一定的差异。燥性干涩，易伤津液，多发生于秋季，以西北高原地带多见，表现为口干咽燥、鼻干唇裂、皮肤干燥脱屑等症状；湿性重浊、黏滞，易伤阳气，多发生于长夏季，以东南沿海地区多见，表现为肢体困重、恶心、呕吐、泄泻等症状。外感燥邪，一般伤及肺卫，以口干、皮肤干燥为主要临床症状；如果是内生燥邪，则伤及气血津液，以口舌生疮、胃中灼热等为主要表现。湿邪重浊黏腻，也可导致脏腑津液不能正常输布，出现湿热蕴肺、湿阻中焦，伴有津液不能正常输布之燥象，二者容易混淆。燥者湿之所依，湿者燥之所附，说明二者之间存在相应的联系。黄美松等认为，燥与湿在属性上具有对立制约、互根互用的特征；马萌也提出了燥湿二气是六气之提纲，与寒热无异，亦为阴阳之兆。清代医家余国佩提出的"燥湿为纲"思想，贯穿临床燥湿病证的辨证和立法用药全过程。故在临床病证中，湿与燥往往夹杂相存，故在治疗上首要明辨燥湿，防止燥证误以湿邪治疗，正如《医原》所云："燥郁则不能行水而又夹湿，湿郁则不能布精而又化燥。"

二、治燥重在明辨表里气血

《医门法律·秋燥论》五律之二为："燥病，燥在气而治血，燥在血而治气，燃在表而治里，燥在里而治表，药不适病，医之过者。"燥有表里气血之分，具体表现为："有干于外而皮肤皱揭者，有干于内而精血枯涸者，有干于津液则荣卫气衰，肉烁而皮着于骨者。"喻氏提出："风热燥甚，怫郁在表而里气平者，善伸数欠，筋脉拘急，或时恶寒，或筋惕而搐，脉浮数而弦。若风热燥并郁甚于里，则必为烦满，必为闷结，故燥有表里气血之分。"清代医家张千里提出："上燥在气，下燥在血，气竭则肝伤，血竭

肃而燥胜，斯草木黄落。故春分以后之湿，秋分以后之燥，各司其政。"故二者在致病特点、季节、地域上都存在一定的差异。燥性干涩，易伤津液，多发生于秋季，以西北高原地带多见，表现为口干咽燥、鼻干唇裂、皮肤干燥脱屑等症状；湿性重浊、黏滞，易伤阳气，多发生于长夏季，以东南沿海地区多见，表现为肢体困重、恶心、呕吐、泄泻等症状。外感燥邪，一般伤及肺卫，以口干、皮肤干燥为主要临床症状；如果是内生燥邪，则伤及气血津液，以口舌生疮、胃中灼热等为主要表现。湿邪重浊黏腻，也可导致脏腑津液不能正常输布，出现湿热蕴肺、湿阻中焦，伴有津液不能正常输布之燥象，二者容易混淆。燥者湿之所依，湿者燥之所附，说明二者之间存在相应的联系。黄美松等认为，燥与湿在属性上具有对立制约、互根互用的特征；马萌也提出了燥湿二气是六气之提纲，与寒热无异，亦为阴阳之兆。清代医家余国佩提出的"燥湿为纲"思想，贯穿临床燥湿病证的辨证和立法用药全过程。故在临床病证中，湿与燥往往夹杂相存，故在治疗上首要明辨燥湿，防止燥证误以湿邪治疗，正如《医原》所云："燥郁则不能行水而又夹湿，湿郁则不能布精而又化燥。"

二、治燥重在明辨表里气血

《医门法律·秋燥论》五律之二为："燥病，燥在气而治血，燥在血而治气，燥在表而治里，燥在里而治表，药不适病，医之过者。"燥有表里气血之分，具体表现为："有干于外而皮肤皱揭者，有干于内而精血枯涸者，有干于津液则荣卫气衰，肉烁而皮着于骨者。"喻氏提出："风热燥甚，怫郁在表而里气平者，善伸数欠，筋脉拘急，或时恶寒，或筋惕而搐，脉浮数而弦。若风热燥并郁甚于里，则必为烦满，必为闷结，故燥有表里气血之分。"清代医家张千里提出："上燥在气，下燥在血，气竭则肝伤，血竭

则胃涸。"这强调治燥要辨表里气血，但是未对燥证进行相应的分类研究。沈目南等医家在喻氏治燥基础上，对燥证进行了内外温凉分类，使燥证辨治更加系统全面。燥邪的传变为自皮毛、口鼻而入，先伤气津，后伤阴血，传变至脏腑，也有因邪气盛、脏气偏衰，直接内感应于脏腑，故表现为由表及里、由气及血、由阳入阴的诸多脏腑交互影响的病证状态。当然，受气候、地域、环境影响，燥证辨证也应考虑季节、地域特征及个人体质状况。《燥气总论》言："凡燥之伤人，首先入肺，次传于胃，或伤气分，或伤血分，或伤络脉。"外燥首犯肺卫，当言表证，治疗略单一，宜宣肺润燥。外燥侵袭，若治疗不当，便伤及脾胃，甚至肝肾，当言里证，以燥邪伤及具体的脏腑进行辨治。内燥多由外燥伏留化热或燥热（温燥）伤及津血，其病因繁杂，亦可伤及脾胃、肝肾之阴和气血津液，亦有瘀血、五志化火、阳明腑实致燥，故燥有表里气血之分。若饮食肥甘厚腻、辛辣之品后出现阳明腑实之证，以脘腹胀满、胃中灼热、大便干燥为主要表现，当以东垣润肠丸主治；若阳明腑实证治疗不当或因抗生素滥用、放化疗等伤及脾胃之阴，则以口干咽燥、烦渴、不思饮食、大便干结为主要表现，当以元戎四物汤主治；若因久病失治误治或肝肾不足伤及肝肾之阴，以口干舌燥、五心烦热、腰膝酸软为主要表现，当以丹溪大补丸主治；若因气血不足，致血虚生风、生热，热盛伤津化燥而出现燥热难眠、皮肤干燥脱屑，当以大补地黄丸主治；若因跌打损伤致瘀血内阻，出现口渴唇干、急躁易怒、精神迟滞，当以血府逐瘀汤加减主治。

三、治杂病兼燥，需慎用燥药

《医门法律·秋燥论》五律之三为："凡治杂病，有兼带燥证者，误用燥药，转成其燥，因致危困者，医之罪也。"喻昌反对滥用温燥药，因为害怕以火济火，不能保存津液或者转而为燥，对杂病的治疗产生负面影响。现代临床疾病中，燥邪容易与其他致病邪气、病理因素并存，如特发性肺纤维化阴虚肺燥证、银屑病血虚风燥证、社区获得性肺炎风燥伤肺证及伏燥所致的过敏性鼻炎、湿疹等。新型冠状病毒感染也不例外，其致病邪气及病邪性质具有特异性和不确定性，以宁夏为代表的西北地区和以湖北为代表的中东部地区，在地域环境、气候特点等方面有很大差异，导致新型冠状病毒感染的致病邪气在不同地域呈现出差异性，西北地区以寒燥疫为主，中东部地区则以寒湿疫为主。故在临床疾病诊疗中，当仔细辨证，审证求因，遣方用药，勿用燥药治燥证，使病情加重。

四、治燥关键在于区分肝肺

《医门法律·秋燥论》五律之四为："凡治燥病，须分肝肺二脏见证。肝脏见证，治其肺燥可也。若肺脏见证，反治其肝，则坐误矣，医之罪也。"肝为刚脏，其气升发，若与燥邪相加，则如火上浇油。肝阳上亢，筋脉失养，见双目干涩、烦躁易怒、筋脉拘挛；重则伤及阴血，见皮肤干燥瘙痒等症状。治宜以柔制刚，以镇肝润燥，而肺脏在生理特性上与肝脏相对，二者相互制约。肺脏娇弱，燥邪侵袭，燥热伤津，见干咳、口鼻干燥、痰黏不易咳出；燥伤肺络，见痰中带血丝；重则伤及肺阴，见形体瘦弱、皮毛干枯，治宜清宣润肺。喻氏主张清燥救肺，以甘柔滋润之品组方，采用轻疏燥邪、清降肺胃、濡养胃阴之法，使肺气得润，治节有权，清肃之令得行。病理状态下，肝肺二脏可相互影响。若燥邪侵袭，易致肝郁化火；或木火刑金，表现为肝火犯肺、肝阳亢逆证。喻氏提出："燥金所伤，本摧肝木，甚则自戕肺金。""肝脏见燥证，固当急救肝叶，勿令焦损，然清其肺金，除其燥本，尤为先务；若肺金自病，不及于肝，则专力救肺。"此认为燥证诊治，当先辨别肝肺，分清缓急。若燥邪伤肝，当以救肝为首，防止燥邪入里化热，伤及津液，扰动肝风；若是燥邪伤肺未及肝，当专力救肺。

五、凡治燥证，切忌纯用润药

《医门法律·秋燥论》五律之五为："凡治燥病，不深达治燥之旨，但用润剂润燥，虽不重伤，亦误时日，只名粗工，所当戒也。"燥证病因病机有内外区别：外燥为燥伤肺气，布津障碍；内燥则以邪阻、气郁、脏腑阳虚为病机。古今论燥者，多从燥邪、燥气、干燥、燥证等与"燥"字相关概念出发，对燥证并未加以明确界定与划分。关于燥邪的阴阳寒热属性，诸家多有讨论，历代都是争论的焦点。喻氏的观点提示燥证涉及的范围很广，燥邪所袭部位不同，其病机有别，临床表现也存在较大差异，因而对其治疗时就应考虑周全。汪瑟庵在《温病条辨》按语中总结道："燥证路径无多，故方法甚简，始用辛凉，继用甘凉，与温热相似。但温热传至中焦，间有当用苦寒者，燥证则唯喜柔润，最忌苦燥，断无用之之理矣。"李钰蛟等通过对温病古籍数据进行挖掘，发现"苦、温"为秋燥的特别治法。故治燥证者，不可盲目纯用润药，应当根据病情，审证求因，辨证治疗。

由此可见，喻昌对燥证的认识独树一帜，针对治燥中遇到的问题也予以相应解答。其治燥五律的观点不仅补充了前人对燥证理论研究的欠缺，还充实和发展了中医燥证理论，为后世燥证诊治的研究奠定了基础，但喻氏对燥证的研究也有所不足。喻氏仅限于对秋燥证的系统论述，而当前燥证的致病因素复杂多变，且燥证夹杂在其他系统疾病之中，其治疗应当审证求因，综合辨治。因此，我们在对前贤的理论和经验继承的同时，要结合实际加以创新，发掘其所蕴含的规律，使燥证理论的研究更加适应临床和疾病的变化。

第六节　肾主五液

　　温病是感受温热邪气所引起的一类外感热病的总称，属阳邪致病，"阳盛则热""阳盛则阴病"，故病程中常并存热邪偏盛和津液不足两个方面的病理变化，治疗上也务必以"步步顾其阴液"为基本原则。《素问·逆调论》载："肾者水脏，主津液。"《难经》载："肾主液。"由此可见，肾与津液的生成和代谢有密切关系，尤其是温病病程延至下焦肝、肾，被认为是机体津伤液竭的危重阶段。叶天士医案中数十余次出现"五液"一词，或以其阐述生理病理变化，或强调发病体质，或指导治疗；吴鞠通《温病条辨》中亦多次提到"肾主五液而恶燥"，以"培养津液"作为治疗下焦温病肝肾真阴损耗的理论依据。故本节据此，结合相关古籍探讨肾主五液理论对温病证治的临床指导意义。

一、温病治疗重在保津液存阴

　　温病的病因和发病特点决定了病程中必然存在阴伤的病变。历代温病学家对此多有阐述，如吴鞠通《温病条辨》载："温为阳邪……最善发泄，阳盛最伤阴。"叶天士《临证指南医案·幼科要略》载："春季温暖，风温极多，温变热最速。若发散风寒消食，劫伤津液，变症尤速。"故温病治疗以救阴、存阴最为紧要。人体内一切有形之质皆属阴，包括津液、汗液与血液，三者同源异流，而叶氏《温热论》指出，温病"救阴不在血，而在津与汗"，把阴、血、津、汗统一起来，明确说明温病救阴的方法和目的不是滋补阴血，而是生养津液和防止汗出过多而复耗其津，即叶氏云："气热烁津……慎勿用血药，以滋腻难散。"古人用字皆有深意，应求而"救"，本义为"补救、抢救"，又引申为"帮助、纠正、治疗、终止"之意。由此可见，叶氏救阴之法，不是到了津液枯涸欲竭的危重阶段才去使用，而是在温病治疗过程中作为基本法门贯穿始终。

二、肾主五液理论探究

1.五液理论溯源与演变

五液在《黄帝内经》中所指有二，其一是指由水谷所化生的溺、汗、泣、唾、水（《灵枢·五癃津液别》）；其二是指五脏化液，"心为汗，肺为涕，肝为泪，脾为涎，肾为唾"（《素问·宣明五气》），"……此五液所出也"（《灵枢·九针论》）。后世诸多医家在此基础上充分发挥，如明代张景岳《质疑录》载："人之一身，有涕、泪、涎、唾、便、溺，皆属一水之化，而发于九窍之中。"清代周学海《读医随笔》载："汗与小便，皆可谓之津液。"由此可知，五液皆由津液所化生，分布于五脏所属孔窍之中。此外，张景岳在《黄帝内经》的基础上扩充了五液的含义，即广义之五液，如《类经》载："五液者，阴精之总称也。本篇溺、汗、泣、唾、水，故名为五。《宣明五气篇》曰：五脏化液……是为五液，《决气篇》曰：精、气、津、液、血、脉，其辨有六，又道家曰：涕、唾、精、津、汗、血、液，其名则七。皆无非五液之属耳。"又载："水谷入口，五液之所由生也。"综上所言，水谷入胃，炼气存精，谓之津液，广义之五液皆由津液所化生，又有诸般出入变化，如"腠理发泄，汗出溱溱，是谓津""谷入气满，淖泽注于骨，骨属屈伸，泄泽，补益脑髓，皮肤润泽，是谓液""中焦受气取汁，变化而赤，是谓血"。五液者，同源异名，可互相化生、互相资助，如《医林一致》载："五液者，皆血之所化者也。"吴鞠通说："少阴藏精，厥阴必待少阴足而能生。"后世医家所论之五液，有专指津液而言，有泛指机体内精微营养物质而言，需将其放置文中，细细揣摩前后之意，方可参得其中要义，而五液之中虽有诸般变化，却又各自不同，治疗亦当有所侧重。

2.肾主五液的中医学内涵

（1）肾主水而化五液

《素问·逆调论》载："肾者水脏，主津液。"《难经·第四十难》首先提到"肾主液"，《难经·第四十九难》分而论之："入肝为泣，入心为汗，入脾为涎，入肺为涕，自入为唾。"清代何梦瑶《医碥》载："精、髓、血、乳、汗、液、津、涕、泪、溺，皆水也，并属于肾。"这明确指出了肾与水，以及水与五液的关系。笔者将从生理和病理两个方面详述之。

从生理上来说，肾为水火之宅，寓藏元阴元阳，津液的生成有赖于元阴的资助和化生，而输布代谢则依靠元阳的蒸腾气化作用，故张景岳说："五脏之阴气，非此不能滋，五脏之阳气，非此不能发。"其他医家对此也有所阐述，如明代李中梓《医宗必读·水肿胀满》载："肾水主五液，凡五气所化之液，悉属于肾……"清代黄元御《四圣心源》说："五脏之液，皆肾气之所入也。"清代张志聪不仅肯定了肾主水与化生五液的关系，还以咸味入肾的理论来加以验证，如《黄帝内经素问集注》曰："五液者，肾为水脏，受五脏之精而藏之，肾之液复入心而为血，入肝为泪……是以五液皆咸。"从以上论述可以看出，肾主水化生五液有两层含义：一是肾水（肾阴、元阴）充足是五液化生的物质基础，二是肾阳（元阳）对津液的蒸腾气化作用是五液正常化生的必要条件。除此之外，清代李延昰《脉诀汇辨》中揭示了肾气对全身津液的统摄作用，如"肾居下焦，统摄阴液"。张珍玉团队认为，肾气是肾的内在本能活力，包含阴阳两种对立互根的势力，肾气的维持以精、津液两种物质状态为主，故肾的主要功能表现为藏精和主持水液代谢，这就把阴、阳、气、水、五液的关系统一起来。肾中元阴元阳和谐，肾气活力旺盛，"一气周流"，脏腑功能正常，则五液化生有源，代谢有度，循环不止，生生不息。

从病理上来说，肾中元阴、元阳不和，皆可引起津液数量和功能异常，如《医宗金鉴》载："肾主五液，凡病者多液、少液，皆主于肾，此统而言之也。"纵观历代医家所论，肾水亏损，五液乏源，无以制阳，而阴火又复煎熬津液，终使五液枯涸，变生他证，轻者表现为组织器官失却荣润而见内外上下干燥之征象，即"肾主五液，肾水一亏，则五液皆涸，故上见口渴，下见燥结也"（《医方考》）"肾主五液，肾病则无津液以荣养皮毛"（《脉诀乳海》）；重者可发展为血证、咳证、痰证、消渴、噎膈、癥瘕等难治之证，如《景岳全书》治咳嗽、咯血等证，无不有关于肾也，皆因水亏火盛，化燥伤络，液涸成痰。又如诸家论噎膈，常因患者老年肾水衰竭，五液无以化源，三阳热结，腐浊不行而犯于上，即所谓阳结于上、阴衰于下。明代万全《万氏家传痘疹心法》中设有专篇论述肾主痘中之水说，将病理性的水液代谢变化归属于肾所主。

（2）精水合一论

古人通过对生命和自然的观察来认识和了解世界，最终形成了朴素的唯物观。例如，我国古代特有一种水崇拜的文化现象，人们在此基础上结合对生命现象的体验，引申和嬗变出了"精为人体生殖繁衍的基本物质来源"的概念，即"人，水也。男女精气合，而水流形"（《管子·水地》）。此处指水凝聚成精合而为人，反映了精与水在生命起源方面的统一性，即精水合一理论。刘鹏指出，肾者主水，是对男女交合过程中肾精促使生命繁衍的概括和总结，可以看作精水合一理论的内涵延伸。张景岳在《类经》及《类经附翼》中详细论述了元阴、元阳、元精、元气、真阴、命门之水、命门之火的概念和彼此之间的关系。如张氏认为，命门之火，谓之元气、元阳；命门之水，谓之元精、元阴；精即真阴之水、元气之本等，进一步阐述了精、水、肾的关系。相关论述如下。《类经》云："肾为水脏，精即水也。""五液者，阴精之总称也。""阴阳和，则五液皆精而充实于内；阴阳不和，则五精皆液而流溢于外。""水宗者，积水也，积水者，至阴也，至阴者，肾之精也。宗精之水所以不出者，是精持之也，辅之裹之，故水不行也。"《类经附翼》又云："肾者主水，受五脏六腑之精而藏之，故五液皆归乎精，而五精皆统乎肾，肾有精室……精藏于此，精即阴中之水也。"由此看出，张景岳的精水合一论有三层含义：一指精即水，水即精，二者可相互转化；二指精能主持水道，使之不妄行；三指两者同归于肾，由肾主宰。除此之外，《医宗金鉴》以肾之体和肾之用为视角，从生理和病理两方面阐释了精水合一，皆归于肾，即肾藏精、化五液，并主持水液代谢。《医宗金鉴》载："精者属癸，阴水也，静而不走，为肾之体；溺者属壬，阳水也，动而不居，为肾之用。是以肾主五液，若阴水不守，则真水不足，阳水不流，则邪水泛行。"

3.肾主五液理论的现代研究

（1）中医学对肾与西医学对肾的认识比较

从解剖位置和形状来看，中医学早已对肾有了清晰的认识，如《素问·脉要精微论》云："腰者，肾之府。"《难经·四十二难》云："肾有两枚，重一斤一两。"《医宗必读》云："肾有两枚，形如豇豆，相并而曲，附于脊之两傍，相去各一寸五分，外有黄脂包裹，各有带二条，上条系于心，下条趋脊下大骨，在脊骨之端，如半手许，中有二穴，是肾带经过处，上脊髓，至脑中，连于髓海。"西医解剖学概念上的肾为暗红色实质性的、成对的蚕豆状器官，位于腹膜后脊柱两旁浅窝中，有肾动脉、肾静脉出入其中。由此看出，中医学与西医学的认识基本一致。

从生理功能和病理变化来看，中医学认为，肾是促进人体生长发育的根本，津液的化生、分布、排泄均有赖于肾的功能，肾病则津亏液涸、精亏血少，而见机体内外上下燥结之证，或者水液排泄无门而致水肿为患。西医学认为，肾脏是机体保持正常新陈代谢功能的器官之一，通过排泄代谢废物、调节体液和电解质、分泌激素以维持机体内环境稳定，保证新陈代谢正常进行。无论是何种原因引起的肾脏功能受损，均会影响肾的排泄和调节作用，因此，水肿是各类肾病常见的外在表象。综上可知，中医学对肾的生理功能的认识远较西医学丰富。但其中有两点是一致的：一是肾病则全身皆病，强调肾是维持机体内环境稳定的根本；二是肾是维持人体水液代谢平衡的重要器官。

（2）肾与免疫功能调节

免疫系统是机体识别自我、引发免疫应答、发挥免疫效应和最终维持自身稳定和防御的组织系统。免疫调节是一个多系统、多组分共同参与的复杂过程。"免疫"一词不是中医学术语，中医学之肾脏也不完全等同于西医学所界定的免疫器官。但中医学理论中的"阴平阳秘""正气存内，邪不可干"等思想与现代免疫学的自稳和防御功能不谋而合。中医学治疗免疫性疾病也往往从肾入手，强调肾在中西医免疫理论中的重要性。除肾精是免疫细胞发育的物质基础、骨髓与免疫细胞的发育分化息息相关外，人体内正常化生的五液与体液免疫也存在关联。体液免疫是由B细胞介导的免疫应答，其效应分子抗体主要存在于体液中，在细胞外发挥作用，清除、破坏在细胞外增殖的病原微生物及其代谢产生的毒素类物质，以及存在于体液中的其他类抗原物质。人体血液、组织液及唾液、泪液、涕液等外分泌液中均含有多种免疫球蛋白，参与局部或全身疾病的炎症反应，在机体免疫防御中发挥重要作用。这无疑是基于肾主五液理论，将肾与免疫功能直接联系起来的明证，深入研究将有助于全面了解肾在免疫系统中的重要地位。

（3）肾主水与水通道蛋白

如前所述，肾主水功能正常是五液化生和代谢正常进行的前提条件，同时是全身水液运化、分布和排泄的总体概括。有研究推测，水通道蛋白（aquaporin，AQPs）可能是机体发挥肾主水作用的分子生物学基础。AQPs是一类由细胞膜上的蛋白质组成的水通道家族，有调节细胞内外水代谢的作用。迄今为止，研究者已经在哺乳动物体内发现13种AQPs。AQPs广泛存在于特定的组织和器官，至少有9种分布于肾脏，其中AQP1是人体内广泛分布的水通道，在机体水液转运过程中起关键作用，AQP2在肾脏集合管细胞中表达，参与水液重吸收和尿液浓缩机制，这两种AQPs的表达对维持体内水液平衡至关重要。目前已有实验研究证实，补肾类中药有调节AQP1、AQP2表达的作用，能促使机体恢复水液代谢平衡，达到"阴阳自和"的内环境稳态。由此可见，机体内AQPs的表达与五液的化生、运行、输布和排泄密切相关，是"肾主水，化生五液"宏观概念下的微观研究结果。

三、肾主五液理论对温病证治的启示

1.涉及的叶氏医案

叶氏医案中出现"五液"字眼者以《临证指南医案》最多，共27条，其他医案集中也有零散记录，个别医案与《临证指南医案》重复。吴鞠通《温病条辨》中出现"五液"的条文共4条，分别出现在原病篇、上焦篇（风温、温热、温疫、温毒、冬温）

和下焦篇（暑温、伏暑及秋燥）。有关"五液"的叶氏医案所论述的病证有肝风、虚劳、咳嗽、吐血、遗精、淋浊、汗证、脱证、噎膈、反胃、便闭、燥证、痰饮、脾瘅、泄泻、痉厥、消渴等，用以阐述的病机主要包括津伤液涸、阴虚火旺、阴虚阳浮、阳浮热蒸、上结下虚、虚风内扰等。由此看出，五液异常的病理变化为津液耗伤，濡润功能减弱，无以制阳，阴火上升，又复煎熬阴液，而致燥、热、结、痰、风、虚等虚实错杂的病证。病位常涵盖三焦脏腑。

2.启示

（1）重视发病体质及病因

《黄帝内经》虽然是体质学说形成的起源，但直到叶氏《临证指南医案》，才首次正式提出"体质"一词。体质与先天禀赋密切相关，代表机体的固有（天然）免疫强弱，但后天失于调摄、周围环境变动或年龄增长亦可导致体质类型发生改变，故叶氏云："凡论病，先论体质、形色、脉象，以病乃外加于身也。"《素问·阴阳应象大论》言："阳化气，阴成形。"徐灵胎批注叶氏"痰嗽声哑"案云："肾主五液，主充养肌肉，灌输百脉。"叶氏也有"形瘦色苍，体质偏热，而五液不充"之说，可见五液充足是形体赖以强壮的物质基础，火热阳邪是耗伤五液的主要因素。叶氏临证常以年龄来判断五液是否充足，如"老年五液交涸""六旬又六，真阴衰，五液涸"等。除此之外，叶氏还列举了引起五液内耗的诸多因素。伤于外者，如温、热、燥邪；伤于内者，或因咳喘、遗精、淋浊、崩漏、失血，或因过度劳心劳神，或因思念未遂、阴火内生，或因成婚太早、精室未充先泄。

（2）预防强调治未病

"先安未受邪之地"语出叶天士《温热论》，叶天士说："或其人肾水素亏，病虽未及下焦，每自彷徨矣。必验之于舌。如甘寒之中加入咸寒，务在先安未受邪之地，恐其陷入易易耳。"这是对《黄帝内经》"不治已病治未病"预防思想的具体延伸，也是温病"截断疗法"的基本内涵。叶氏医案中也有具体体现，如朱氏案："老年五液交枯，最有痫痉之虑。"沈氏案："老人形寒足痿，呛痰。男子下元肝肾先衰，其真阴少承，五液化痰，倘情怀暴怒，内风突来，有中痹之累。"唐氏案："五液内夺，阳气易越……勿以桂附之刚。"以上医案均描述了素来肾水亏虚、肾不藏精之人罹患温病时易出现邪热内陷而致动风的危重证候。因此，治疗时需兼顾下焦，用药"柔缓濡润"，待"阳和液复"，方可免痫证之忧。值得一提的是，温病的预防不单体现在顾护下焦肾阴，《温热论》开篇即说"温邪上受，首先犯肺，逆传心包"，是指心营素虚之人感受温热邪气有"逆传心包"之变证。由此可见，素体阴虚是导致温病逆传的重要体质因素之一，也可以说是"截断"的源头，故临证应予以足够重视。

（3）用药配伍有理可循

《黄帝内经》主张治热病治疗"实其阴以补其不足"，《温病条辨》载："肾主五液而恶燥……均以培养津液为主。"张景岳言："上凡五液皆主于肾，故凡属阴分之药，无不皆能走肾。"故叶氏临证用药以甘寒质润之品为主，甘润以生津、缓热，寒能清热，合用之则邪热去而五液得以充养，如麦冬、天冬、生地黄、百合、石斛、白芍、沙参、天花粉、梨汁、青蔗汁之属。《叶天士晚年方案真本》曰："五液干枯，皆本乎肾，肾恶燥，味咸为补，佐苦坚阴。"故可加青盐咸以引诸药入肾，"助水脏，益精气"（《日华子本草》），佐以黄连、黄柏、知母等苦以坚阴，又根据五味合化理论，配伍五味子、山茱萸、木瓜、乌梅等酸味药以酸甘、酸苦合化为阴，加强滋阴增液作用。根据精水合一理论，结合《黄帝内经》"精不足者，补之以味"，补精即能补肾、补液，叶氏善用熟地黄，不同于今人惧怕其滋腻之性而不敢用之，且味厚者，当以文火久煎为宜，专于补肾填精滋阴。可熟地黄虽好，但恐"精血内空，草木药饵不能生精充液"，故《温病条辨》用专翕大生膏治疗久病伤及下焦肝肾之阴，"取乾坤之静，多用血肉之品，熬膏为丸，从缓治。盖下焦深远，草木无情，故用有情缓治……专翕之妙，以下焦丧失皆腥臭脂膏，即以腥臭脂膏补之"，此处的血肉有情之品指鸡子黄、猪脊髓、阿胶、鲍鱼、海参、牡蛎、鳖甲、龟甲、羊腰、紫河车等具有补益肝肾、填精益髓功效的动物类药物。

（4）治疗需分标本缓急

叶氏强调治病以"存体为要"，虽五液之变皆本乎肾，但疾病有标本缓急之分，故治法有暂治其标、直治其本、标本兼治之别。暂治其标，如夏氏咳痰案，由温热邪气引动宿饮，少阴五液变痰而致状如伤风、痰浓、喉干，此时宜暂用越婢法以宣肺清热；直治其本，不可见病攻病，如钱氏久咳案，其本为"五液内耗，阳少制伏"，若用"治嗽肺药"，则"无益于体病"，而"滋水益气"，方为正治；标本兼治，如某老人淋浊案，本属阴精已惫，而五液又化为败精浊瘀阻于下焦阴窍致尿痛，叶氏以生地黄、女贞子、黑豆皮、阿胶补肾填精，佐以益母草、琥珀通血利窍止痛。

综上所述，中医学肾主五液理论内涵丰富，西医学的研究有助于了解肾主五液的内在生物学机制。这在认识温病的发病、病因、病机、传变及预后和用药方面具有积极的指导作用。其基本要义在于补肾填精以生津，肾实则津液盛，津液盛则燥可润、热可清、阳可制、痰可化、风可息，用药以甘寒质润为主，辅以咸寒，稍佐苦寒，草木、血肉之品相须而用，符合"治病必求于本"的治疗大法。

第七节　三阴三阳开阖枢

三阴三阳开阖枢之说始见于《黄帝内经》。开阖枢形象地描述了三阴三阳的气化作用特点，历代医家对此多有探讨。由于文字传抄、版本流传等原因，历代各个版本的《黄帝内经》及其中各篇对其记载都不尽相同，很难判断孰对孰错，后世便逐渐形成了开阖枢与关阖枢二说，当代医家对其争论不休。

一、三阴三阳

一气二分，则为阴阳，阴阳再分，则为三阴三阳（太阳、阳明、少阳、太阴、少阴、厥阴）。三阴三阳原本是《黄帝内经》用来概括天地万物阴阳变化的名词，是对自然界阴阳离合的6个时空段的划分，与运气学说密切相关，其划分的依据是阴阳气的多少。《素问·天元纪大论》曰："阴阳之气各有多少，故曰三阴三阳也。"气的多少则决定其不同功用，正如《素问·至真要大论》曰："愿闻阴阳之三也何谓？岐伯曰：气有多少，异用也。"又《素问·四气调神大论》曰："夫四时阴阳者，万物之根本也。"《素问·宝命全形论》曰："人以天地之气生，四时之法成。""天地合气，命之曰人。"《三因极一病证方论》亦曰："天有六气，人以三阴三阳而上奉之。"天人相应，《黄帝内经》还用三阴三阳说明人体阴阳气的多少及其升降出入气化功用。

二、开阖枢与关阖枢辨

现在通行的《素问》版本是由唐代王冰次注的，《素问·阴阳离合论》曰："太阳为开，阳明为阖，少阳为枢……太阴为开，厥阴为阖，少阴为枢。"《灵枢·根结》及《针灸甲乙经·经脉根结》中都有相同的记载，这便是开阖枢之说的由来。《黄帝内经太素》则曰："太阳为关，阳明为阖，少阳为枢……太阴为关，厥阴为阖，少阴为枢。"《素问》新校正引《九墟》和新校正《针灸甲乙经》也都有相同的记载，这就是关阖枢之说的由来。另外，《灵枢·根结》与《黄帝内经太素·经脉根结》皆有"五脏六腑，折关败枢，开阖而走，阴阳大失"的论述；《黄帝内经太素·经脉根结》在论述"关、阖、枢"之后，还有"关折……阖折……枢折"的论述，而《灵枢·根结》则为"开折……阖折……枢折"，同属王冰次注本的《素问·皮部论》则曰："阳明之阳，名曰害蜚……少阳之阳，名曰枢持……太阳之阳，名曰关枢……少阴之阴，名曰枢儒……心主之阴，名曰害肩……太阴之阴，名曰关蛰。"丹波元简《素问识》曰："盖害、盍、阖古通用。""害蜚，即阖扉，门扇之谓。"此即太阳、太阴为"关"，阳明、厥阴为"阖"之义。这些看似前后不一致的描述就是后人争论不休的主要原因。但笔者认为，基于原文，开阖枢与关阖枢亦可并存，不必为求一致而强行统一二者。因为很难去判定某个版本的记载一定是准确无误的，故哪个存世版本久远便认为其记载正确并不严谨（存世久的版本亦可能有传抄错误），关键是要探求原文及相关内容，寻求依据以准确理解其要表达的本义。

开，《说文解字》载："张也。"关，《说文解字》载："以木横持门户也。"即门闩、门关。阖，《说文解字》载："门扇也，一曰闭也。"即门面。枢，《说文解字》载："户枢也。"即门轴。三者本义皆为名词，为一扇门3个完整的组成部分。首先，对于《黄帝内经》原文"太阳为……太阴为……"，从语法来看，"为"字之后跟名词、动词皆可，故此处可以同时存在"开""关"两种情况，并不矛盾。其次，对于《素问·阴阳离合论》"太阳为开""太阴为开"，其不同之处是"为"字后跟动词而非名词。因为门闩、门扇与门轴三者中只有门闩具有开与闭两种状态，所以从文义来看，这里描述太阳、太阴时不用名词"关"，也不用"闭"，而只强调"开"，就是表明门闩（太阳、太阴）在生理情况下应为"开"启的状态，不能闭锁，这与卫气发越于表（太阳）和营气运化于里（太阴）的特殊功能有关，若闭锁，即为异常——卫气郁滞不出或营气内滞不通。对于《灵枢·根结》载："折关败枢，开阖而走。"结合本句句义及语法特点，"折""败""开"显然皆是动词，并且都有损坏、异常之义，3个动词后理应分别跟3个名词，即"关""枢""阖"；另外，《黄帝内经太素·经脉根结》中"折关败枢"之用"关"，也可与后文进一步论述的"关折"相呼应。因此，"开""关"在《黄帝内经》中并存并用，是对同一对象的不同侧重点的描述，应灵活理解，不必强求统一。

《素问·阴阳离合论》曰："是故三阳之离合也，太阳为开，阳明为阖，少阳为枢……是故三阴之离合也，太阴为开，厥阴为阖，少阴为枢。"故三阴、三阳皆分别对应其开（关）阖枢。该文又曰："外者为阳，内者为阴。"阴与阳内外相对，杨上善便形象地称三阳（太阳、阳明、少阳）是"外门"，三阴（太阴、厥阴、少阴）是"内门"。《素问·阴阳应象大论》则曰："阴在内，阳之守也；阳在外，阴之使也。"阴为阳体，阳为阴用，故阴阳之间又互根互用，密切联系。此外，《黄帝内经》虽然用不少篇幅论述了天地自然阴阳的开阖枢（如《素问·阴阳离合论》等），但仍以人为本，根本还是为论述人体疾病做基础，原文便明确记述了人体阴阳开阖枢失职后的相关病机、证候。

为便于理解，古人以极其简单、形象、生动的"象思维"，将人体三阴、三阳的气化功用状态分别比作内、外两扇大门的关、阖、枢，即太阳、阳明、少阳分别是外门之门闩、门扇与门轴，太阴、厥阴、少阴分别是内门之门闩、门扇与门轴。这是古人对人体生理气化现象的深刻体悟与总结。

1.三阳开阖枢

（1）太阳为开

太阳为开，又为关，于人体是强调在正常状态下，太阳作为外门之门闩（关），应该总是处于开的状态，因为卫气时刻都要穿过外门，并出表卫外而不休，这就需要保证其门闩（太阳）开启，太阳开，卫气才得以出，否则卫气郁闭不出，正如《灵枢·邪客》曰："卫气者，出其悍气之慓疾，而先行于四末分肉皮肤之间，而不休者也。"又天人相应，受外界影响，卫气出表量的多少在1天、1年，甚至更长的周期之中都会有不同变化，如《素问·生气通天论》曰："阳气者，一日而主外。平旦人气生，日中而阳气隆，日西而阳气已虚。"平旦、日中阳气外出渐多，卫气出表量亦增多；日西阳气外出渐少，卫气出表量亦减少。对于病态，《灵枢·根结》曰："开（关）折则肉节渎而暴病起矣，故暴病者取之太阳，视有余不足。渎者，皮肉宛膲而弱也。"若为"有余"，是门闩异常闭锁，太阳受邪而不开，卫气外出之势被遏止，郁于肌表，多为太阳表实证；若为"不足"，是门闩虽未闭锁，但卫阳外出过多而伤阳耗阴，多为虚证或实中夹虚。

（2）阳明为阖

《素问·至真要大论》谓阳明"两阳合明"。合，《说文解字》载："合口也。"即有闭合、合拢、合降之义。正常情况下，人体阳气的周流不仅需要太阳开发阳气于表（卫气），还需要阳明合降阳气于里（入里则化阴、生阴，即"阳消阴长"）。《黄帝内经》认为，阳明的这种功能"象"门扇，其门缝开口的大、小掌控着体内阳气升降出入的多少。《灵枢·顺气一日分为四时》曰："春生，夏长，秋收，冬藏，是气之常也，人亦应之。以一日分为四时，朝则为春，日中为夏，日入为秋，夜半为冬。"此谓阳气在一年中的秋、冬及一天中的日入、夜半，当收当降，如同门扇开口较小，使里阳降多升少，同时伴随卫气出表量少；若门扇开口较大，则里阳降少升多，伴随卫气出表量多。如《伤寒论》提到的"日晡所发热"，就是在晡时外界阳气当降之时，人体不降之邪热反受郁遏而发热更甚。邪热不降正是因门扇破损甚至缺失，阳气外出无制，升而不降，不能入阴，是为阳明病。《灵枢·根结》曰："阖折则气无所止息而痿疾起矣。故痿疾者取之阳明，视有余不足，无所止息者，真气稽留，邪气居之也。"此即阳气不能收降而外泄，使真气留于上，故下半身气少，腿脚易生痿疾，治或以针刺泻其有余，补其不足，或清热滋阴等，以补阳明之阖。

（3）少阳为枢

少阳为枢，枢为门轴，维系着太阳与阳明气机的升降出入运动。少阳之气出入于太阳、阳明经脏腑表里之间，为太阳、阳明气机升降过程中的过渡阶段，故喻为阳气之枢。门轴若断，则阳气表里间的运行失去维系，气机衔接不稳，表现为相应位置经络脏腑组织的病变，正如《灵枢·根结》曰："枢折即骨繇而不安于地。故骨繇者取之少阳，视有余不足，骨繇者，节缓而不收也。所谓骨繇者摇故也，当穷其本也。"骨繇便是少阳表里之间的筋脉组织功能失调或器质性病变，造成骨节弛缓，失去约束。

2.三阴开阖枢

（1）太阴为开

前述阳明阖降阳气，阳气入里则生阴（阳消阴长），从而太阴之气充足以运化饮食水谷，并生成营气。太阴既为开，又为关，是强调在正常状态下，太阴作为内门之门闩（关），应该总是处于开的状态。因为生成之营气每昼夜都要起始于太阴，往复穿过内门，按十二经次序循环内外50周以营养全身，这就需保证其门闩（太阴）开启，太阴开，营气才能入内而循行周身，否则营气内滞不通。正如《灵枢·营气》所论的营气经由太阴化生后，即以太阴为起点的循行线路："故气从太阴出，注手阳明……复出太阴。此营气之所行也。"《灵枢·营卫生会》则进一步强调营气按此路线每昼夜往复循环50周："营周不休，五十而复大会，阴阳相贯，如环无端。"这样，营气与卫气主要的运行方向为一内一外、一入一出，正相呼应。对于病态，《灵枢·根结》曰："故开折则仓廪无所输膈洞，膈洞者取之太阴，视有余不足，故开折者气不足而生病也。"若为"有余"，门闩闭锁，即太阴为邪所闭而不开，则表现为脾络不通，营气失于运化而不行，《伤寒论》治以桂枝加芍药或大黄汤，若久郁不通，亦可突然暴注而下；若为"不足"，门闩虽未闭锁，但营气因之外泄不止（表现为泄泻），多属太阴虚泄；前者为"膈"（闭塞），后者属"洞"（泄泻），皆使"仓廪无所输"。

（2）厥阴为阖

《素问·至真要大论》谓厥阴为"两阴交尽"，阴尽则阳生（阴消阳长），故《素问·阴阳类论》曰："一阴至绝作朔晦。""一阴"即厥阴。正常情况下，人体阴气的周流不仅需要太阴化生营气，还需要厥阴之用（营）阴生阳，以相辅相成，《黄帝内经》也将其比作门扇开口的大小变化（亦受外界影响），掌控着阴气消长及生阳的多少。若门扇开口小，则阴消少阳生少，同时伴随循行周身的营气量多；若门扇开口大，则阴消多阳生多，伴随循行周身的营气量少；若门扇破损或缺失，则阴不生阳或生机内郁，阴阳气不相顺接，为厥阴病。《灵枢·根结》曰："阖折即气绝而喜悲，悲者取之厥阴，视有余不足。""气绝"即阳气不生（不足）或生机内郁（有余），生机乏绝，气机舒缓，则意志消沉而喜悲。

（3）少阴为枢

少阴之位，为生气之本——精气血潜藏之处，为坎中一阳，寄藏君火，其气机出入于太阴、厥阴经脏之间，为太阴、厥阴气机升降过程中的过渡阶段，如同门轴，故为阴气之枢。门轴若坏，即精、气、血有所不足，生气之本动摇，太阴、厥阴气机的转输运行失去维系，则为少阴病。《灵枢·根结》曰："枢折则脉有所结而不通，不通者取之少阴，视有余不足，有结者皆取之。"此即脉结不通皆由不足所致，生气之本不足，则枢机不利，气血运行障碍，故营阴容易结滞于脉内而不通。

由此可以认为，开阖枢与关阖枢在《黄帝内经》原文中皆有体现，二者可以并存。象思维是中医学特有的思维方式，开（关）阖枢正是古人在象思维指导下对三阴三阳气化功用的深刻体悟与把握，即将三阴三阳的气化功用与开（关）阖枢之象相应，从而使其理解起来简单、直白、形象，不能将其抽象化、复杂化，否则容易曲解原意。从《黄帝内经》原文寻找相关论述作为理论依据，是正确理解并运用三阴三阳开阖枢学说的捷径。

第八节　小天地三因制宜

"人身一小天地也。天有日月星辰，地有山川草木，人有五脏六腑，不外乎阴阳气化而已。"此为清代外科名医高秉钧（字锦庭）所著《疡科心得集》开篇第一句。"人身一小天体也"，指出了天地和人体的关系。天为阳，地为阴，万物皆有其阴阳，众生皆有其天地，人体亦有其宇宙。日、月、山、川的变化致使疾病产生。"人身一小天地"的概念，系高锦庭特色中医外科辨治思想的基础。"人身一小天地"的概念源于《易经》，《易经》云："立天之道，曰阴与阳；立地之道，曰柔与刚。"《医原》载："人禀阴阳五行之气，以生于天地间，无处不与天地合。人之有病，犹天地阴阳之不得其宜。"并详细地阐述了"人体为一天地"的根源及依据。本节将从"人身一小天地"切入，以外科疾病为研究对象，判别疾病的天、地、人范畴，并从疾病的角度进行三因制宜分析，以期更全面地认识外科疾病，更有效地探析高锦庭治疗外科疾病的特色经验。

一、天地之时，人身之病程也，故因时制宜

1.已溃、未溃，时之阴阳

临床中，医生常根据溃脓与否把外科疾病在时间上分为溃前、溃后。高锦庭在辨治外科疾病时，首先辨病灶溃破与否，把其相关表现看作判断疾病顺逆、确立治则的关键。溃前、溃后疾病的辨治截然不同，如同阴阳之别。高锦庭在《疡科心得集·疡科总论》中提出将脉象与溃脓情况互参，一起判断病情之阴阳虚实：疮疡溃前，脉象有余，多为正邪两盛，若脉不足，多为元气虚损，邪毒内陷；疮疡溃后，脉象有余，则邪毒炽盛，元气亦滞，脉象不足，则元气虽溃，但邪毒亦随脓血外溃。未溃脉如刀锋之健浮，既溃脉如锋之轻浮，则易收功；未溃脉不疾不徐，既溃脉健实，或大与洪，难取效。高锦庭在《疡科心得集·疡科调治心法略义》中进一步说明了溃脓与否及具体脉象对疾病预后的影响。如痈疽之证，溃后若"脓溃肿消，色鲜不臭"，则为善；若"脓血既泄，肿起犹甚，脓水臭秽"，则为恶。高锦庭总结恶有七，善有五，是判断预后的根本大法，而"溃脓"独占两条。已溃、未溃对疾病辨治的重要性由此可见一斑。

《高氏医案》及《谦益斋外科医案》中几乎全部疮疡痈疽之类的病例，都对已溃、未溃做了描述。以背部外科疾病为例，两部

医案一共15则病案（共17次，其中两则医案重复出现），无一例外，全部对溃脓与否做出了判断，其中又有9则医案，高锦庭结合已溃、未溃对疾病的预后做出了判断。

2.初、既、成、溃，时之四候

高锦庭在临床中通常在辨脓已溃、未溃的基础上，加之脓已成、脓未成，分四期进行辨治，《疡科心得集·疡科调治心法略义》中言："凡治痈疽，初觉则宣热拔毒，既觉则排脓定痛。初肿毒成未破，一毫热药不敢投，先须透散；若已破溃，脏腑既亏，饮食少进，一毫冷药吃不得，须用和营扶脾。"原文中，高锦庭按时间顺序把痈疽的发展过程分为初觉、既觉、毒成未破和已破溃4个阶段，在具体病例中，毒成未破又分为顺、逆两证，已溃破也分为顺、逆两证。初觉通常为疡科初起，毒多在卫分与气分，症多为发热微恶风寒、上半身疼痛、局部肿胀等。高锦庭以疏风解毒为主，配以托里清热，以防毒邪深入，常用牛蒡解肌汤、柴胡清肝汤化裁。既觉多为脓在将成未成之际，邪在气营之间，以气分为主，寒热之势加重，大便秘结，瘰疬初透。高锦庭多用清泄拔毒、托里排脓之法。毒成未破，若皮色焮红，甲面透黄，按之引手，多为顺证。高锦庭主张手术排脓，恐邪陷毒攻，如凤眉疽、耳痈、耳根痈、悬痈、缠喉风、喉蛾、喉痹等外科疾病，常用此法，以出血泻火，排脓祛毒。若表里俱肿，色红肿痛，并伴神志异常，往往是邪毒内陷营血。高锦庭多用清营解毒、凉血通络之法。若肿高不坚，肤热萎黄，脓毒不溃，常是正虚所致，以温能溃痈、阴虚不宜为治疗原则，用药以托里为主，辅以解毒。已破溃，若脓出热退、脉缓有神、结消肿散，则多为顺证，常可自愈；若"脓血既泄，肿起犹甚，脓水臭秽"，多生他变，需随症治之。

3.七及其类，时之节律

《疡科心得集》中对病程的准确描述共17次，其中"七日"出现12次，"七日"之倍数出现3次。七日往往是疾病转归的关键时间点。例如脑疽，初犯如麻豆大小，身热微微恶寒，"至七日成形，根盘红肿，顶突宽松"，再过七日，"脓透，根盘焦紫，热退身凉，脓水淋漓"，日至四七，"腐全脱，新肉满，饮食嘉，调养好"。再如夭疽锐毒、大头瘟、龙泉疔、喉蛾、烂喉丹痧、耳根痈及历节风等，皆以七日为疾病质变的时间点，或消，或退，或杀，或成形。

高锦庭深知七日是诸多疾病之定数，其在《疡科心得集·辨脑疽对口论》中提道："对疽发背，必以候数为期，七日成形，二候成脓，三候脱腐，四候生肌。"他又在《疡科心得集·辨喉蛾喉痈论》中特别注明："凡风火外疡，总以七日为期。"而高锦庭对七日的认识并非仅出自个人临床经验，在高锦庭极其推崇的《黄帝内经》中便有"水火者，阴阳之征兆也"一说，结合"阳无匹，阴无偶，故地六成水，天七成火"的说法，不难推测：七为火的成数，代表火，火属阳，故曰"阳数七"。《医原》中亦有言："七日行足，方与天合度，故《易》曰：七日来复，以见天心。"《伤寒论》更是有多条原文记述了外感病的七日节律，例如："病有发热恶寒者，发于阳也。无热恶寒者，发于阴也。发于阳，七日愈。发于阴，六日愈。以阳数七、阴数六故也。"当代伤寒大家郝万山教授对"七日节律"有深刻的研究，认为地球上生物体的生理和病理存在七日节律的现象，是一个普遍存在的事实，信而有征。他解释"七日节律"：月球运动，致使潮汐，潮汐以七日为律，生命万物源于海洋，万物亦以七日为律，并认为"七日节律"是天人相应理论的实际体现。

二、天地之地，人身之病位也，故因地制宜

1.据温病，别上、中、下部

高锦庭在编写《疡科心得集》时，认为疡科疾病"名目犹多"，先将"紧要外疡，俱已论列"，而"兹不繁载者，非敢为遗漏也"。其结合自身的临床经验，将疮疡类疾病概括为上、中、下三部。"风性上行"，上部疾病多属"风温风热"；"水性下趋"，下部疾病多属"湿火湿热"；而"气火之俱发于中"，中部疾病多属"气郁火郁"。高锦庭的三部辨证，将其自身的经验与温病学三焦辨证相结合，从外科疾病发病位置入手，把发病机制与上、中、下三部联系，使导致外科疾病的风、热、湿、气郁等主要病因皆有所归属。三部辨证思想是高锦庭内治思想的关键所在。

颈项头面部的疮疡类疾病大多归于上部，风邪易上行于咽喉、头面，火性亦上炎，且"风挟温热而燥生，清窍必干"，诸如脑疽、大头瘟、抱头火丹、茧唇、喉蛾等疾病都由风热导致，在疾病传变中又形成燥证。头颈部外科疾病，病理因素无非风、热两端，治宜疏风清热，方剂常用牛蒡解肌汤，用药方面，防风使用最多，常与荆芥、连翘联合使用，加强其清热解毒功效。胸、胁、腹、背部疾病多归于中部，中部为肝胆之所居，如遇情志不畅，肝气郁滞，可致气郁、火郁，气火阻塞经络，结而为疡，治宜疏肝清热，方剂常用疏肝导滞汤，用药方面，柴胡使用最频，常与白芍、黄芩共同为用，使肝气疏、胆火泻。下肢、二阴部位疾病多归属于下部，湿热相兼为患，热随湿邪袭人阴位，化生疮疡痈疽，治宜清热祛湿，方剂常用草薢渗湿汤，药物方面，黄芩使用次数最高，常配伍黄连、栀子、半夏、麦冬、木通，使清热不留毒、燥湿不伤阴。

2. 依《黄帝内经》，划十二经脉

《疡科心得集》中记录疾病202种，卷上记录疾病98种，卷中记录疾病79种，卷下记录疾病25种，上、中、下三部辨证显然无法满足通过疾病的发生位置进行精准辨治的要求，风热、湿热、气郁、火郁更无法囊括所有的疾病原因。高锦庭在疾病发生位置上的认识不只上、中、下三部，他遵从《黄帝内经》，对病灶发生部位的经络归属及其相关的辨证治疗颇有研究，准确地叙述了《疡科心得集》中近半数疾病的所属归经及辨治方法。

高锦庭通过病灶位置分经论治，探病因、寻病源、定治则。除此之外，高锦庭还依托《黄帝内经》中气血盈亏与经络之间关系的相关理论进行辨治。《素问·血气形志》云："夫人之常数，太阳常多血少气，少阳常少血多气，阳明常多气多血，少阴常少血多气，厥阴常多血少气，太阴常多气少血，此天之常数。"在辨鼻衄时，高锦庭分析口鼻为阳明之所在。《黄帝内经》云："阳明常多气多血。"高锦庭据此分析，如果出现"阴寒惨杀之气"，那么"胃中阳和之气"必将衰败，"复至鼻衄，则阳亡阴走也"，终致"胃绝肺败，阴阳两亡"；在辨耳痛时，手少阳三焦经循行过耳，高锦庭从"少阳常少血多气"之说，分析"血少则肌肉难长"，所以"疮口难合耳"，该病多为"实火之证"。值得一提的是，在辨缺盆疽时，高锦庭也提及"是经少血多气，疮口遂有难合之患"。由此可见，少血多气是导致疮疡难愈的重要原因。太阴经、少阳经是高锦庭在《疡科心得集》中提及较多的经脉，以足太阴脾经为例，有25种疾病被明确提出与足太阴脾经的病变有直接联系，为十二经之冠。这也符合《疡科心得集·疡证总论》"在阳经者易愈，在阴经者不易愈，夫人能知之"的说法。

3. 延正宗，分顶、围而治

高锦庭可从病灶三部所在确定其病因、治则，亦可从病灶位置的归经明确具体病变脏腑及气血盈亏，且其将因地制宜的思想在外科疾病的辨治中进一步发挥。在具体病灶上，高锦庭针对痈疽之顶、痈疽之围、周边皮肤有不同的治法，尤其是对痈疽之顶的处理极为细致。在高锦庭之前，明代外科名家陈实功在《外科正宗·痈疽治法总论》中便有"用膏贴顶上、敷药四边围"的外治治则，若疮不高肿，四边无焮痛，疮头无脓意，用化腐紫霞膏涂于疮顶；疮之四边跟脚余肿，用金黄散敷于疮之四边，以期"收束根本"。而在辨证方面，陈实功也有"气盛兮，顶自高而突起；血盛兮，根脚束而无疑"之类论。高锦庭在陈实功的基础上，结合三部辨证、归经分类，对病灶的顶、根脚四围及周边未病皮肤施行因地制宜，采取不同的治疗方法或是运用不同的药膏敷贴。例如，在辨治龙泉疔轻者时，高锦庭首辨三部，在上部者，病因多为"风热而结"；再辨归经，病在阳明络脉，"迹如蚊咬，而根盘已经坚肿，恶寒身热"；最后根据病灶顶、围之异，因地制宜，"外用围药敷之，顶用白雪丹，以万应膏盖之"，一日后揭开，若"顶如僵腐状"，再以升膏盖之。

三、天地之人，人身之病灶也，故因病制宜

"天下有同此一病，而治此则效，治彼则不效，且不唯无效，而反有大害者，何也？则以病同人异也。"清代医家徐大椿在《医学源流论》中指出，相同的疾病，相同的治法，而治疗效果相去甚远，原因在于患病之人的不同。这也是同时代的高锦庭治疗外科疾病运用同病异治之法的原因。例如在辨瘰疬瘤时，高锦庭提出对瘰的禁忌、病因是从人之不同加以区别。男"不宜太阳青筋，潮热咳嗽自汗"；女"忌眼内红丝，经闭骨蒸烦热"，否则"必变成痨瘵而不可救"；幼儿之瘰是由"先天禀薄，后天生气不足，营卫并弱"所致。又如，在辨外踝疽论中，大抵由于"湿热

下注、血凝气滞"而成,治法为"宜服荆防败毒散加牛膝,脓熟针之,后兼用托补法",而后高锦庭补充道:"幼儿因先后天不足而发,初起宜温通,溃后宜补托。"这指出了该病治疗中应壮幼有别。在《疡科心得集》《高氏医案》及《谦补斋外科医案》中因人而异的病案与理论,不胜枚举。

人分男女、老幼、贫富、体质之异同,病灶(外科疾病本身)亦有阴阳、寒热、虚实、表里、气血、标本之区别,高锦庭因人之别,而同病异治,亦因疡之异,而一病别论。《疡科心得集·申明外疡实从内出论》详细揭示了疮疡之别,篇首云:"夫外疡之发也,不外乎阴阳、寒热、表里、虚实、气血、标本,与内证异流而同源者也。"虽是相同疾病,但疮疡本身的属性各有不同。高锦庭在内科八纲之上,加入气血、标本,形成了其外科辨治的独特纲领。同时,高锦庭明确提出了"阴阳、寒热、表里、虚实、气血、标本"病灶十二纲,此为"疡科中之第一义"。下面对病灶十二纲进行简述。

阴阳,八纲之根本。万物皆有阴阳,人有阴阳,疮疡亦有阴阳。高锦庭认为:"凡治痈肿,先辨虚实阴阳。"阳者,"热发于皮肤之间,肿高根阔者为痈",常发于腑。"色红而形高肿,脓水稠黏,神清气朗";阴者,"五脏郁热,毒流骨髓,附骨而生,经日方觉,大如伏瓜为疽",常发于脏,"色白,其形平塌,脓水清稀,或致臭败,神色痿惫"。

寒热,阴阳之内涵。针对外科疾病寒热辨治的表述相对较少,很多医案通常以阴阳为辨治外科疾病的根本,把寒热作为阴阳的一部分进行辨治,而高锦庭更多地着眼于人身整体寒热变化的辨治。例如百会疽,疾病初起,"寒热大作";又如大头瘟,"日晡潮热,往来寒热,口苦咽干目疼",宜用"小柴胡汤加花粉、羌活、荆芥、连翘、芩、连主之"。

表里，病邪之深浅。高锦庭云："客于肌表者，则为痦、为瘰、为暑热疮、为串毒、为丹毒游火；客于肉里者，则为痈、为疡。"从痦、疮、痈、疡之异，可辨病邪的深浅。"一疮而有宜汗不宜汗之戒，盖热有浅深表里故也。"在辨诸疮中，高锦庭将疮疡特点与病位深浅、治疗原则相联系，认为"疥癣瘰疹之属"多为"皮肤腠理间者，可以表而散"；"在肌肉之分，外达皮肤"，大多"宜解内热，不宜发汗"。

虚实，正邪之强弱。高锦庭言："凡治痈肿，先辨虚实阴阳。《经》曰：诸痛为实，诸痒为虚。"这既强调了疮疡虚实辨证的重要性，又说明了虚实的基本辨证原则。《疡科心得集》中有多处篇名直接提及虚实的辨证，而众多需辨虚实的疾病中，单纯从疮疡外形较难辨其虚实。例如辨耳痈耳菌虚实，高锦庭云："有虚火，有实火，不可不辨也。"而虚火、实火皆为热邪，单纯从外形区别，唯有"耳中肿胀""胀痛更甚"，通常辅以脉象及其他临床表现加以辨别。正如《疡科心得集·疡科调治心法略义》所言："然更当酌以时令，审以脉理，辨其虚实，决以轻重，量势而用，庶不致夭人之天年也。"

气血、标本，八纲之羽翼。气属阳，血属阴，疮疡之气血辨证，与阴阳辨证相似，但更强调气血的多少对身体、疾病的影响，上文对气血盈亏已有详述，此处不再复言。标本，在辨治中作为八纲辨证的补充，如在辨缠喉风中，高锦庭认为患者"素有痰热"，因酒、气、房劳引动五脏之火，"火动痰生，而痰热燔灼，壅塞于咽嗌之间"，形成疾病，而治疗时需详辨缓急，缠喉风当"急则治标，标者痰也；缓则治本，本者火也"。

《疡科心得集》中对于外科疾病的辨治思想，源于《黄帝内经》，仿于《伤寒论》，学于温病，参于《外科正宗》，集中体现了高锦庭外病内治、推崇八纲、三部论治、同病异治、分期治疗、分经论治等外科治疗特点。在《疡科心得集》问世的200余年之后，2015年1月，美国启动"精准医疗计划"，精准医疗的核心思想是根据不同患者的遗传、分子及细胞学信息诊治疾病。这与高锦庭"以人为一小天地"，针对具体患者不同病灶实施不同治法的医疗理念不谋而合。在西医学高度发达的大环境下，樊代明提出了整合医学的概念，樊代明的整体观包括空间健康学、人间健康学、时间健康学3个部分，这与高锦庭遵循的三因制宜一致，而在樊代明关注的"有效靶点"的问题上，高锦庭从分经论治、分三部论治的角度提供了思路，有效地减少了药物对其他非靶点器官的不良反应。精准医疗与整合医学这两个西医学中的概念，在高锦庭外科辨治思想中均有体现。

本节从"人身一小天地"的角度出发，结合三因制宜对高锦庭外科的治疗特点进行了新的探析和总结。结果发现，因时，高锦庭首辨破溃，再辨四候，活用七天节律；因地，高锦庭先分三部，再分十二经脉，最后根据疮疡顶、围之别进行外治；因病，高锦庭以阴阳、寒热、表里、虚实、气血、标本为纲，结合病灶本身特性和疾病特点加以辨治。当今临床可广泛借鉴高锦庭外科疾病的治疗理论，其本身具有极高的研究价值，应做进一步的研究并加以利用。

第二章 治法辨析

第一节 宣肺法

　　湿热病为温病常见类型，由外感湿热邪气所致。因湿土之气，同类相求，故湿热之邪始虽外受，终归脾胃，所以，湿热病易造成上、中、下三焦同时出现症状而以脾胃为中心。因此，对本病的治疗，明代以前医家多从脾胃论治，至叶天士始开分消湿热之法，将宣肺法引入湿热证治，后经薛生白、吴鞠通等温病大家的临证总结发挥而广泛运用。近代对湿热病的治疗，在理论上虽以宣上、畅中、渗下为大法，但在实际应用时，仍多侧重渗下与畅中，对宣上，即宣肺法在湿热病证治中的重视不够。

一、湿热在上，宣肺以遗邪外达

　　上焦湿热之治疗，当循"治上焦如羽，非轻不举"的原则，即以辛香芳化、轻扬宣透之品，宣发肺气，疏通肌腠，使湿邪得以从汗解，湿去热散。叶天士最早以宣肺法为主治疗上焦湿热，他指出："若湿阻上焦者，用开肺气，佐淡渗，通膀胱，是即启上闸，开支河，导水势下行之理也。""开肺气"即轻宣肺气之意。湿热病大师薛生白，亦重上焦宣肺。他说："湿热证……浊邪蒙闭上焦，宜涌泄，用枳壳、桔梗、淡豆豉、生山栀。"桔梗、淡豆豉轻开上焦肺气，盖气化则湿化。

吴鞠通承叶、薛之旨而大加发挥，所论尤精。其曰："轻开上焦肺气，盖肺主一身之气，气化则湿亦化也。"此即阐明了上焦湿热宣肺的机理：肺得宣降，气机畅达，营卫通调，津液得布，水道通畅，湿开热散。清代医家石寿棠云："肺得清肃之权，自能化湿热于无何有之乡，肺是人之天气，天气下降，浊邪焉有不降之理，或从汗解，或从小便而解。"这也说明上焦湿热宜宣肺透邪，使邪从汗或小便而去。

现代温病学家也重视上焦宣肺，如赵绍琴提出以宣肺疏卫法来治疗上焦湿热，并提出用药轻清宣透，疏通气滞，使邪由肺达卫而解，用药当以芳香宣化为主。此实为经验之谈。纵观吴鞠通所制三仁汤、新加香薷饮、银翘散加减等方，均是以开宣肺气为先，或佐清热，或佐利尿，或佐清透，旨在复肺之宣降而祛邪。由此可见，上焦湿热，当以宣肺透邪为首要。

二、湿热在中，宣肺以利中焦升降

中焦湿热，以"治中焦如衡，非平不安"为大法，用苦温燥湿或苦寒清热燥湿，重在调理脾胃，使之升降复常，湿从中化，热自易除。此为中焦湿热证治之主法。"饮入于胃，游溢精气，上输于脾，脾气散精，上归于肺，通调水道，下输膀胱，水津四布，五经并行。"脾肺共同完成水液代谢，肺的宣发肃降和通调水道，有助于脾运化水湿的功能，一可布津化湿，二可化湿升脾而助运化。肺在脾-肺-三焦-膀胱（肾）这一代谢轴上的作用不可忽视。同时，肺气宣畅，则清升浊降，中焦湿有去路。叶天士对宣肺法在中焦湿热证治中的重要地位早有认识，并用之于临床。他就中焦湿热证治论述道："……虽有脘中痞闷，宜从开泄，宣通气滞，以达归于肺，如近俗之杏、蔻、橘、桔等，是轻苦微辛，具流动之品可耳。"此以杏、橘、桔来开宣肺气，治疗中焦湿热，其意在"宣通气滞，以达归于肺"。薛生白在论治中焦湿热时必配开宣肺气之品，如："湿热证……湿伏中焦，宜藿梗、蔻仁、杏仁、枳壳、桔梗、郁金、苍术、厚朴、草果、半夏、干菖蒲、六一散、佩兰叶等味。"其中，杏仁、桔梗轻宣肺气而助中焦湿化。薛氏在治湿热余邪留于中焦病证时，用五叶芦根汤，"用极轻清之品，以宣上焦阳气"。此亦主要以宣肺法来治疗，足见宣肺的重要性。吴鞠通在论中焦湿热时说："凡统宣三焦之方，皆扼重上焦，以上焦为病之始入，且为气化之先。"这也是强调了治疗中焦湿热，宣展肺气的重要性。

现代温病学家孟澍江认为，邪在中焦，在辨证时加入宣开肺气之品，可以提高疗效。赵绍琴说："大凡宣肺展气之用于上焦，人所易知也，而中下焦湿热证治亦必以之为要法者，最当深究其理。"以此告诫医者，不可以病在中焦而不用宣肺之法。现代临床治中焦湿热的方法，如三加减正气散、杏仁滑石汤、雷氏芳香化浊法等中，均配有杏仁、桔梗、陈皮、薄荷叶一类宣肺展气的药物，将佐以宣肺的治疗思想贯穿治疗始终。

三、湿热在下，宣肺以通调水道

湿热蕴结下焦，治以渗下，以淡渗利尿之品，渗利湿邪，使湿邪从小便而去，即前谓"治湿不利小便，非其治也"。然通利小便非仅淡渗一法，宣肺法在祛除下焦湿热、通利小便时，也具有重要作用。宣通肺气可恢复肺主肃降、通调水道的功能，治上而通下。薛生白说："湿滞下焦，故独以分利为治……然症兼口渴胸痞，须佐入桔梗、杏仁、大豆卷开泄中上，源清则流自洁矣。"由此可见，薛氏已认识并应用宣肺法于下焦湿热证治之中，而吴鞠通所论"膀胱主气化，肺开气化之源""肺经通调水道，下达膀胱，肺痹开则膀胱亦开"，即言下焦湿热不能独利小便，必须宣化肺气，悬壶揭盖，气化湿化，不利小便而小便自利。

赵绍琴在论下焦湿热时说："不可偏执于利之一法而忽视宣肺展气之法……仍当宣展气机，使三焦畅，气化行，则小便自利湿邪自去矣。"赵氏曾治一尿闭患者，利之不效，后以紫苏叶、杏仁、枇杷叶3味，轻宣肺气而愈。此为宣肺利下之范例。吴鞠通临证时，多以杏仁与滑石、茯苓等配伍，宣肺而利下，即"先宣肺气，由肺而达膀胱以利湿"，很值得我们学习应用。总之，在湿热病证治过程中，宣肺法占有重要地位。其作用主要是通过宣展肺气，通达全身气机，调畅三焦，通调水道，使湿邪或从汗解，或助脾胃升降而从中焦运化，或从小便而利，致湿去热散而达到治疗目的。但应注意的是，宣肺法临证应用于湿重于热或湿热并重时，仍当灵活辨证加减，如热重，可加入苦寒清热之品等。上焦湿热，重在宣肺疏卫；中焦湿热，畅中佐以宣肺，畅气机，调升降而助化湿；下焦湿热，渗下佐以宣肺，启上闸，开支河，导湿下行。临证配伍恰当，自可相得益彰，取得满意疗效。

第二节　清气法

清气法是温病的主要治法之一，具有清泄气分邪热的作用。因气为枢，邪气出则肺卫，入则营血。气分病变，邪盛正强，正邪抗争最剧。其时，及时投用清气药，邪热可从卫分外泄，从而顿挫病势，截断传变，扭转病机，避免深入营血，出现神昏、惊厥、出血等危重证候。因此，清气一法在温病治疗中具有重要的地位，而清气一法，又因邪之轻重、邪势之上下、病位之浅深，而细化为轻清宣气、辛寒清气、苦寒清气三法。

一、轻清宣气法

气分病变乃温病的中、极期阶段，其病邪来自肺卫。肺属卫，主外、主上焦；胃属气，主内、主中焦。病邪自外而内，自上而下，由卫及气，由肺传胃，深入有序。病邪犯及胃之气分，而肺之卫分证未罢者，宜轻清宣气；病邪传入胃之气分，卫分证已罢，而里热不甚者，亦宜轻清宣气。综观仲景运用轻宣之法，其主治在于胸闷、虚烦、舌上苔，病机在于热郁胸膈气分。主方栀子豉汤，虽仅栀子、豆豉二味，但二药善泄郁热，擅于清宣，能泄胸中邪热，而奏清热除烦之功。温热病邪，最易传变，往往略见卫分表证，即深入气分，蕴扰胸膈，呈现身热、口渴、咽喉干痛、胸胁满痛、心烦懊恼、坐卧不安、小便色黄、舌黄或黄白相兼等。此为邪气已见深入，但气热不盛，故仍宜宣泄疏达，而用栀子豉汤清宣。

同时，温病每多温湿相合为患，湿邪深入气分，又多酿湿生痰，夹痰湿作祟，而出现叶天士所说的"其邪始终在气分流连"现象。治疗上，清之碍湿，温之助热，唯有轻宣，宣通气机，方能取效。诚如《重订广温热论》所言："气分之所以不清者，湿热居多，痰热次之，病之为肿为喘，为痞为闷，为懊恼，为咳嗽，为呃逆，为四肢倦懒，为小便黄赤，为便溏不爽，皆由于此，总以轻清化气为首要。"

无论纯属温证，还是温湿相兼，只要邪留气分，而里热未炽者，均宜轻宣清气。用药但求轻清灵动，冀气宣而邪热消于无形。吴菱山曾言："凡气中有热者，当用清凉薄剂。"叶天士对仲景栀子豉汤颇推崇，谓其方功在解郁热，宣郁结，凡中、上二焦气分郁热，用之常收良效。其治风温、暑湿、秋燥诸外感热病，喜以此方为基础，着眼清宣，用药讲究灵动。王孟英对本法的运用，有其独到见解。王孟英尝云："其用药有极轻清、极平淡者，取效更捷。""所谓清气者，但宜展气化以轻清，如栀、芩、蒌、苇等味是也。"临床诊治，王孟英继承于仲景，而又能守其法，变其方，多有创新，极大地丰富了轻清宣气的内容。

二、辛寒清气法

热在阳明，有无形邪热弥漫的白虎汤证，也有有形邪热结聚的承气汤证。辛寒清气法适用于前者。白虎汤出自《伤寒论》，主治热入阳明，无形邪热炽盛，而见大热、大渴、大汗、脉洪等证候，故以石膏为主药，取其辛寒，清泄蕴壅气分之邪热；同时配用知母，以凉润之性，泻火润燥；佐以石膏退热。其方辛寒清气，大清淫热，除烦止渴，是治疗阳明气分热炽的有效名方。

热病与伤寒，致病之邪，传变途径，均有所异，证治原则亦相径庭，但邪在气分，两者都可表现为里热炽盛，病证同属热，病位同在气，病机同为热壅，因此，治法仍可取之。叶天士论温热证治言："到气才可清气。"意在表明温热阳邪深入气分，同样宜清气泄热。两者所异，在于温病系温热阳邪致病，温邪变热最速，深入气分，热势更为炎盛，证情更为凶险。温病学者对清气的适应病证和方药运用，有自己的独特见解，从而丰富了清气法的内容。

吴鞠通在《温病条辨》中论证道："太阴温病，脉浮洪、舌黄、渴甚、大汗、面赤、恶热者，辛凉重剂白虎汤主之。""面目俱赤，语声重浊，呼吸俱粗，大便闭，小便涩，舌老黄，甚则黑有芒刺，但恶热不恶寒，日晡益甚者，传至中焦，阳明温病也。脉浮洪，躁甚者，白虎汤主之。"其所列病证，较仲景有许多新的补充和扩展。又如吴又可以白虎汤治温疫，俞根初创制新加白虎汤，都是在仲景的基础上，又有新的发挥和创新。

根据温热邪毒炽盛的特点，许多温病学者主张重用石膏，以之泻蕴壅之火，却淫逸之热。余师愚谓热由毒火而生，变证由毒火而起，"毒火熬煎于内，非冰水不足以救其燥，非石膏不足以制其焰"。其用石膏，证分大、中、小剂拟方，大剂用六两到八两，中剂用二两至四两，小剂亦用八钱至一两二钱。乾隆癸丑（1793年），京师大疫，余氏投用大剂石膏，疗效卓著。张锡纯云："夫石膏之质甚重，七八钱不过一大撮耳。以微寒之药，欲用一大撮以挽回极重之寒温，又何能有大效。"因此，他治外感实热，即使是轻证，石膏亦必用至两许，若实热炽盛，恒用至四五两，乃至七八两。凡此为我们治疗高热重证，正确使用清气法，提供了有益的借鉴。

三、苦寒清气法

温热阳邪，深入气分，有宜于轻清宣气的，有宜于辛寒清气的，也有宜于苦寒清气的。

气分邪热，从火而化，火毒蕴盛，常表现为发热不恶寒、口苦唇干、心烦溲赤、舌苔黄燥、脉弦而数。其病变重心虽在气分，但既非轻清宣气所宜，也非辛寒清气所宜，栀、豉等味，清热之力不足，轻扬之性有余，但能宣达怫郁，不能清泄炎烈；白虎之剂，寒凉过之，走泄不及，擅于清泄淫热，拙于苦泄蕴壅。治法唯宜苦寒直折，大清蕴郁结聚之邪热。

《伤寒论》中的黄芩汤，治疗太少合病而邪热偏盛于少阳之半里者，是苦寒清气一法的最早记载。其方以黄芩苦寒清热，又合芍药坚阴，对邪热炽盛于里者，最为相宜。温病学家取法仲景，推崇黄芩汤，以之治疗气分热蕴、火热内盛者。张路玉说："黄芩主在里风热。""黄芩汤，治温病之主方。"同时，周扬俊、叶天士、柳宝诒等认为，温病有邪热内溃外发的特点，一发病即可见里热炽盛病证，主张以黄芩汤为主治。周扬俊《温热暑疫全书》论风温："温病少阴伏邪发出，更感太阳客邪，名曰风温，必阳脉浮滑，阴脉濡弱，发热，咽痛，口苦，但微恶寒者，黄芩汤加桂枝、石膏，或以葱豉先撤其外，后用黄芩汤。"其论春温，认为邪气伏于少阴，发自少阳，"故病必有阳而无阴，药必用寒而远热，黄芩汤其主治也"。叶天士云："春温一症……昔贤以黄芩汤为主方，苦寒直清里热。热伏于阴，苦味坚阴，乃正治也。知温邪忌散，不与暴感门同法。"以黄芩汤治伏气温病，已超出了仲景所规定的治疗范围。伏气温病，蕴结气营气之热毒，由内外发，其发病，即可见发热、烦渴、目赤、面红、唇燥、咽痛、口苦、大便秘结，或溏而不爽、色黄如酱、小便短赤、苔厚而燥、舌红少津、脉数诸火热壅盛证。火热极易伤阴耗血，变危最剧，必须抓住时机，乘其阴津未伤，以苦寒重剂及时清泻。黄芩汤功在苦寒清热，但清热之力终感不足，可随症选用黄连解毒汤、三黄石膏汤、清瘟败毒饮等苦寒重剂，直捣窠臼，戕其病势，顿挫于邪火炎烈之际，清泻于阴津未伤之时。

第三节　透热转气法

叶天士在《温热论》中阐述了温病各阶段的治疗原则："在卫汗之可也，到气才可清气。入营犹可透热转气，如犀角、玄参、羚羊等物。入血就恐耗血动血，直须凉血散血，如生地黄、丹皮、阿胶、赤芍等物。"其中，透热转气是针对营分证的治疗方法，一般认为是在清营泄热方中加入轻宣透达之品，使营热宣散透出气分而解，其用药如金银花、连翘、淡竹叶等，非叶天士原文所举的犀角（现用替代品）等滋阴凉营之药。但此入气分的药物又如何深入营分透邪外出？叶天士又为何将并无宣散透发作用的犀角（现用替代品）、玄参、羚羊角等作为透热转气的药物，往往令人费解。

叶天士在《温热论》中曰："营分受热，则血液受劫。"营分证是温邪犯于营分，引起以邪热盛于营分，灼伤营阴为主要病理变化的一类证候。从营分证的形成来看，邪热可由卫分、气分传入营分，或感邪后直接深入营分形成营分证，伏邪在营亦属营分证。我们再谈透热转气的含义。《古汉语常用字字典》谓"透"为"通过，穿过"，无"宣透"之义；《说文解字》谓"转"："运也。"即有转运之义。赵绍琴认为，热邪入营，营热之所以不能顺利透转到气分来，是因营与气之间有障碍。在清营热养营阴的基础上，若再能排除营热外达的障碍，那么已入营之热就能迅速运转出气分而解。这种排除障碍使已入营之热外透的方法即所谓透热转气。因此，透热转气就是通过排除气、营间障碍，使营热转出气分。

一、营热阴伤，气血壅遏，阻碍营热外达

当邪在营分，其病理特点为营热阴伤。营中之热远高于气分，热可由温度较高的地方向较低的地方传递，所以营热有自然外散之势，但因营热炽盛煎熬营阴、血液，致使血液黏滞，或邪热壅滞气机，气滞致营阴血液流行失畅而聚积成瘀，营热胶着壅遏，致体内多余的热量不能外散。因此，治疗的关键在于解除障碍。叶天士明确指出应"透热转气，如犀角、元参、羚羊等物"。但有观点认为，犀角（现用替代品）等三物并无透热转气之功，并认为金银花、连翘、淡竹叶等品宣散透发，才能将营热透出气分。若从性味归经而言，清宣透达的气分药一般很少能入营血分，不能深入营分将营热透达于外。其实，叶天士在原文已经明确指

出了犀角、玄参等才是透热转气的药物，此类药皆入营分，营阴得滋，则气血运行流利，胶着之营热顺势外散而转入气分，且援物比类，犀角（现用替代品）、羚羊角等角类形尖质硬，为血肉有情之品，有外透营血之性。王孟英在《温热经纬》中亦提道："若伏气温病，自里出表，乃先从血分而后达于气分……故起病之初，往往舌润而无苔垢……即宜投以清解营阴之药。迨邪从气分而化，苔始渐布，然后再清其气分可也。"其所论伏邪在营血分，"舌润而无苔垢"是营阴耗损不足之象，投以养阴益营之药后，邪气可"从气分而化"，出于气分后，"苔始渐布"，就需清其气分之热。故从二者所论，虽有伏邪与非伏邪温病的区别，但因此时病皆在营分，故不难理解王孟英所说的"邪从气分而化"，即达到了透热转气的目的，并间接阐明了透热转气的病机转属。这正是叶天士透热转气的内涵所在。

二、营热阴伤同时伴气热迫营，阻碍营热外达

王孟英在其《王氏医案》中曰："血为邪踞，更不流行……病虽在血，而治宜清气为先，气得宣布，热象毕露，瘀滞得行。"这就是说当气营同病时，气热可内迫营分，令营热壅遏不能外散，需先将气热清解，"气得宣布"，则无内迫营分之患，营热便有外透转气之势，故清气便可透热；同时针对营热阴伤的病机，辅以滋阴凉营，以解除"血为邪踞，更不流行"的状态，营热便顺势转出气分，从而"热象必露，瘀滞得行"，最终达到透热转气的目的。若伴见火郁内伏，胃热甚也。若无汗恶寒，卫偏盛等，是气分邪热郁遏较重，表气不通，此时郁热迫营也会更甚。对此，叶天士在《温热论》中强调应"大用清凉透发""辛凉泄卫透汗为要"，清透并举。金银花、连翘、淡竹叶等药物在清气热的同时便可宣透气分气机，即所谓的"火郁发之"，使迫营之势得减，营

热外达，故此类药非一般理解的"透营热于气分"。另外，若同时兼夹痰湿、瘀血、食滞等他邪，阻碍营热外达，则参用化痰除湿、活血消导等进一步"为热邪寻出路"（《温热逢源》）。正如《温热论》所说："是渐欲入营也……如从风热陷入者，用犀角、竹叶之属；如从湿热陷入者，犀角、花露之品，参入凉血清热方中。"

三、温邪入血分则无须透热转气

若病情进一步发展，邪气渐入血分，营阴更伤，血液更加黏滞，纵再用透热转气之法（或滋阴凉血，或清气热、宣气机），邪热亦难以转出气分，且易有动血、血瘀之患。此时无须透热转气，需要加大凉血散血之力，用方如犀角地黄汤之类，速使血热凉散，以防病情变动。

四、透热转气之临证用药辨析

《临证指南医案》载："暑久入营，夜寐不安，不饥微痞。阴虚体质，议理心营。鲜生地黄、玄参、川连、银花、连翘、丹参。"此案为阴虚之体，病久在营分，治用生地黄、玄参、丹参滋阴凉营，使"邪从气分而化"，再用黄连、金银花、连翘清解转入气分之热，充分体现了透热转气的治法。叶天士又治某人："脉数右大，烦渴舌绛。温邪，气血两伤。与玉女煎。生地黄、竹叶、石膏、知母、丹皮、甘草。"这是气营同病，因气热较盛，易迫营分，故清气热与滋营阴双管齐下，以达透热转气的目的。吴鞠通之清营汤针对暑温入营而立，组方用药亦仿叶天士，同样蕴含透热转气的思路。从用药思路可以看出，叶天士、吴鞠通清气热皆独重金银花、连翘、淡竹叶之品，而少用黄连等苦寒之药。因前者虽是寒以清热，性味却多属辛凉，质地轻清，有畅通气分气机之功，能防过用苦寒冰遏之弊，温病发热时多用之清气。王孟英在《温热经纬》中说："所谓清气者，但宜展气化以轻清……不可遽用寒滞之药。"因此，透热转气应少用黄连、黄芩等苦寒清热类药物，以防凉遏气机，致病重不除。

第四节　和法

清代程钟龄在《医学心悟·医门八法》中首次提出了和法的概念："论治病之方，则又以汗、和、下、消、吐、清、温、补八法尽之。"早在《黄帝内经》中就已经有了和法的雏形："凡阴阳之要，阳密乃固，两者不和，若春无秋，若冬无夏，因而和之，是谓圣度。"由此可见，和法也蕴含了丰富的中国古代哲学思想。说到"和"，其渊源长久，是中国古代哲学中独具特色的思想观念，这个思想已经渗入每一寸中华大地，也融入了经过无数岁月洗礼的中医学理论中。在温病治疗中，常有邪气侵入半表半里之处而产生往来寒热的病证，不能用发散或泻下等透邪外出之法强攻，此时邪气既不完全在表，也不完全在里，若强攻则可能发生内陷或变生他证之险。因此，应该用中和的方法和解表里之邪。"和"的思想使中医学以独特的角度区别于世界其他医学，因为它的观察焦点不是局部的病理变化及特殊的病因，而是人的整体功能，只有阴平阳秘、阴阳平和、正气存内，才能邪不可干，而这个思想贯穿整个中医学体系，无论是治疗及康复，还是治未病。

广义的和法：指通过缓和的方法，即通过药物的精准配伍实现其和解或调和的作用，从而恢复平和的状态，使表里寒热虚实的复杂证候归于正常，使机体脏腑关系协调、气血流畅、阴阳平衡，以恢复健康为目的的一种方法。和法包括多种类型，寒热并用、补泻同施、表里双解、升降并用及阴阳并调。

　　狭义的和法：温病中有种治法称为和解祛邪法，是通过和解、疏泄、分消，祛除半表半里病邪的一种治疗方法，又称和解法。和解法属于和法，或者可以说是狭义的和法，适用于温病邪不在卫表，又未完全入里，而是出于少阳、三焦、膜原等半表半里者。金代成无己曰："伤寒邪气在表者，必渍形以为汗。邪气在里者，必荡涤以为利。其于不外不内，半表半里，既非发汗之所宜，又非吐下之所对，是当和解之可矣。"这是温病中运用和解法治疗半表半里证的雏形。后世的温病学家对其学说进行了发展，如膜原"内不在脏腑，外不在经络，舍于夹脊之内，去表不远，附近于胃，乃表里之分界，是为半表半里"；再如，三焦"再论气病有不传血分，而邪留三焦，亦如伤寒中少阳病也"。众医家在原有的基础上细化和解法，创制了达原饮、三仁汤等传世之方，使和解法在临床运用上更加完善。

一、清泄少阳

　　清泄少阳是用和法治疗温病时提出来的，也就是清泄少阳胆经的半表半里之邪气，通过清热化痰、降逆利气来达到祛除痰湿、和降胃气之功。此法针对的病机是邪热夹杂痰、湿二淫侵犯少阳，使胃失和降，枢机不利。此法多用于湿热性温病。胆经郁热偏重，故症见往来寒热、口苦咽干、痞闷不舒；湿阻胆经，故烦渴胁痛、小便黄、舌红苔黄、脉弦数。代表方剂为蒿芩清胆汤。药用青蒿清透少阳邪热；黄芩善清热燥湿；两药合用，既能清透少阳湿热，又能祛邪外出。竹茹善清胆胃之热，化痰止呕；枳壳下气宽中，除痰消痞；半夏燥湿化痰，和胃降逆；陈皮理气化痰；以上四药配合，使热清湿化痰除。佐以茯苓、碧玉散清热利湿，导邪从小便而出。

二、开达膜原

开达膜原，顾名思义，开达盘踞于膜原的湿热秽浊之气，多用疏利透达之品。此法由吴又可首次提出，是成无己和解少阳法的发展。湿热污秽之邪侵入膜原，此时邪气既不在表也不在里，邪正相争，故可见恶寒壮热；若此时湿热秽浊之气再向内入侵，就会导致恶心、烦躁、苔白厚如积粉等邪伏膜原之候。故应以开达膜原、辟秽化浊为治疗大法。代表方为达原饮。药用槟榔辛散湿邪，使邪速溃；厚朴芳香行气，祛湿化浊；草果伏邪外透，辟秽止呕；以上三药相伍，可直捣膜原，逐邪外出。同时，用白芍、知母清热滋阴，可防止以上辛燥药之耗气伤津；众主药相配可共奏开达膜原、辟秽化浊之功，可使秽浊得化，阴津得复，则邪气溃散，速离膜原。

三、分消走泄

分消走泄是指利用宣气化湿之品以宣畅气机，通畅三焦之邪。此法针对的病机主要是温病邪热夹杂痰湿郁于三焦，既不外解又不里传，从而导致三焦气化失司。此法多用于湿热性温病。湿邪遏阻上焦，故症见头痛恶寒；湿热阻滞中焦，可导致运化失司，气机不畅，则见胸闷不饥；湿性重浊，易趋于下焦，故见下肢身重疼痛倦怠。治疗当以宣畅气机、清热利湿为大法。代表方为三仁汤。杏仁可宣肺以利上焦之气，气行则湿化；白蔻仁芳香化湿，行气宽中，畅脾气；薏苡仁甘淡而性寒，可淡渗利湿，使湿热从下焦而去。故三仁合用，三焦分消。再配伍滑石、通草、竹叶甘寒利水，加强利湿清热之功。佐以半夏、厚朴行气化湿，散结除满。

上述用和解法治疗的证候中，多数病机湿热互杂，若是甘温太过可助热，滋腻太过可助湿，以致病情更加严重，故临证中慎用甘温、滋腻之品。综上所述，和法可用于治疗各种邪在半表半里之间的证候，主要有清泄少阳、开达膜原、分消走泄三法，且多用清热燥湿之品，佐以理气渗湿之物，使枢机利、三焦畅、膜原达，以达到邪出有路、药到病除的目的。在运用和解法治疗温病的过程中，需要仔细斟酌，谨慎用药。笔者认为，掌握并准确运用和法，对治疗温病有极大的帮助。

第五节　轻法频下法

轻法频下法是温病学典籍中的特色疗法之一。出自《增订通俗伤寒论》中的枳实导滞汤为轻法频下法的代表方。《温热论》第10条载："但伤寒热邪在里，劫烁津液，下之宜猛。此多湿邪内抟，下之宜轻。"此句论伤寒与湿热热邪在里时的攻下法之差别，伤寒宜迅猛，湿热宜轻缓，为轻法频下之雏形。章虚谷认为，湿热邪气性属阴且凝滞，不易除去，大便不通但黏腻或泄泻，属于"阴邪瘀闭不通"，若用承气急下湿热邪气，如同大水除胶，非但不能尽邪，反而行速伤中焦脾胃之气，应如手持刀片徐徐刮胶，使湿热逐渐化去，是以轻法频下。故"轻法"指非峻猛之剂，"频下"指非一剂即中，需多次使用轻柔之剂缓缓从下焦尽邪。王孟英认为，湿热邪气所致大便不干者，非阴邪，而为浊邪，热被湿裹，湿热夹杂，非阴非阳，是谓浊邪。俞根初创立了枳实导滞汤，用于治疗湿热夹杂、食积与湿热结于大肠等证，有轻法频下之意。陈光淞在《温热论笺正》中对章虚谷、王孟英的思想予以继承并补充，他认为，浊邪包括湿热和痰湿邪气，性质黏腻，虽不坚固，但易搏结、四处流窜，痰浊、湿热互结者，既有燥屎又有浊滞，非猛力一蹴而就，需非峻猛之剂，且不厌频繁，使邪气从下焦去。

轻法频下法属于温病下法的一种，针对的病证在临床上以胃肠为主要病位，表现为羁热不解，腹痛便溏，粪如黄酱，舌红苔黄厚腻，脉滑数。病因为素有脾胃虚弱，内生痰湿，郁而化热，再感受湿热外邪，内外湿热之邪相互为病。病机为内外湿热裹结。热蒸湿动，则身热稽留；湿热困阻中焦脾胃，故痞满纳呆；湿热下至肠腑，热伤肠络，湿阻气机，传导失司，不通则痛，故腹痛难忍，且便溏如黄酱。舌红苔黄厚腻、脉滑数为湿热内蕴之象。论其病程，以起病缓、传变慢、缠绵难愈为主要特征。

一、从病位上考虑

若湿热病邪位于中焦，处方宜轻，将枳实导滞汤中的槟榔改为焦槟榔，取焦三仙、焦槟榔焦香味醒脾开窍之功，健脾和胃，且焦制后，性质和缓，泻下功力减弱，故有轻法之意。若热象不明显，湿邪较重时，可减少枳实导滞汤中黄连、连翘、紫草用量，加入白术、茯苓健脾利水渗湿之品，先顾护脾胃，再缓施下法，取轻法频下之意。若湿热病邪位于下焦肠腑，以少许生大黄先煎或酒制大黄，弱其攻下之性，取其通腑泄热之功，少量多次，频频服之，使湿热剥离，湿渐去则热不独存，此为轻法频下之意。

二、从病程上考虑

初起湿热裹结于胃肠与湿热久居胃肠，治法和用药侧重点不同。若初起时，以湿热外邪为主，此时以祛邪为主，配合健脾利湿，使湿邪一从大肠传导而去，二从脾胃运化而去，用药时，泻下药药量稍重，配伍消积导滞之品，使湿热邪气缓缓祛除。若病程日久，患者因素日脾虚，加之长期用药，脾胃之气已亏，用药更应轻柔和缓。故方剂中，药性应更加平和或稍偏温性，大苦大寒大热之品不可用，以防更伤脾胃之气，使脾失健运，气机阻滞，湿热难以祛除。

三、从患者身体素质考虑

小儿和老年人属于特殊群体，小儿脏腑娇嫩，稚阴稚阳，脾胃尤为娇弱，极易伤食，夹积化热于胃肠。老年人脏腑虚衰，阴阳亏损，易形成痰、湿、瘀，此三邪阻滞气机、郁而化热，下至胃肠，加之老年人素体气血虚弱，故形成虚实夹杂等复杂病证。因此，用药时需轻法频下，减轻脾胃负担。另外，孩童服药较困难，应选用味淡质轻之品。轻下湿热邪气，使三焦通畅，气机运转，有四两拨千斤之功。

四、从方药剂型、煎煮方式及服法考虑

轻法频下法运用于临床时，除辨证论治准确外，方药的剂型、煎煮方式、服法都需要加以注意。现代药代动力学研究证实，丸剂、散剂、汤剂的体内吸收率，依次从慢到快。经过煎煮，药与药之间产生复杂的化学反应，某些药物的峻烈之性得以和缓，因此汤剂更容易被吸收，温服不刺激胃肠，有独特的优势。但是，轻法频下法中所用到的药材，以入中焦、下焦为主，多为植物根茎，含有大量淀粉或者质地较密，若煎煮之前浸泡不足，或煎煮时火候、时间不够，可能导致药物的有效成分无法充分析出，影响药效。因此，在使用轻法频下法时应用中药煮散。中药煮散就是将中药材粉碎后再次进行煎煮，取其汁服用，属于汤剂的一种。现代研究表明，同等剂量中药煮散与中药饮片制作的汤剂相比，可明显提高20%～30%的药效。因此，中药煮散可进一步减少入药药量，又能达到同等效果，而汤剂又是最易频服的方式，符合轻法频下之意。在煎煮的过程中，对性质较

为偏颇的药物需要久煎，以减少其烈性，如在轻法频下法中使用大黄，需要先下或久煎，入汤久煎可延缓泻下作用。服用时，不拘于时间频频而服，但需注意的是，一般患者需在饭前30分钟左右服用，使药物能充分与胃肠道黏膜接触；但对于老年人、儿童或者素体脾虚者而言，可饭后服用，以减轻胃肠负担，频频服用，可减少每次服用药量，降低服药难度。同时，应将汤药由热放至温度适中后服用，以减轻脾胃负担，温脾和胃，利于湿邪运化。

邪尽的标志：《温热论》第10条载："伤寒大便溏为邪已尽，不可再下；湿温病大便溏为邪未尽，必大便硬，慎不可再攻也，以屎燥无湿矣。"叶天士认为，湿热搏结于胃肠时，若邪已尽，则大便由溏转硬，此时不可再攻。《温热论笺正》载："若温热浊邪所结，属胶漆痰沫之物，本非燥屎，所以大便溏为邪未尽，必大便硬，则浊滞已清，宿食亦下，故不可再攻矣。然痰浊重者，溏硬无定，往往有既得燥屎，复下浊滞，三五次后大下浊沫，其邪始尽者，当临证省察，不可不知，所谓下之宜轻而不厌频者。"由于痰浊缠绵黏腻，可能出现大便溏硬无定，此时需要医者仔细观察，继续下之，至便干为度。下之不宜过猛，需频频缓下，且不应以攻下次数为度，应以大便硬为邪尽标志。

第六节　宣通气血法

牛阳临证反复强调"疡医务必精内"。根据气血理论及叶天士治"瘕瘕案"所言："久留湿热瘀留……若非宣通气血壅遏，恐非至理。"牛阳指出，气血壅遏是急性湿疹发病的基本病机，在中医药治疗过程中注重宣通气血，可以显著促进皮损病变在较短时间内吸收和消散，尤其在控制病情反复发作上有较大优势。他认为，急性湿疹属于标本俱实之证，故在治疗上"必伏其所主，而先其所因"，主张重在祛邪，如祛风燥湿、清热解毒，在此基础上针对气血壅遏，辅以宣通气血法，用药燥润相济、寒温同施、刚柔并进，既能消除苦寒清热药伤阳败胃之弊，又可避免温热药助阳伤阴，此为标本同治之意。在运用宣通气血法时需注意"百病皆生于气"，故在治疗上以调气为主，气血同治。

第二章 治法辨析

一、调阴阳，辛温发散以通阳化气

急性湿疹的治疗总不离苦寒清热药，叶天士云："清解苦寒，究竟斫伐生阳。""最怕疡毒内闭，急宜通阳。"而气机郁滞导致的"阳化气"功能失调正是本病的病机特点之一。牛阳借此确立通阳化气的治疗原则，意为"阴阳相得，其气乃行，大气一转，其气乃散""所谓离照当空，群阴退避也"。牛阳临证常用小剂量（3～6g）桂枝、细辛、小茴香、吴茱萸等药物，取其辛温发散、芳香走窜之性以通阳化气，促进津液、血液的输布与代谢，加速局部水湿、瘀血等病理产物的吸收。牛阳临证尤偏爱桂枝，《本经疏证》记载桂枝："其用之道有六：曰和营，曰通阳，曰利水，曰下气，曰行瘀，曰补中。"现代药理研究也证实，桂枝有抗菌、抗病毒、抗炎、抗过敏及解热、镇痛、改善组织血液循环、消除水肿等功效。牛阳将其灵活配伍应用以达到开气、通阳、劫饮、通络、宣郁等多种功效，如配杏仁以开肺气痹，配半夏、茯苓以化饮，配红花、桃仁以化瘀通络，配白芍以调和营卫等。

二、疏三焦，轻苦微辛以宣通肺气

肺主气，外候皮毛。本病皮损处无汗，触之有热感，甚至无法看清毛孔。这是肺气郁痹、汗孔闭合、邪无出路之征象。邪气蕴结三焦气分，宗吴鞠通"肺主一身之气，气化则湿亦化也"之法治疗，宣肺以开"气化之源"，借此疏利三焦气机。牛阳临证仿叶天士用药经验，常使用杏仁、蔻仁、淡豆豉、桔梗等轻苦微辛的流动之品，通过"微辛以开之，微苦以降之"，恢复肺脏宣发肃降功能，从而达到畅通三焦气机、透化湿热的目的。若肺气郁痹较甚，也可选择羌活、白芷（3～9g）等作用更为强劲的风药。除此之外，牛阳仿银翘散、麻杏石甘汤之方义，在辛温开痹的基础上配伍金银花、连翘、薄荷、枇杷叶、牛蒡子、栀子等性质寒凉的轻清至虚之品，以清解气分毒热。

三、通血滞，清除障碍以泄营血之郁

湿热、热毒郁于营血分导致的血液瘀滞亦是本病的病机特点之一，治以清除营血分热毒、湿热等障碍，以起到泄营血之瘀、透热转气的疗效。牛阳将用药划分为三类：第一类是辛温质润的活血化瘀药，以桃仁、当归为代表。此类药因富含油脂而兼具润燥之能，是为本病之皮损干燥、皲裂而设。第二类是凉血散瘀药，"热入血分，直须凉血散血"，以丹参、玄参、赤芍、牡丹皮、紫草为代表。此类药性凉，能深入血分以清除血分伏热，其中丹参养血、活血不伤正，玄参、紫草可清除气分热毒，加强气血两清之力，可为首选。第三类如大黄、郁金、白茅根、赤小豆等，以通利二便的方式清除营血分湿热。一般而言，牛阳会斟酌选取各类药物中1～2味，根据病情变化略做加减，在活血、凉血不伤正的基础上清除阻于营血分之障碍。

第七节 温热病复证疗法

在中医学基础理论中，复发是疾病转归的一种形式，是指即将痊愈或已经痊愈的疾病再度发生，即机体内原有的病因尚未完全消除，在一定条件下重新发作，而复发在温热病中更为明显，因温病后期，邪热久羁，深入下焦，易耗伤肝肾精血和津液，故即使温热病初瘥，患者也大多体质甚虚，稍有不慎，则易致温热病复发，甚至会在以后三发、四发。由此可见，防止温热病的复发是患者、医生及看护者都应重视的问题。关于温热病复发，虽散见于各著作中，但缺乏完整体系，探其详细论述者，当推何廉臣的《重订广温热论》。下面笔者以"温热病复证疗法"为主题进行详细论述。

一、温热病复证的病因病机

1.劳复伤元气

《重订广温热论》中把劳复列为温热病复证第一病因，即指在病后元气尚未恢复，过早从事体力劳动或剧烈活动，致元气伤伐，邪热复作。该书明确给出了"劳累"的具体范畴："温热瘥后，元气未复，余邪未清，稍加劳动，其热复作。不必大费气力，即梳洗、沐浴、多语、更衣之类，亦能致复。"由此可见，类似洗澡、多语等这种在常人看来毫不费力之事均可能导致复发，不得不详查临床，细致入微。万潜斋在《寿世新编》中特别强调了亲朋探视过多给患者带来的影响："凡有问疾来者，勿得与之相接，一人相接，势必人人相接，多费语言，以耗神气……嗟乎，病人力克几何而堪？若此，恐不终朝而病已增剧矣。"这指出了劳神给患者带来的危害性。此外，经临床观察，劳复在如今的信息化时代亦有新内容，新时代产生了新的工作、娱乐方式，电脑、手机等应用越来越普及，使许多患者即使是在病床上也在用电脑办公，抑或有患者虽整日躺在病床上，但双手不离手机。目受血而能视，久视必伤血，使元气尚未复原之身更如破败茅屋，残败不经风吹，此不可不防。关于劳复造成的耗损，大体可分为以下3种。

（1）气虚劳复

气虚劳复指患者本身并未再受外来邪气侵袭，只是单纯劳累过度而耗损还未恢复的正气。温热病瘥后，余邪未尽，正气大虚，劳复热，劳则气耗。这一类虚损以气虚为主要临床表现：微恶寒、四肢倦怠、无气以动，劳累后诸症加重，脉虚右大，舌润无苔。表现为大脉，正如《素问·脉要精微论》所云："大则病进。"脉力弱则为病情加重。这一类型的劳复总体是以正气亏虚、脏腑功能减退、形神失养为主要病机。

（2）阴虚劳复

温热邪气伤阴，使肝肾阴液亏损，若稍加劳动，微夹风寒，其病复作。这一类虚损以阴虚为主要临床表现，如头痛、发热恶风、舌燥口渴、六脉浮数无力。这一阶段的阴虚主要是以阴液损伤，不足以滋润和濡养机体为主要病机。

（3）房室劳复

温热病瘥后，气血未充，早犯房事，耗损元气，若外触邪气而复作。何氏特别强调"以余所验，诸劳多复，御女者死"，历代医家也均对此有所论述，如《伤寒明理论·劳复》云："诸劳皆可及，御内则死矣，若男女相易，则为阴阳易，其不易自病者，谓之女劳复，以其内损真气，外动邪热，真虚邪盛。"此描述了房劳复的形成和危害。这类虚损以伤精为主要临床表现，如头重不举，头晕眼花，腰胁痛，小腹里急绞痛，憎寒发热，或阴火上冲，头面烘热，胸中烦闷。这一阶段的房劳复是以损伤元气、耗灼阴精为主要病机。

总之，劳复是以损伤正气为主，其病机大致有三：气虚失养、津液亏虚、阴精耗损。

2.食复伤胃气

关于热病食复的记载最早见于《素问·热论》，其中有"病热少愈，食肉则复，多食则遗"的论述。温热病后，脾胃受纳运化，两俱不足。若饮食不当，或进食坚硬生冷，或早进肥肉油腻，抑或贪食酒浆、辛辣之品，致尚未恢复之胃气骤损，最易内生积滞，加以辛热助火，致余邪复燃而发。其临床表现主要为发热头痛、烦闷不纳、腹痛便秘、干呕口渴。其主要病机是脾失运化，胃失受纳腐熟，脾胃升降失常。

3.自复邪未尽

自复是自己复发、自行复发之意。"自复乃伏邪未尽也"，类似的论述历代医家大体相同，如《温疫论》载："若无故自复者，以伏邪未尽，此名自复，当问前得某证，所发亦某证，稍与前药，以撤其余邪，自然获愈。"由此可知，这里的自复仅指温热病初瘥，无明确诱因而自行复发。根据"稍与前药"推测其因，可能或因医者误判病势、药物药量小、药效有限，抑或因正气不足以驱除余邪，致邪气暗长。需要注意的是，这里的自复并不同于以上的病因论述，其发生并没有上述诱因，也没有复感其他邪气，亦未转变成其他疾病，只是单纯地自行复发。临床上这种自复类型很难辨证，因为很难确定究竟是医生没有用对药，还是患者本身体质弱、恢复慢，抑或两者皆有，也很难确定患者究竟有没有再受邪气，有时甚至患者自己也不知。

4.怒复截肝火

"温热瘥后，因事触怒，怒气伤肝，相火暴发，因而余热复作。"怒复是典型的病后情志病的代表。主要病机为肝主疏泄下的调畅气机、调节情志功能失常，怒火上冲助余热。《重订广温热论》进一步细分怒复，即大怒和郁怒，也就是现在中医诊断学中的肝火炽盛证和肝郁气滞证。"大怒者，其志愤激，则气血易于奔迫，而无所节制，《经》所谓怒则伤志也……郁怒者，其志怫戾，则气血易于瘀壅，而不克宽舒，《经》所谓怒则气逆也。"此言道出了两者的差异，与现在中医内科学肝失疏泄辨证证型一致。其临床表现主要有身热胸闷，心烦懊恼，气逆喘呼，甚则胁痛呕血。除了怒复，其他喜、悲、思、恐过及也同样可在不同程度上造成温热病复发。但因怒最易上逆为火，火能助热，同气相求，故怒最为重，将其作为主要病机更有说服力。

二、温热病屡复的转归结果

温热病复发除二次发作外，还可能有三次、四次等的屡次发作，如果形成此种恶性循环，则对机体气血阴阳均有不同程度的损伤。正如何氏所言："温热复症，有复至再三者……每见屡复之后，多有酿成四损、四不足者。"该论点总结了温热病屡复后的最终病理结果是四损、四不足。凡大痨、大欲、大病、久病后，气血两虚，阴阳并竭，即为四损；四不足者指气、血、阴、阳不足。就两者的关系而言，四损由人事所致，四不足由天禀所致；四损在暂时，四不足在平素。四损是温热病瘥后由以上人为的"四复"病因引起的机体气血阴阳的暂时亏损，其去除人为病因后易恢复，也易治疗；而四不足者，乃是患者平素体质较弱，或偏气虚、血虚，或偏阴虚、阳虚，再加上温热病易耗津液、伤精血，无疑加重病情，如反复发作，则致病程缠绵难愈。四损如果不加注意，肆意为之，更易转为四不足，很可能转归为四不足体质。

三、温热病复证的治则

1.衡轻重，辨虚实

此治则主要针对劳复。温热病复证须首辨轻重，何廉臣在温热复证疗法中首先强调此点："轻者静养自愈，重者必先察其虚实。虚则调其营卫，和其脏腑，待其表里融和方愈；误用攻下清凉，必致不救；安神养血汤主之。实则主以仲景枳实栀豉汤，撤表邪而清里热。"由此可见，针对病重者：①实证则祛表邪，兼清里热；②虚证重调营卫，和脏腑，如若造成四损虚证者，当补其气、血、阴、阳，重在补益；③对虚实夹杂者，何氏提出三法：补泻合用之法、先补后泻之法、先泻后补之法，根据实际症状用之。如其所言："大凡周身俱见大实大热之症，而一二处微见虚象，则吃紧照顾其虚；周身俱见虚象，而一二处独见实症，则吃紧斡旋其实。"这提醒医者在补虚之时不可忘祛邪，祛邪之时不可忘补虚，必辨虚多实多，或标急本急。

2.实证重消食积热，清泄肝火

由以上的食复、怒复，可窥见温热病复证最常见的实证是食滞胃脘证、肝火上逆证、肝郁气滞证，故治法多从脾胃、肝论治。其治则要点如下：①重消食积热。治疗食复总体以消食导滞为主，尤其是针对贪酒助热者，何廉臣为此直接给出了清解法的经验之谈："若温病新瘥，饮酒者，必复热，以酒味辛性热，助其余邪热毒故也，必兼烦闷干呕、口燥不纳等症，急用川连、葛花、金银花、连翘、枳实、焦栀、乌梅、花粉、枳椇子等清解之。"这对临床温热病患者解酒提供了借鉴意义。②重清肝火。针对大怒和郁怒，治则分别为清肝泻火降逆、疏肝理气解郁。针对郁怒者，何氏提出温热郁复三症：瘕疝、痨病、蛊病。其具体方剂应用如下："瘕疝，宜开郁正元散、茴香橘核丸等选用；成痨，宜紫菀散、劫痨散、顾氏清金散、杜癉膏等选用；成蛊，宜当归活血汤、代抵当汤、下瘀血汤等选用；桃仁承气汤合逍遥散，加细辛、土狗末，奏功尤捷。"虽然以上病症名称与中医诊断学有所出入，但足可以方测法，得出其疏肝解郁主要以行气散结、活血逐瘀为要法，临床可据此用药加减。

3.用前药，涤余邪

此治则主要针对前述自复病因。在临床实际中，有时很难有明确体征，确定是否患者是因为"前药"因素复作，不可控的个人因素如先天禀赋、受邪不自知、服药方法不适等或多或少均对药效有影响，所以该治则在临床实际应用上值得商榷和推敲。但其清除余邪的思路仍值得借鉴，其治法不一定只有"仍用前药"，可据其症状，随症治之。但一定要考虑到温热病伏留之邪是复作的重要病因。

第三章　经方思辨

第一节　三仁汤

一、组方特点

三仁汤出自《温病条辨·上焦篇》："头痛，恶寒，身重疼痛，舌白不渴，脉弦细而濡，面色淡黄，胸闷不饥，午后身热，状若阴虚，病难速已，名曰湿温……长夏、深秋、冬日同法，三仁汤主之。"清代医家吴鞠通创立此方，作为治疗湿温病的首剂，后世医家也推崇其为治疗湿温初起、邪在气分、湿重于热之代表方。原方组成："杏仁五钱，飞滑石二钱，白通草二钱，白蔻仁二钱，竹叶二钱，厚朴二钱，生薏苡仁六钱，半夏五钱。"方中杏仁苦温以宣通上焦肺气，气机调畅，使气化则湿化；白蔻仁芳香以开发中焦湿滞，燥湿和胃，行气宽中，脾气得以散津，水湿得化；薏苡仁色白入肺，味甘入脾，淡以渗湿，疏利下焦，使湿热有出路。三药为主，故名"三仁"。辅以滑石甘淡性寒，利湿清热而解暑；通草、竹叶甘寒淡渗，以助清利湿热之力；半夏、厚朴辛苦性温，行气化湿，散结除痞，既助行气化湿之功，又使诸药寒凉而不碍湿。诸药合用，以达宣上、畅中、渗下之效，共奏清热利湿、宣畅气机之功。原方用法为"甘澜水八碗，煮取三碗，每服一碗，日三服。"甘澜水又名劳水，最早见于《黄帝内经》半夏秫米汤的用法，从三仁汤主治来看，当是利用其下行之势，促使湿邪外泄，加强利湿药物的作用。

二、临床应用

三仁汤为祛湿剂，具有宣畅气机、清利湿热之功效。牛阳认为，吴鞠通虽以三仁汤轻开上焦肺气，但三焦在病位上当有上、中、下之分，如病在上则头昏蒙如裹，在中则脘腹痞满，在下则小溲不利，而湿与热合，湿热裹结，湿郁热蒸，热蒸湿动，最终弥漫表里，充斥于三焦。三仁汤不仅用于治疗外感湿热病，还广泛用于内伤杂病三焦湿热内阻之证，故取其分消走泄、祛湿清热之功效，应用于临床各科疾病。因此，牛阳强调三仁汤不单用于湿温初起，通过对疾病中湿邪所犯脏腑、所处病位进行判定，加减不同药物，可将三仁汤灵活运用于各个系统疾病。此乃中医学异病同治的体现，在把握病机基础上，因势利导，随症化裁。

湿为阴邪，易阻遏气机，损伤阳气，使气机升降失常，引起胸闷痞满、小便短涩、大便不爽；脾阳不振，运化失司，水液代谢失常，导致腹泻、尿少、水肿、腹水等。此外，湿性重浊趋下，易伤阴位，临床可见大便溏泄、下痢黏液脓血、女性白带过多、小便浑浊、湿疹浸淫流水等。湿热交织，越来越烈，随气运行，至上焦易结于皮表致皮肤病，蒙闭清窍致神经系统疾病；至中焦易壅滞脾胃，致消化系统疾病；至下焦蕴结肝肾，可致男科及妇科疾病；同至三焦，轻者水道失司，致泌尿系统疾病，重则湿热闭阻脉络，致内分泌系统及代谢疾病。综上所述，三仁汤在湿疹、痤疮、眩晕、泄泻、不育等临床疾病中运用广泛。

现代生活节奏快，若人们恣食肥甘厚味、辛辣、生冷之食，情绪紧张，运动量少，则易湿热内生，导致脏腑功能失调，诸病丛生。首先，饮食不节、饮食偏嗜的不良饮食习惯及高脂、高糖膳食结构，会导致食物不能及时腐熟运化，日久聚湿生热。其次，现代人缺乏运动的起居生活，易使人体气血不畅，脾胃功能减弱，导致湿热内蕴。另外，当今社会竞争激烈，工作压力大，人们易情绪紧张、急躁易怒，此时土虚木乘，引起运化失调，湿邪中阻，久而化生湿热。湿热弥散，或上中、中下两焦共病，或三焦俱病，或表里俱病，均可阻滞气机、经络，故以三仁汤宣畅气机而解除湿热，三焦并调。

由环境因素或饮食因素引起的外湿或内湿侵袭人体，湿邪郁而化热，湿热蕴结于肌肤，易导致各种皮肤疾病。牛阳临床常以三仁汤加清热之品，如茵陈、黄芩、连翘等进行治疗，同时，用辛微温芳香之品，宣降肺气，布化湿邪，如紫苏叶、藿香叶、桔梗、佩兰等。

对于消化系统疾病，此类病证应注意四诊合参、加减化裁，湿阻清阳则胸痞昏重，湿邪内盛则舌苔白腻，湿热交蒸则苔黄舌红。一方面，治疗应重在降胃气、升脾阳以运化湿浊，用药应在三仁汤基础上多选用辛苦温开、燥湿行气之品，如陈皮、大腹皮等。另一方面，因湿阻中焦，运化失常，多有食滞内停，复阻气机，湿更不得运，故可同时加消食导滞之味，如保和丸、焦三仙之类。若湿热滞于大肠，则以三仁汤加宣清导浊兼以化滞之品，如莱菔子、茯苓、猪苓、焦三仙、槟榔之类。

对于泌尿生殖系统疾病，牛阳强调注意因势利导，因湿热蕴结于下，肾与膀胱气化失常，导致水道、小便不利，泄时涩痛，尿赤，尿浑浊，小便频数，淋沥不畅。治疗当以淡渗导浊为主。此时应在三仁汤基础上合用淡渗利湿之剂及开宣肺气之品，药如泽泻、前胡等。若湿热下注，使肾藏精、主生殖发育功能受损，临床可见不育、早泄、前列腺增生等，治疗在三仁汤基础上酌情加益肾填精之品。对于湿热相合，蕴蒸不化，流注下焦导致的各种妇科疾病，临床上可依据基础疾病灵活加减凉血消痈、活血调经之品，如益母草、丹参、牡丹皮。

对于其他系统疾病，如耳鼻喉疾病，湿热之邪蕴结于任一脏腑，其窍及经络循行部位均可受袭，临床用药时可在三仁汤基础上配以引经之药。

传统中医学强调辨证论治，运用中医学理论辨析有关疾病的资料以确立证候，论证其理法方药，这是中医学能在临床取得疗效的关键。由以上内容可略窥牛阳治疗湿热病之一斑。临床治疗要把握"治病必求于本"，三仁汤证的病机关键在于湿热之邪阻滞气机，湿邪弥漫三焦，导致元气、水液不能正常输布，治在宣畅气机，以宣上、畅中、渗下作为三焦湿热的治疗大法，以达气行则湿化的目的。另外，三仁汤的临床应用由上至下，由内至外，涉及多个脏腑及部位，体现了中医学异病同治的原则，正如仲景所言"但见一证便是，不必悉具"。

第二节　甘露消毒丹

一、组方特点

甘露消毒丹，别名普济解毒丹、甘露消毒丸，首见于清代魏之琇的《续名医类案》。原文药物组成及服用方法如下："飞滑石十五两，淡黄芩十两，茵陈十一两，藿香四两，连翘四两，石菖蒲六两，白蔻仁四两，薄荷四两，木通五两，射干四两，川贝母五两。生晒研末，每服三钱，开水调下。或神曲糊丸如弹子大，开水化服亦可。"现代用法：散剂，每服6～9g；丸剂，每服

9～12g；汤剂，水煎服，用量按原方比例酌定。本方主治湿温时疫，邪在气分，湿热并重证。纵观全方仅11味药，然用药选择上配伍缜密，顾护三焦，亦含有宣上、畅中、导下的治疗原则。在应用除湿药方面，分为燥湿、化湿、利湿3类。其一，选用了苦寒燥湿之黄芩，且重用，又因其还能解毒，擅长治肺、胃、肝胆、大肠湿热，使湿之所淫、热之所侵、火之所胜，皆能祛除。其二，本方选用化湿之品白蔻仁、藿香、石菖蒲，三药皆芳香，能助脾醒胃以辟诸恶，使正气通而邪气除。因湿闭清阳，阻遏气机，上蒙清窍，影响肺脾功能，治以轻开肺气，芳香化湿，恢复脾运。由于肺主一身之气，肺气开则脾湿亦化，即有兼邪，亦与之俱化，故选用体轻而味辛、性微温之品，起到启上闸的作用，使气通湿除。其三，选用利湿之品如茵陈、滑石、木通。滑石因其性滑而名，《本草求真》载："开窍利湿，不独尽由小便而下，盖能上开腠理而发表，腠理为肺所生。是除上、中之湿热；下利便溺而行，是除中、下之湿热。热去则三焦宁而表里安，湿去则阑门通而阴阳利矣。"三药亦可增强清热力量，引导热邪下行，湿去则热孤，热邪不致壅遏成毒，则诸症易愈。全方配伍，利湿化浊，清热解毒，流畅气机，犹如甜美的甘露水清热解毒。王士雄誉其为"治湿温时疫之主方"。临床见症湿重于热者，配伍三仁汤加减应用；若咽肿甚者，可加板蓝根、牛蒡子、金银花、山豆根利咽散结；热重于湿，症见高热烦渴、身目发黄、肢体酸痛者，加栀子、大黄、白茅根清热泻火，解毒退黄。

二、临床应用

甘露消毒丹广泛运用于由温热之邪引起的内科疾病、皮肤科疾病、口腔科疾病等，临床疗效满意。现代临床将甘露消毒丹应用于皮肤科治疗，尤其是证属湿热毒邪者，疗效显著。相关研究证实，甘露消毒丹具有抗炎、抗病毒、抗肝纤维化及保肝利胆、调节免疫、调节血脂、调整胃肠功能等作用。牛阳认为，甘露消毒丹虽为治疗湿温时疫之方，但对于复发性口腔溃疡、结节性红斑等疾病，遵循异病同治原则和分消走泄治法，亦可选用此方治疗。同时，要从患者表现出来的标证"湿热毒瘀"进行治疗，标本兼治，随证应变才能达到良好的临床效果。此外，应提醒患者平素应饮食清淡，禁食辛辣刺激、肥甘厚味之品，还应保证充足的睡眠，勿劳累，适量运动，提高免疫力。

第三节　枳实导滞汤

一、组方特点

枳实导滞汤为清代名医俞根初的经验方，载于其著作《通俗伤寒论》中。原方组成为："小枳实二钱，生锦纹钱半（酒洗），净楂肉三钱，尖槟榔钱半，薄川朴（钱半），小川连六分，六和曲三钱，青连翘钱半，老紫草三钱，细木通八分，生甘草五分。"此方以小承气合黄连、槟榔为君，苦降辛通，善行肠胃之气，清湿热，导里滞；臣以山楂、神曲消食疏中，且山楂还有一定的活血作用；连翘宣发肺气以通肠道；紫草清热凉血止血；木通清热利湿，取"利小便以实大便"之意；甘草调和诸药。观此方仅11味药，配伍合理缜密，且药量轻微，意为轻法频下，作用为泻下消积通滞。何秀山的按语言："开者开，降者降，不透发而自透发。"本方一般用于治疗温毒斑疹齐发的病证。现临床中运用的枳实导滞汤多为李东垣《内外伤辨惑论》中所载的枳实导滞丸，以期利用其健脾、清利湿热的作用达到治疗效果。

二、临床应用

枳实导滞汤在临床上多运用于胃肠疾病湿热证，如慢性结肠炎等，症见羁热不解，腹痛便溏，粪如黄酱，舌红苔黄厚腻，脉滑数。其病机为素有脾胃虚弱，内生痰湿，郁而化热，再感受湿热外邪，内外湿热之邪相互为病。内外湿热裹结，热蒸湿动，故身热稽留；湿热困阻中焦脾胃，故痞满纳呆；湿热下至肠腑，热伤肠络，湿阻气机，传导失司，不通则痛，故腹痛难忍，且便溏如黄酱；舌红苔黄厚腻、脉滑数为湿热内蕴之象。论其病程，以起病缓、传变慢、缠绵难愈为主要特征。牛阳结合临床实践经验，以及人们目前的生活工作压力增大和不良的生活习惯，在脾胃湿热证临床应用中，治疗以清热利湿、行气导滞为主，采用枳实导滞汤轻法频下，结合临床兼症加减灵活用之。

病位上，若湿热病邪位于中焦，处方宜轻，以焦三仙易山楂肉、神曲，槟榔改用焦槟榔，取焦香味醒脾开窍之功，健脾和胃，可促进胃肠排空，且焦制后，性质和缓，泻下功力减弱，有轻法之意。若热象不明显，湿邪较重，减少黄连、连翘、紫草用量，加入白术、茯苓等健脾利水渗湿之品，先顾护脾胃，再缓施下法，以达轻法频下之意。

病程上，初起湿热裹结于胃肠与湿热久居胃肠，治法和用药侧重点不同。若初起时，以湿热外邪为主，此时以祛邪为主，配合健脾利湿，使湿邪一从大肠传导而去，二从脾胃运化而去，用药时泻下药药量稍重，配伍消积导滞之品，使湿热邪气缓缓祛除。若病程日久者，因素日脾虚，加之长期用药，脾胃之气已亏，用药更应轻柔和缓。故方剂中，药性应更加平和或稍偏温性，大苦大寒大热之品不可用，以防更伤脾胃之气，使脾失健运，气机阻滞，湿热难以祛除。

第四节　保和丸

一、组方特点

保和丸由我国金元时期著名医家朱丹溪所创，载于《丹溪心法》中，原方组成如下："山楂六两，神曲二两，半夏、茯苓各三两，陈皮、连翘、萝卜子各一两。"原书中记载它的功效是治一切食积。现代研究认为，该方具有消食导滞、和胃化积的功效，主治食积停滞、胸脘痞满、腹胀时痛、嗳腐厌食、大便不调等消化系统疾病。方中山楂、神曲、莱菔子均为消食药，但各有偏重。山楂善消肉食油腻之积，神曲善消酒食陈腐之积，莱菔子可消谷面痰气之积。陈皮、半夏可化痰和胃，消除食阻气机之证。饮食内停，易生湿化热，故选茯苓健脾祛湿，连翘清热散结。诸药配伍，使食积得化，胃气得和，热清湿去。现代药理学研究也发现，保和丸对正常小鼠的胃排空及肠推进运动均起到了明显的促进作用。

二、临床应用

保和丸主要应用于腹泻、便秘、腹痛、消化不良等胃肠道疾病，以及幼儿湿疹、食积型睡眠障碍和儿童睑板腺囊肿等儿科疾病，在非酒精性脂肪肝、高脂血症、支气管肺炎、不稳定心绞痛等方面也有相关的临床应用报道。从科室分类来看，保和丸在儿科的应用较多，在治疗食积相关的疾病中具有较好的疗效，如食积泄泻、食积咳嗽、食积发热等疾病。另外，保和丸在临床应用过程中几乎很少用《丹溪心法》中记载的原方，大多是在基本方上进行加减应用。这也充分体现了中医辨证论治的特点。同时，保和丸联用其他方剂、中医特色疗法、西药的效果优于保和丸单用。

牛阳多将保和丸运用于小儿食积、小儿上呼吸道感染等疾病。他认为，中医学讲求辨证论治，不可拘泥于古方之病，要结合辨证才能灵活运用。在治疗上也要结合小儿特殊体质，一方面，小儿肺脏娇嫩，脾常不足，治疗重在脾胃，且脾肺为母子之脏，母病亦及子，重在健脾消导化积，运用培土生金之法，以健脾运脾为本。营卫之气源于中焦，宣发于上焦，护卫肌表，抵御外邪，故脾胃健旺，邪不可干。另一方面，应结合儿童特殊生理，重在扶正气、护胃气。小儿感冒多由正气不足，不能抵御外邪引起，而小儿的脾胃功能尚未完善，在治疗疾病的过程中应重视对脾胃的保护，以免对小儿日后的生长发育造成影响。

第五节 三才汤

一、组方特点

《释序卦》曰："三才之序，先天地而后万物，万物盈天地之间，人居万物之中。圣人之道，周万物而济天下，则万物复附于圣人，与天地相似，是以万物盈天地，圣人之道，亦盈天地。物尽则圣人之道尽，孟子所谓塞乎天地之间者也。"三才，即天、地、人；三才，自然万物衍生之大序也。老子曰："道生一，一生二，二生三，三生万物。"三生万物即天、地、人俱在，成为演化万物的大前提。

清代吴鞠通《温病条辨》载："暑邪久热，寝不安，食不甘，神识不清，阴液元气两伤者，三才汤主之。"三才汤原方：人参三钱，天冬二钱，干地黄五钱。水五杯，浓煎两杯，分二次温服。

三才汤由人参、天冬、干地黄组成。方中人参为人才，甘温不燥，益气生津以补肺，入手太阴经气分，能通行十二经，大补肺中元气，肺气旺则四时之气皆旺，补阳以生阴，崇土以制火。阳气虚者，固所必需。阴血虚者，亦不可缺。用之使气旺津生，以达益气生津止渴之效。天冬为天才，入手太阴、足少阴经气分，清金降火，滋阴润燥，祛烦解渴，除虚劳骨蒸。天冬与麦冬均是临床常用的养阴清热药。《温病条辨》中的加减复脉汤中有人参、生地黄，用麦冬而不用天冬，究其原因，牛阳认为麦冬甘苦微寒，能益胃阴、滋肾阴，为治疗胃肾阴伤之要药，而三才汤中用甘苦大寒的天冬，是因为天冬清泄及滋阴之力均较强，不仅能润肺，还能滋肾，为治疗肺肾阴伤之要药。干地黄为地才，味苦、甘，气寒，入手少阴及手太阴经。其功专于凉血止血，又善补肾水真阴。天冬清养肺胃，干地黄清热凉血，滋阴补肾，两者皆为甘寒之品，配伍使用则增强清热养阴生津作用，并能润肺降火，用于温热、暑热及温燥邪气在气分，气营两伤，热灼营阴，见夜烦无寐、心悸、舌绛而干等伤及心胃之证候。人参补益肺脾之气，天冬养肺胃之阴，两者配伍，功能益气养阴，用于温热或暑温热邪伤于气分而见心烦、口渴、不饥，或者气营两伤而见舌绛裂纹、面色枯槁等。人参补益肺气，干地黄滋补肾阴及胃阴，一动一静，相伍则有金水相生之妙。

二、临床应用

《温病条辨》三才汤条后注："凡热病久入下焦，消烁真阴，必以复阴为主，其或元气亦伤，又必兼护其阳。三才汤两复阴阳，而偏于复阴为多者也……欲复阴者，加麦冬、五味子；欲复阳者，加茯苓、炙甘草。"麦冬、五味子合人参为生脉散，功能扶元敛液，使复阴之力更强。茯苓、甘草合人参，又含四君子汤之意，善于复阳补气，诚为气阴双补之妙剂，用于治疗热病久入下焦，消烁真阴者效佳。一般温病，热邪侵入下焦日久，消耗真阴，治疗一定要以滋阴为主。若元气亦损，则要加用保护阳气的药物，正如明代张景岳谓："善补阴者，必于阳中求阴，则阴得阳升而泉源不竭。"

热病患者中，久病、年老体弱伤阴者并不罕见，而阴亏是其主因。临证时随症加减三才汤，治疗效果满意。罗天益易三才汤生地黄为熟地黄，加封髓丹为三才封髓丹，补肾泻火，健脾开胃，治脾肾不足，症见遗精腰酸、食欲不振、精神疲乏等。魏启泽化裁三才封髓丹治疗口疮，经反复实践，灵验如斯。宋秀霞等采用三才封髓丹加减治疗慢性疲劳综合征，取得较好疗效。张雨时以三才汤加味治疗糖尿病（消渴阴虚燥热之证），临床疗效尚满意。张道诚用三才汤加味治疗不育症42例，取得满意效果。刘开文依据异病同治、证同治亦同的原则，运用三才汤加减，治疗巅顶痛、居室头痛、淋证、牙痛等效果颇佳。梁晓星等自拟加味三才饮治疗围绝经期综合征患者66例，取得了较好的疗效。由此可见，运用三才汤加减治疗内科杂症，只要辨证精辟，立法准确，皆能收到良效。

目前，三才汤的现代药理研究也取得了一定进展，为三才汤的抗衰老研究和应用及抗衰老方剂的剂型选择提供了一定的实验依据。李春江等的实验结果初步证明，当衰老动物服用三才汤后，其肠道内与维护机体健康有密切关系的双歧杆菌量由减少恢复到正常动物的水平。这为三才汤在延缓衰老方面的研究奠定了基础。曲凤玉等的研究结果表明，三才汤醇提液和水提液均能显著提高小鼠睾丸线粒体谷胱甘肽过氧化物酶（GSH-Px）的活性，能显著降低小鼠睾丸线粒体脂质过氧化物（LPO）的含量。其团队又用三才汤不同极性提取物进行实验，实验结果显示，三才汤能显著提高小鼠脑超氧化物歧化酶（SOD）活性、Na^+-K^+泵活性、一氧化氮合酶（NOS）活性，降低丙二醛（MDA）含量，提高一氧化氮（NO）含量。以上结果均表明，三才汤延缓衰老的机制可能是提高了自由基代谢相关酶的活性，降低了自由基代谢产物的含量。综上所述，三才汤天、地、人三才俱在，治疗临床中阴亏而导致诸脏之疾效果满意，且具有延缓衰老的作用，医者在临床中应给予重视。

第六节　升降散

一、组方特点

升降散为温病名方，深受历代医家的赞誉和推崇，如清代医家陈良佐称赞此方"实卫生之仙剂，真捷效之神丹"；杨璿认为此方能"救大证、坏证、怪证、危证"；蒲辅周先生更认为："温疫之升降散，犹如四时温病之银翘散。"后人皆知升降散由大黄、僵蚕、蝉蜕、姜黄4味药物组成，但追溯其雏形，其实只有大黄和僵蚕2味药。不仅如此，在各类著作中还存在方名不同而药物组成相同的现象，历代医家也有各自发挥。《伤寒温疫条辨》辑录《二分析义》中升降散方药之理而有所补充，甚是详尽。方中僵蚕，其性轻浮而升，散逆浊结滞之痰，能治一切风热肿毒，辟一切怫郁之邪气，故为君；蝉蜕乃土木余气所化，属清虚之品，涤热而解毒，且取其蜕者退之意，使人病去而无恙也，故为臣；姜黄味苦性寒，下气最捷，破血立通，消痈肿，故为佐；大黄气味俱厚，性大寒，为阴中之阴，上下通行，走而不守，清脏腑蓄热，消痈肿，号称将军，故为使。大黄治疫以生用为多，而《仙拈集》《串雅内编》普济丹中却生、制大黄合而用之。探其缘由，大黄用酒浸制后，苦寒之性得以减缓，借酒之升散作用上达头部，以清解上焦热毒，应有增效之用。

升降散最早可能以僵蚕、大黄制方为雏形，用于治疗热疫之头面肿大兼喉痹，而后经过古代医家发挥、创新，增加姜黄、蝉蜕而终成方。此方用药精练，制方严谨，功效立捷，善治热毒、火热怫郁于内或弥漫三焦的病证。杨璿《伤寒温疫条辨》对其理法方药阐释最为翔实、全面，可谓不世之功，是后人广泛运用此方治疗外感及各种内伤杂病的理论来源和基础。

二、临床应用

升降散原为治疫所设，所治病证不外乎大头病、大头天行、大头瘟、虾蟆瘟、蛤蟆瘟、鸬鹚瘟，病名虽异，然皆为热疫也，症状相似。陈良佐认为，热疫之源，系五脏之火发而移于六腑蓄积而成。升降散有升清降浊、散火除热的功效，用之适宜。朱震亨认为，治疫有三法，宜补、宜散、宜降，且湿气在巅顶，不可用降药，升降散三法俱备，升降有序，亦为妙药。杨璿认为，大头病等皆因杂气由口鼻入三焦，怫郁内炽，治疗上非清则泻，非泻则清。升降散升清降浊，故凡表里三焦大热，其证治不可名状者，皆可用此方治疗，但需随病之变化而随机应变。杨璿对升降散赞不绝口，《伤寒温疫条辨》中有30余处提到升降散，主要集中在卷二和卷三，或仅用此方，或合以他方，应用非常广泛。如合茵陈蒿汤治疗湿热郁蒸之面黄、身黄；合白虎汤治疗温病伏热内郁之咳嗽；合小承气汤治疗协热下利。杨璿还提出升降散亦可用于产后温病，谓"如万不能不下，升降散无妨"；又创加味太极丸专治小儿温病。如此看来,《伤寒温疫条辨》堪称升降散应用大全,理、法、方、药析释全面,故蒲辅周先生大力推崇此书,认为治疗急性病、传染病,一定要潜心研读《伤寒温疫条辨》。

在杨璿论升降散的基础上,唐宗海深得此方要旨,将其灵活运用到血证论治中。《血证论》中提到升降散可治疗内有伏热攻发的病证,常与清化汤合方,有祛伏热、清邪毒、生津养血的作用。如治吐血,若因热疫,外证似伤寒,内有伏热,治以升降散合清热凉血化瘀之品散其伏热;若因于暑,湿热二气合化为病,可用升降清化汤加淡渗通利之品以清热利湿。如此病邪既去,再视其证候行以止血之法,则血行脉内而不至奔脱。又治伏火之厥,先以清化汤合升降散攻其伏热,使火得发,转厥为热,再清其热,方可愈。

升降散无论是作散剂服还是作丸药服,均需用冷米酒和生蜜调匀。丸剂以大人每服一丸(每丸重一钱)、小儿减半为宜。陈良佐指出,若秋分后或春分前有疫证则不能服此方,盖因此方因时制宜而专为热疫所设。但经杨璿对升降散的阐释和发挥,可以看出只要恰合热毒怫郁于内或火热弥漫三焦的病机,便可灵活加减用之,不必拘泥于时间限制。

第七节　小温中丸

一、组方特点

叶天士在《临证指南医案·泄泻·湿热》张氏案中列出朱丹溪小温中丸的药物组成为"针砂、小川连、苍术、白术、香附、半夏、广皮、青皮、神曲浆丸",若再加一味苦参,即《丹溪心法·积聚痞块》中所记载的小温中丸。《临证指南医案·集方》中记载的小温中丸则是在《丹溪心法》小温中丸基础上去疏肝破气之青皮、辛温燥烈之苍术，加利水补中之茯苓、甘草，使本方药性更趋于平和。《临证指南医案》中还详细记录了该方的剂量、制法、服法、加减法、禁忌，以及根据患者病情轻重判断服药剂量和以小便作为疗效判定的方法，即："白术二两，茯苓一两，陈皮一两，熟半夏一两，甘草三钱，神曲（炒）一两，生香附一两半，苦参（炒）五钱，黄连（炒）五钱，针砂（醋炒红，研如飞面）一两半。为末，醋、水各半，打神曲糊为丸，桐子大。每服七八十丸，白术六钱，陈皮一钱，生姜一片，煎汤下。虚甚加人参一钱，本方去黄连，加厚朴半两。忌口。病轻服至六七两，小便长。甚者服一斤，小便始长。"

小温中丸由上述10味药物组成，用醋、水糊为丸，整体偏于辛温且味厚，当属入中焦之剂。本方药物组成大致可以分为4类：一是陈皮、半夏、茯苓、白术、甘草，即六君子汤去人参；二是黄连、苦参；三是香附、神曲；四是针砂。总体而言，该方具有健运中州、清热燥湿、去菀陈莝、平肝和中的作用。

二、临床应用

除《临证指南医案》外，小温中丸在其他医家的医案集中也屡见不鲜。如《柳宝诒医论医案》中有14案、《张聿青医案》中有9案、《沈菊人医案》中有6案、《曹仁伯医案》中有4案，《丁甘仁医案》《扫叶庄医案》《缪松心医案》等中也有零星分布。涉及病证以鼓胀、肿胀最为多见，其余为便闭、泄泻、痢、便血、胁痛、黄瘅、痿痹、肝风、肝气、癥瘕、产后等；其病机可概括为脾虚胃不实（脾虚不行积滞）、脾虚肝旺（土滞而木不扶疏）、气血郁积夹湿热、中焦湿热不行；病性属虚实夹杂、不足之中兼有余；治法总不出疏肝运脾泄腑兼祛湿除热，如制肝燥脾、培补肝脾、泄木安土、和中泄浊、清畅肝木、泄肝通胃、疏肝泄腑、平肝胃、清理相火、健运中州、分理湿热、清热燥湿等。《临证指南医案》的医案中有12案单纯使用小温中丸治疗，另有根据病家表里内外、寒热虚实的状况，将本方与他方他药合用，增强运中、宣通、泄浊之力。"治湿不利小便，非其治也。"本方亦有利小便的作用，从方后注"病轻服至六七两，小便长。甚者服一斤，小便始长"便可得知。但本方与洁净腑之法不同，其利小便的作用主要是通过去菀陈莝法实现的。张聿青揭示了个中机理："脾为湿困，阳气不能运行，土滞而木不扶疏……条达肝木，泄腑浊而运脾阳，冀得小溲渐畅，湿流气宣。"

在本方的临证运用中，一是谨守病机。湿热病见症千变万化，总不离中焦脾胃之部，故《成方便读》指出本方立方宗旨为"然湿热之邪虽盛，皆由土虚而成，故治法亦不忘其本"。从叶天士医案可见一端，如其中治一肝胆木火入络致肿胀案，不独治肝而以本方平胃泻肝；又治一酒客下痢案，不因酒毒湿热，竟以本方通阳劫湿，尤属高超。参阅其他医家的医案有助于加深对这个基本病机的认识和理解，灵活运用本方治疗各种湿热病证。二是大、小温中丸互补为用。大温中丸亦出自《丹溪心法》，与小温中丸同列于《丹溪心法·积聚痞块》，两首方剂药物组成不同，前者又称大消痞丸。从以药解方的角度来看，方中增加三棱、莪术、枳实、川厚朴等药物，故消积、通阳、化滞力量较之小温中丸有所增强。因此，在临床运用时可相互参照。此外，后世医家著作中冠以小温中丸者，多在朱丹溪小温中丸药物组成基础上略做加减变化，恰中病情，但总体不离基本病机，亦可作为对照参考。三是变通之法。小温中丸为缓攻之剂，适宜久服，但目前市场上并无成药，临床运用只能变丸剂为汤剂，长期服用多有不便。临床发现，中成药香砂养胃丸可以替代小温中丸使用。该方在小温中丸基础上去清热燥湿的苦参、黄连，加木香、厚朴、枳实、豆蔻等温中化滞之品，辛温通阳，逐湿之力略胜一筹，却无清热之功。临床探索发现，可以使用小剂量苦参、黄连颗粒剂加水溶化后送服香砂养胃丸，能达到小温中丸的等同功效，或仿柳宝诒等医家汤剂和丸剂同时或交替使用，使香砂养胃丸不仅能治胃，还扩大了其应用范围。

第八节　温胆汤

一、组方特点

温胆汤作为中医临证祛痰之剂已被广泛运用，其疗效卓著，论述颇多，深得历代医案推崇，而温胆汤的方药组成、主治功效，诸书异议，众说纷纭，特别是现代方书将温胆汤归属清热化痰方类，称其具理气化痰、清胆和胃之功。这使诸多读者感悟模糊，百思不得其解。

温胆汤在不同时期的文献记载中组成各异，主治功效亦不同。唐代孙思邈《备急千金要方·胆虚寒》载温胆汤："治大病后，虚烦不得眠，胆寒故也，宜服之方。半夏、竹茹、枳实各二两，橘皮三两，甘草一两，生姜四两。"《外台秘要》所载与《备急千金要方》同。宋代陈无择《三因极一病证方论·虚烦证治》载温胆汤："治大病后虚烦不得眠，此胆寒故也，此药主之。又治惊悸。半夏（汤洗七次）、竹茹、枳实（麸炒，去瓤）各二两，陈皮三两，甘草一两（炙），茯苓一两半。上为锉散，每服四大钱，水一盏半，姜五片，枣一枚，煎七分，去滓，食前服。"元代危亦林《世医得效方》中载有十味温胆汤，治症见前温胆汤，兼治四肢浮肿、饮食无味、心虚烦闷、坐卧不安。组成：半夏（汤洗七次）、枳实（去瓤，切，麸炒）、陈皮（去白）各三两，白茯苓（去皮）两半，酸枣仁（微炒）、大远志（去心，甘草水煮，姜汁炒）各一两，北五味子、熟地黄（切，酒炒）、条参各一两，粉草五钱。上锉散，每服四钱，水盏半，姜五片、枣一枚煎，不以时服。

以上言明，温胆汤均有温胆寒、治虚烦不眠之功效，但细辨其方药组成比例，又有细微差异之处。《备急千金要方》中温胆汤重用生姜，剂量甚至是其他药物的一倍，有明显的温化寒痰之意，正如《金匮要略》云："病痰饮者，当以温药和之。"想必是真人推崇仲景学术思想之缘故。《三因极一病证方论》中，温胆汤的主要药物用麸炒，且减少生姜用量等，显然是缓和药物峻猛之性，增强对脾胃的补益作用，由此不难推断，陈无择立方之意是健脾运湿，醒脾化痰，再加茯苓、大枣、甘草蜜炙，又增加了治疗惊悸之功。《世医得效方》在温胆汤基础上，通过增加其主药用量以治四肢浮肿，添加养心安神药治疗心虚烦闷、坐卧不安，反映了名医圣贤不拘泥胶固，灵活化裁，从而拓展了温胆汤的临床治疗范围，为后人树立了治学严谨、深究其奥的学者风范。

二、临床应用

温胆汤是以温胆为主要功效，治疗胆虚寒所致病证。胆虚表现为精神、意识等方面的情志变化，如惊悸、失眠、梦寐不安，严重者可发展为精神失常。《素问·灵兰秘典论》云："胆者，中正之官，决断出焉。"意即如此。牛阳曾治疗胆虚不寐1例。患者李某，女，40岁，1999年8月来诊。患者因目睹7岁的孩子死于车祸，受到惊吓，1年多来失眠多梦，心悸易惊，心情抑郁，面色灰黄少华，精神倦怠，形体消瘦，食则恶心欲呕，舌淡苔厚腻。证属胆虚惊恐不寐。治以温胆益气和胃，以温胆汤加味治疗。处方：陈皮12g，半夏10g，茯苓15g，枳实10g，炒杏仁12g，远志30g，五味子10g，党参12g，熟地黄12g，生甘草6g，生姜4片，大枣3枚。患者服药3剂，心烦不眠减轻，食则欲呕大减，后以此方加合欢花20g，继服12剂而愈。胆寒表现为饮食消化方面的证候，如胁下胀满疼痛、食欲减退、腹胀、便溏等。所以，胆的功能正常对促进脾胃消化尤为重要，《灵枢·本输》称："胆者，中精之腑。"此即胆汁由肝之精气所化生，汇集于胆，泄于小肠，以助食物消化，是脾胃功能得以正常进行的重要脏腑。《素问·宝命全形论》曰："土得木而达。"此亦说明了肝胆与脾胃之间克中有用、制则生化的关系。

温胆汤还具有温化、燥湿健脾的功效。从历代医家遣方制药、前贤经文所述来看，温胆汤所治之中心病证在于一个"痰"字。《成方便读》曰："胆为甲木，其象应春，今胆虚即不能遂其生长发陈之令，于是土得木者因木郁而不达矣。土不达则痰易生，痰为百病之母，所虚之处即受邪之处。"《脾胃论》云："胆者，少阳春升之气，春气生则万化安。故胆气春升，则余脏从之，胆气不升，则飧泄肠澼，不一而起矣。"由此可见，胆之所虚，痰之所生，痰之所主，百病始生。牛阳曾治疗痰饮上扰头晕1例。患者王某，男，56岁。2000年9月20日来诊。患者头晕月余，行走不稳，甚则恶心欲吐，口中黏腻不舒，胸腔满闷，面色略黄，舌苔薄白略腻，脉沉滑。证属痰饮上犯清窍。治宜理气化痰，健脾燥湿，以温胆汤加减治疗。处方：陈皮12g，半夏10g，茯苓15g，枳实10g，竹茹6g，川芎15g，菊花20g，胆南星6g，生姜6片。患者服药3剂，诸症减轻，又服5剂，胸闷、头晕大减，又以原方加减服10余剂而愈。此足见温胆汤温化健脾燥湿之功。当然这里也不排除胆实之证，余当别论。

现代诸多方书中将温胆汤列入清热化痰方之章节，并解释其"温胆"为"清胆"的意思，认为本方是为胆胃不和、痰热上扰所致之证而设，治法为理气化痰、清胆和胃，皆强调温胆汤之清胆作用。其不知在温胆汤的最早出处《备急千金要方》中，该方组成中的竹茹2两、生姜4两，就足以说明该方之温化功效，加竹茹是取其化痰而止呕之效，并非清热化痰。因此，温胆汤的药性总体应属温性，这样便符合原方作者的温胆补虚之意。

第九节　银翘解毒丸

一、组方特点

银翘解毒丸是治疗风热表证的中成药。银翘解毒丸由甘草、连翘、荆芥、淡豆豉、牛蒡子、淡竹叶、蜂蜜、桔梗、金银花组成，具有清热解毒、辛凉解表等功效，常用于咽喉疼痛、咳嗽口干、发热头痛等病证。银翘解毒丸由银翘散演变而来。吴鞠通所制辛凉平剂银翘散主治温病初起、邪袭肺卫证。此属急性外感热病，具有起病急、传变快、变化多等临床特点。针对这些特点，吴氏在银翘散的剂型选择上可谓用心良苦，言："上杵为散，每服六钱，鲜苇根汤煎，香气大出，即取服，勿过煮。"此剂型选择可以说集中了散剂、汤剂2种剂型的优点。因其以散剂常备，有制作简单、便于服用、携带方便、省药材、不易变质等优点；又因其临用时以苇根煎汤冲服，故有吸收快、能迅速发挥疗效的优点。这种汤、散合剂服用，在温病治疗中显得尤为重要。一则正中温病起病急、传变快、变化多的特点，以药力速达病所，制邪于未盛之时，不使邪气进一步传变深入，正所谓"药贵神速"。二则"散者，散也"，邪袭肺卫治宜辛凉宜透，以宣散透邪外出为要，而散剂的选择正对这种透散之势，以散剂之散而助透邪外达。以丸代散的剂型转换，虽有携带、贮存、服用方便的优势，但于治疗不利。"丸者缓之"，丸剂停留胃肠时间长，发挥作用缓慢，故一般多用于慢性病的治疗。今病急而药缓，无异于任邪深入，延误治疗的良机。

二、临床应用

吴氏所制银翘散对用量要求极为严格，曰："盖肺位最高，药过重则过病所，少用又有病重药轻之患。"原方组成如下："连翘一两，银花一两，苦梗六钱，薄荷六钱，竹叶四钱，生甘草五钱，芥穗四钱，淡豆豉五钱，牛蒡子六钱。"全方共计五十六钱。原方规定："上杵为散，每服六钱。"此即每次服用18g。依据病之轻重，有"病重者约二时一服，日三服，夜一服；轻者三时一服，日二服，夜一服；病不解者，作再服"的变化。若按病轻者计算，每日用量则为54g，而以丸代散进行剂型转换后，原方的用量就显得明显不足。银翘解毒丸一般每丸重3钱，即9g，按每丸含有赋形剂和生药各半计算，每丸中含药量仅为1.5钱，即4.5g。按银翘解毒丸用量规定：口服，一日2～3次，1次1丸。那么银翘解毒丸的一次用量只有4.5g，为银翘散一次用量的1/4，一日用量也不及银翘散的一次用量，每日需服银翘解毒丸4丸才达到服银翘散1次的用量标准。由此可见，银翘解毒丸的用量规定离银翘散的用量要求相差甚远，明显暴露出病重而药轻的矛盾。因此，治疗能否达到预期效果，值得探讨。综上所述，以丸代散的剂型转换引出了两个突出的矛盾：一个是病势急而药势缓，另一个是病情重而药量过轻。然临床中对此问题常忽视。牛阳常以银翘解毒丸2～4丸，放于搪瓷杯中，加水约300mL，炖化为汤，每日3次。一般首次用4丸，以后多为2～3丸。这样做可解决病急而丸剂发挥作用缓慢的矛盾；且每次用2～4丸，用量接近甚至能达到银翘散的用量，解决病重药轻的矛盾。牛阳以此方法治疗风热感冒多例，疗效甚佳。

第十节　丹栀逍遥散

一、组方特点

丹栀逍遥散出自明代薛己的《内科摘要》，又叫加味逍遥散，为疏肝健脾的代表方剂。原方组成："当归、芍药、茯苓、白术（炒）、柴胡各一钱，牡丹皮、山栀（炒）、甘草（炙）各五分。"本方由逍遥散加味而成，《太平惠民和剂局方》中记载："逍遥散治疗血虚劳倦，五心烦热，肢体疼痛，头目昏重，心忪颊赤，口燥咽干，发热盗汗，减食嗜卧及血热相搏，月水不调，脐腹胀痛，寒热如疟。又疗室女血弱阴虚，荣卫不和，痰嗽潮热，肌体羸瘦，渐成骨蒸。"但在实际运用中，许多人因肝气郁滞日久，内生火热，此时单独使用逍遥散来治疗已经不能将火热平息。因此，薛己在其组方中加入了牡丹皮和栀子，构成了丹栀逍遥散。牡丹皮可以用来清血分的伏热，栀子可以导热下行，用来清解肝中的郁热。丹栀逍遥散在临床中运用广泛，长期以来被用来治疗以肝郁、脾虚为主要病机，并兼有虚热，以腹胀、呃逆、闷热、食欲不振、口干、口苦等症状为主要表现的各种病证，在临床中收到了很好的效果。

二、临床应用

牛阳认为，现代人生活压力较大，诸多疾病的发生多与情绪变化有关。尤其是对于女性，情绪对其身体的影响更为显著，而在中医学理论中，肝的疏泄功能与人的情绪密切相关，肝喜条达而恶抑郁，过大的生活压力和不良情绪都会导致人们出现情志不畅，影响肝脏的疏泄功能。肝藏血，人在夜间平卧的时候血归于肝，并且人在睡眠时，正是肝脏发挥解毒作用的最佳时间，当人情绪不佳时，往往会影响睡眠，出现肝郁血虚的症状。肝郁日久，郁而化热，临床上表现为情绪低落或易怒，并伴有胁肋部疼痛、头晕目眩、潮热、口干咽燥。肝属木，脾属土，木土相克，肝病往往会影响脾功能的正常，导致脾胃虚弱，脾气弱则气血生化无源，就会出现饮食减少、精神不佳的表现。

第四章　临证经验

第一节　慢性胃炎辨治经验

慢性胃炎属于中医学"胃痛""胃脘痛"范畴。近年来，本病的发病率逐渐增加，严重影响日常生活和工作，如不及时诊治，往往会加重患者的心理负担。本病的发病机制尚未明确，西医学认为主要与胃黏膜损坏、胃酸分泌异常及自身免疫因素缺乏有关，治疗多对症处理，并不能对本病的高复发性进行有效的控制，且存在较多不良反应。中医学在辨证治疗慢性胃炎方面具有独特的优势。

一、病因病机

该病病位在胃，与肝、脾关系密切。脾胃同居中焦，以膜相连，脏腑互为表里，共主升降，生理上相辅相成，病理上相互影响。牛阳指出，本病多由外感邪气，内伤饮食，情志、脏腑功能失调等导致。"不通则痛""不荣则痛"是本病的基本病机。

二、辨证论治

对于慢性胃炎，首辨虚实、寒热。牛阳指出，慢性胃炎的发生趋于年轻化，以实证、热证居多。年轻人多饮食不节（洁），生活工作压力大，故易患病。现代人多见湿热体质。因此，本病的发生与脾失健运、脾胃积热密切相关。治疗不外乎清热、疏肝、利湿。脾主升，胃主降，脾胃升降之枢全赖肝之疏泄，故以调理气机、理气和胃止痛为基本的治疗原则，治疗时应充分掌握同病异治原则，主要治疗方法有清热、疏肝、利湿。

三、验案举隅

【案一】

患者，男，47岁，2015年12月19日初诊。

主诉：胃脘灼热疼痛2年，加重7天。

现病史：患者无明显诱因出现胃脘灼热胀痛不适，胸膈灼热，偶有反酸，反胃，无呃逆，纳呆，烦躁口渴，胸骨有压痛，无手足心热，大便干，小便黄。舌苔暗红，脉滑数。

西医诊断：慢性胃炎。

中医诊断：胃痛，证属心胸郁热，脾胃不和。

治法：清热泻火，行气和胃。

处方：凉膈散加减。大黄10g，炒栀子、连翘、黄芩各12g，淡竹叶10g，薄荷6g，陈皮12g，厚朴、甘草各10g，木香12g，砂仁10g。7剂，每日1剂，水煎服。嘱注意饮食调摄，饮食有节，多食清淡，避免劳累。

2015年12月26日二诊：患者诉服药后，胃脘仍有热感，日间明显，纳呆，便干。舌暗苔腻，脉滑。

处方：上方改大黄6g，连翘、黄芩各10g，炒栀子6g；加浙贝母、海螵蛸各15g，白及10g。14剂，每日1剂，水煎服。

2016年1月10日三诊：诸症明显好转，治宜清热泻火，收敛止痛。

处方：继服上方14剂，水煎服，每日1剂。

随访1个月，患者诸症悉除。

按语：凉膈散出自《太平惠民和剂局方》，原方组成："川大黄、朴硝、甘草各二十两，山栀子仁、薄荷叶（去梗）、黄芩各十两，连翘二斤半。"该方主治上、中二焦邪郁生热证。该方在临床中多用于慢性萎缩性胃炎及其并发症。牛阳认为，治疗胃痛实热证，必推清胃散；清无形之热，用凉膈散以逐有形之滞。方中连翘清热解毒；黄芩清上焦胸膈郁热；栀子通泻三焦，引火下行；薄荷、淡竹叶轻清透散，清利头目，以解热于上；大黄泻火通便，以荡涤中焦燥热内结。全方清上与泻下并行，而泻下乃为清泻胸膈而设，体现了以泻代清，诸药合用，共奏泻火通便、清上泻下之功。

【案二】

患者，男，44岁。2016年1月11日初诊。

主诉：胃脘灼热疼痛1月余。

现病史：患者近日无明显诱因出现胃痛，胃脘部灼热，双肋部胀痛不适，头沉重，昏蒙感，无反酸，时有口苦，纳差，小便黄，大便可。舌苔暗腻，脉弦滑。

西医诊断：慢性胃炎。

中医诊断：胃痛，证属肝胆火热，湿热蕴结。

治法：清肝泻火，除湿止痛。

处方：龙胆泻肝汤加减。茯苓20g，泽泻10g，炒栀子12g，当归、生地黄各15g，车前子12g，醋柴胡15g，炒牡丹皮12g，薏苡仁30g，黄芩12g，龙胆草、陈皮各15g，厚朴10g，甘草10g。7剂，每日1剂，水煎服。嘱注意饮食和精神调摄，忌食生冷瓜果、肥甘厚腻之品，保持心情愉悦，多做运动。

2016年1月18日二诊：患者诸症减轻，无不适。

处方：继服上方14剂，每日1剂，水煎服。

随访1个月，患者诸症已消。

按语：龙胆泻肝汤载于清代著名医家汪昂所著的《医方集解》，主清肝胆实火，清利肝经湿热，为治疗肝胆实火上炎、肝经湿热下注的常用方。牛阳指出，根据中医学理论，药方所对病机不能拘泥于原方主治范围，而应根据临床判断加减应用。因此，本案选用龙胆泻肝汤加减治疗肝火犯胃型胃痛。其中，龙胆草善泻肝胆之实火，并能清下焦之湿热；黄芩、炒栀子、柴胡、牡丹皮苦寒泻火；茯苓、车前子、泽泻健脾清利湿热，使湿热从小便而解；肝为藏血之脏，肝经有热则易伤阴血，故加生地黄、当归养血益阴；清热祛湿，不忘和胃行气，故加陈皮、厚朴理气健脾；甘草调和诸药。诸药配伍，共奏泻肝胆实火、清肝经湿热、行气和胃止痛之功。

【案三】

患者，男，49岁，2015年12月26日初诊。

主诉：胃脘隐痛3年，加重5天。

现病史：患者无明显诱因胃痛发作，胃中灼热，伴口苦，纳可，纳食则痛减，大便可，小便如常，易怒烦，夜寐欠佳。舌尖红，苔暗腻，脉弦。

西医诊断：慢性胃炎。

中医诊断：胃痛，证属肝郁气滞。

治法：疏肝解郁，理气止痛。

处方：丹栀逍遥散加减。炒牡丹皮、栀子、当归、赤芍各12g，醋柴胡、白芍各15g，炒白术12g，茯苓20g，黄芩、香附、郁金各12g，薄荷6g，甘草6g。7剂，每日1剂，水煎服。嘱规律生活，注意自我调理与疏导情绪，减轻压力，少食辛辣刺激、油腻之品。

2016年1月2日二诊：诸症减轻，无不适。

处方：继服上方14剂，水煎服，每日1剂。

1个月后随访，患者诸症已消。

按语：丹栀逍遥散主治抑郁恼怒，情志不畅，致肝失疏泄，横逆犯胃，气机阻滞，而成胃痛。《沈氏尊生书·胃痛》云："胃痛，邪干胃脘病也……唯肝气相乘为尤甚，以木性暴，且正克也。"牛阳指出，本案患者属于典型的肝气犯胃而致胃痛，由于病程较长，日久肝郁化火，郁火乘胃，因而出现胃内灼热、口苦等症。逍遥散疏肝解郁，加之牡丹皮、栀子清热泻火；白芍养血柔肝止痛；另外，牛阳考虑到患者病程较长，故加香附、郁金以增强理气解郁之效。

胃痛是常见病、多发病，患病率逐年增加。随着当今社会生活、工作压力增大，以及不规律饮食、作息习惯，胃痛的原因也在不断变化。因此，牛阳指出，治疗胃痛一病不能拘泥于古，应在正确辨病的基础上正确辨证，临床要用好经方，熟练掌握中医学理论中的同病异治原则，正如《素问·五常政大论》载："西北之气，散而寒之，东南之气，收而温之，所谓同病异治也。"治病，重法不重方，不能局限于一方一药，如此才能收获良效。

第二节　胃溃疡辨治经验

胃溃疡是临床常见病、多发病，多发于青壮年。该病属于中医学"胃脘痛""胃痛""吞酸"等范畴，是指以上腹胃脘部近心窝处疼痛为主症的病证，病位在胃脘。临床上多见寒热错杂、虚实夹杂证，病情较为复杂。该病常为气滞、血瘀、热（火）等多种病理因素相互作用，与肝、脾密切相关。胃脘痛之名，首见于《素问·病能论》。后世将胃脘痛简称为胃痛，最早见于宋代《太平圣惠方·辨痈疽证候好恶法》："上肉微起者，胃痛也。"其后，《圣济总录》将《太平圣惠方·辨痈疽证候好恶法》全文载入，促进了"胃痛"名称的使用。加之"胃痛"的名称简便，遂与经典原名"胃脘痛"同时出现在古籍中。

一、病因病机

西医学认为，胃溃疡是指机体受到持续的伤害性刺激，导致胃黏膜发生急性损伤，主要发生在贲门至幽门之间的消化性溃疡。对于胃溃疡的治疗，西医学主要采用抗胃酸、保护胃黏膜、抗幽门螺杆菌（Hp）感染治疗等，但不良反应明显，复发率高。由于胃溃疡起病缓慢，病程往往较长，其病位更深，缠绵难愈，常伤及胃黏膜、黏膜肌层，甚或穿孔。中医学认为，胃溃疡的发生常因外邪犯胃、饮食伤胃、情志不畅、脾胃虚弱等，导致胃气郁滞，和降失司，不通则痛。外感属于发病诱因，而内伤七情、饮食劳倦则是胃溃疡最直接的病因，其中六淫外邪仅为诱发因素，非本病的关键，其更多的是作为伏邪潜伏体内，当人体正气下降时，则与外侵之邪相互牵引致病，即"同气相求也"。中医学认为，脾胃虚损是胃溃疡的重要病机，肝郁气滞、痰湿阻络、瘀血阻络、肝胃郁热等也进一步促进了胃溃疡的发生。

人体以气血为本，脾胃为气血生化之源，是后天之本。胃为阳土，主受纳，腐熟水谷，为五脏六腑之大源，性喜润而恶燥，其气以和降为顺，化生精微之气濡养全身，以维持正常的生理活动。脾与胃同居中焦，互为表里，共主升降，故脾病常涉及于胃，胃病亦可及脾。若禀赋不足，后天失调，或饱饥失常，劳倦过度，以及久病正虚，均可损伤脾气，致运化失司，气机阻滞，而为胃痛。若外邪伤中，饮食伤胃，郁怒伤肝，致胃气郁滞，胃失和降，则生胃痛，此所谓不通则痛。若中阳不足，或胃阴受损，即胃之阴阳失调，则会影响整个机体代谢，其功能活动趋于低下。古人云："有胃气则生，无胃气则死。"胃络失养，此所谓不荣则痛。肝与胃，木土相克，若忧思恼怒，气郁伤肝，肝气横逆，势必克脾伤胃，致气机阻滞，不通则痛。《沈氏尊生书·胃痛》曰："胃痛，邪干胃脘病也……唯肝气相乘为尤甚，以木性暴，且正克也。"此认为情志不畅，肝疏泄失职，气机郁久或用阳太多，化火乘胃，灼伤胃膜。病损日久，久病入络，热盛肉腐，发为溃疡，疼痛不适。同时思虑日久，暗耗营血，心火失于涵养，心火独亢，与血相合，血热沸腾，母病及子，胃络灼伤，热毒外泄即化为痈疡。据此，其发病病机当属不通则痛，不荣则痛，即肝气久郁，既可化火伤阴，又可致血运不畅，瘀血内结。牛阳认为，随着人们生活水平的提高，饮食不节成为胃溃疡的首要致病因素。饥饱失常或嗜食肥甘厚腻则易损伤脾胃，致使胃气失和，不通则痛；嗜好寒凉，则伤脾碍胃，生寒湿或湿热。正如《医学正传·胃脘痛》中所言："初致病之由，多因纵恣口腹，喜好辛酸，恣饮热酒煎煿，复食寒凉生冷，朝伤暮损，日积月深……故胃脘疼痛。"

二、辨证论治

胃溃疡的病位在胃脘，然而胃的正常功能活动，有赖于肝气的疏泄与肝血调节相配合。胃为中土，是水谷之海，又为多气多血之腑，如有七情所伤，肝先受害，而后病胃，正所谓"肝为起病之源，胃为传病之所"，醒胃必然制肝。气行血则行，气止血则凝，故益气活血也是治疗胃溃疡的关键。尤其肝主气，又为刚脏，常乘土虚犯胃，气郁日久化火，伤及血络，而致血瘀，甚则出血。症见胃脘胀痛，胁肋闷胀，痛无定处，因情绪压力而诱发。《素问·六元正纪大论》曰："木郁之发……民病胃脘当心而痛。"

这是肝气犯胃、肝胃不和之故。这种肝胃气滞证，临床上较为多见。

在治胃溃疡时，要重视脾胃的顾护。脾胃之间相互影响，若脾胃虚弱，纳运无权，胃失通降，无力腐熟水谷，则脘腹痞闷、纳谷呆滞，使胃之功能下降，脾虚湿盛，促使溃疡发生和加剧。此类型多见于过劳、受凉或思虑过度而伤及中气者。

牛阳认为，胃溃疡的总体病机为本虚标实。其中，脾胃虚弱为本，气滞、血瘀、痰火等为标，而胃络瘀阻则是胃溃疡的发病关键。患者自觉胃脘部刺痛，痛处固定，以夜间为甚，甚者在出血之后疼痛可缓解等症状，反映了胃络瘀阻是胃溃疡的重要病理特征。因此，活血止痛、保护胃黏膜是中医药治疗胃溃疡、防止其复发的根本方法。

牛阳治疗胃溃疡主要从肝、脾辨证论治，进行复方加减。中医学认为，胃溃疡属于"内疡"的范畴，内服之药接触于胃肠道黏膜表面，直接发挥药效。临证时，当急则治其标，要注重生肌敛疮，制酸止痛；要重视以健脾和胃为本，疏肝理气，更要益气祛湿。此所谓标本兼治。牛阳常选用乌贝及甘散治疗其标证。该方具有生肌敛疮、制酸止痛之功效，可消体内之溃疡，疗效显著。据《中药文献研究摘要》记载及袁家玑的用药经验，该方善于治疗胃溃疡、十二指肠溃疡病（肝胃不和）、胃脘痛、泛酸、呕吐、黑便、呕血等病证。

牛阳根据病情变化拟定了治疗胃溃疡的基本方：取海螵蛸、浙贝母、白及和生甘草4味药敛疮治其溃疡，并在生肌敛疮的基础上，根据临床辨证论治其本证。方中海螵蛸咸涩，归脾、肾经，制酸止痛，收敛止血，生肌敛疮；浙贝母苦寒清火，制酸止痛，化痰散结，以加强海螵蛸制酸、止痛、止血之力；白及收敛止血，消肿生肌；甘草酸甘化阴，柔肝缓急止痛。剂型为散，便于常服，缓攻徐图，促进溃疡愈合，以期根治。

牛阳认为，胃溃疡的发生及复发，脾胃虚弱是其根本原因，瘀血阻络是其复发的中心病理环节。因此，在运用中药治疗之前必须进行辨证分析，找病因，抓主症。对肝胃气滞证所致的胃溃疡，治疗宜疏肝和胃，理气止痛，可选用柴胡疏肝散加减；对脾虚湿盛证所致的胃溃疡，治疗宜健脾益气祛湿，可选用平胃散加减；对脾胃虚弱所致的胃溃疡，治疗宜健脾和胃，可选用参苓白术散加减。

三、验案举隅

【案一】

患者，男，57岁，2016年1月11日初诊。

主诉：胃脘部灼热胀痛半年余。

现病史：患者既往有胃溃疡病史，近日无明显诱因胃痛再发，痛时呃逆频繁，偶有反酸，口干渴饮，口略苦，大便干，小便黄。舌暗，苔黑燥，脉滑。

西医诊断：胃溃疡。

中医诊断：胃痛，证属肝胃郁火。

治法：清热泻火，疏肝和胃。

处方：清胃散合白及乌贝散加减。连翘10g，生地黄、当归各15g，升麻6g，黄连15g，炒牡丹皮12g，海螵蛸20g，白及12g，浙贝母15g，木香、砂仁、甘草各10g。7剂，每日1剂，水煎服。嘱注意生活调摄，清淡饮食，保持心情愉悦，忌暴饮暴食、酗酒。

2016年1月18日二诊：患者诉诸症较前明显好转。

处方：继服原方1个疗程（14天）。

2016年2月2日三诊：患者无明显不适，胃脘灼热感不明显，偶觉胃胀，无反酸，无口苦。

处方：前方黄连改为黄芩10g，去连翘，加陈皮12g，厚朴10g。

1个月后随访，患者痊愈。

按语：清胃散为金元时期李东垣《脾胃论》中的名方，原方组成为："真生地黄、当归身，以上各三分，牡丹皮半钱，黄连（拣净）六分（如黄连不好，更加二分；如夏月倍之。大抵黄连临处增减无定），升麻一钱。上为细末，都作一服，水一盏半，煎至七分，去粗，放冷服之。"现代用法：作汤剂，水煎服。本方为治胃火牙痛的常用方，主清泄胃热。牛阳以之治疗实热胃痛，取其清热解毒、凉血滋阴之力，每获良效。本案患者既往有胃溃疡病史，胃痛反复发作，每用止痛药以获一时之效，未进行彻底治疗，疾病之源深伏体内。此为发病原因。牛阳指出，胃痛与季节、地域及饮食密切相关，秋冬季节脾胃格外敏感，易发生胃部不适。宁夏地区天气干燥，惯于辛辣饮食，易刺激胃酸分泌，进而导致烧心、胃灼热、胃痛等。清胃散中取黄连与升麻配伍，达清热解毒、宣达郁遏伏火之效；黄连得升麻，降中寓升，则泻火而无凉遏之弊；升麻得黄连，则散火而无升焰之虞。生地黄、牡丹皮清热凉血滋阴。香、砂仁行气止痛。佐以乌贝散敛酸止痛。

【案二】

患者，男，40岁，2019年5月21日初诊。

主诉：胃脘部胀痛伴呃逆，加重6个月。

现病史：患者自述半年前无明显诱因出现胃脘部胀满，呃逆，两肋部胀满，偶有胃脘部疼痛，口中黏腻，纳食可，睡眠调，二便正常。舌质暗红，苔白腻略黄，脉弦滑。

辅助检查：胃镜检查示反流性食管炎A级，非萎缩性胃炎，十二指肠炎；检测出Hp阳性。

西医诊断：胃溃疡。

中医诊断：胃痛，证属肝郁气滞，脾虚湿盛。

治法：疏肝解郁化湿。

处方：柴胡疏肝散合乌贝及甘散加减：陈皮15g，厚朴12g，醋柴胡15g，当归15g，枳壳10g，生白芍15g，苍术12g，炒白术15g，黄芩10g，茯苓20g，藿香15g，佩兰12g，海螵蛸20g，白及12g，浙贝母15g，生甘草6g。7剂，水煎服，早晚温服，每日1剂。

2019年6月17日二诊：患者服药后感觉胃部胀痛、呃逆减轻，两肋部胀满减轻，口中黏腻，饮食可，大便溏。舌暗红，苔黄腻，脉沉细。

处方：醋柴胡12g，枳实12g，白芍15g，当归15g，茯苓20g，炒白术12g，杏仁10g，生薏仁30g，白蔻仁15g，黄芩10g，莱菔子12g，陈皮12g，厚朴10g，法半夏12g，生甘草6g。7剂，水煎服，每日1剂，早晚分服。

2019年6月24日三诊：家属代诉病情，患者诸症明显改善。

处方：嘱继续服用上方。

按语：本案患者胃痛伴呃逆，且两肋胀满疼痛，脉弦滑，证属肝郁气滞，故一诊牛阳以柴胡疏肝散合乌贝及甘散加减。其中，柴胡疏肝散疏肝解郁，而乌贝及甘散针对溃疡，生肌敛疮，制酸止痛。辅以茯苓、炒白术健脾祛湿，厚朴等理气除胀，共奏理气除湿之效。二诊患者口中黏腻、苔腻、大便溏等湿象明显，故调整原方以祛湿药为主。牛阳在临床用药时，注重调理肝气，同时注重祛湿，气血兼顾，疏通气机。用药辛而不燥，标本兼顾，既达到理气消胀的效果，又无化燥伤阴之虞。

【案三】

患者，女，52岁，2019年5月7日初诊。

主诉：胃脘部疼痛10年余，加重1个月。

现病史：患者10年前无明显诱因出现胃脘胀痛，局部有烧灼感，反酸，嗳气。患者曾就诊于宁夏医科大学总医院行胃镜检查，结果示慢性萎缩性胃窦炎、十二指肠球炎。给予口服西药及中成药后，症状有所缓解。近1个月，上述症状加重，口黏，心烦，食后胃脘部胀痛感加重，胸肋部胀满，眼睛干涩，乏力倦怠，腰困怕冷，大便不畅粘马桶，小便正常，平日头晕耳鸣，晨起偶有眼睛浮肿。舌红苔白腻，有齿痕，脉沉弦滑。

西医诊断：胃溃疡。

中医诊断：胃痛，证属脾虚湿阻。

治法：健脾化湿。

处方：平胃散合乌贝及甘散加减。苍术12g，炒白术15g，陈皮15g，厚朴12g，莱菔子12g，木香12g，杏仁12g，茯苓20g，黄芪6g，连翘10g，香附12g，郁金12g，海螵蛸15g，浙贝母15g，白及15g，生甘草6g。7剂，水煎服，早晚温服，每日1剂。

2019年5月19日二诊：胃脘部胀痛减轻，但仍有烧心，稍有腹泻便溏。舌体胖，舌淡红，脉沉滑。

处方：上方加焦山楂12g，砂仁（后下）15g；木香改为15g。7剂，水煎服，每日1剂，早晚分服。

2019年5月26日三诊：患者连服药物1周，饮食正常，二便通畅，胃脘已无任何不适。

按语：根据本案患者的望闻问切四诊资料可以得知，其既有湿阻一面，又有脾虚一面。湿困中州，其责在脾。故一诊中，牛阳以平胃散合乌贝及甘散加减，其中平胃散健脾和胃祛湿，乌贝及甘散用于溃疡处，生肌敛疮，制酸止痛。辅以炒白术补脾止泻，茯苓利水渗湿，健脾宁心，其余各药共奏健脾益气祛湿之效。二诊时，患者胃脘部疼痛虽见好转，但腹泻便溏，为脾虚湿阻之象，故继以原方，辅以焦山楂健脾消食；增加木香用量以增强行气止痛之功；砂仁健脾止泻。标本兼顾，以期巩固疗效。

胃溃疡是消化科常见疾病，历代医家都有独到的治疗思路，牛阳根据多年的临床经验认为，治疗胃溃疡要重视生肌敛疮及保护脾胃两方面，辨病论治，立法处方，这样不仅能抓住疾病的本源，还能在治本的同时消体内之溃疡，体现了标本兼治、消补兼施的治疗原则。对于虚实夹杂的病证，要辨其虚实，如邪实以祛邪为主，正虚则需扶正，如虚实夹杂，治疗要虚实兼顾。胃以通为补，通则不痛。在使用辛香理气之品时，应中病即止，不宜用量太多，以免耗伤精气。总的来说，要通过中药调动机体自身抗病祛邪的能力，使其恢复除旧布新的功能。

第三节　过敏性鼻炎辨治经验

过敏性鼻炎是一种临床常见的、发于鼻腔黏膜的变应性疾病。过敏性鼻炎的发病人数约占全球总人口的1/5，且在不断上升。本病归属中医学"鼻鼽"的范畴，又名鼽嚏、鼻齆等。

一、病因病机

有研究认为，当今社会，环境污染不断升级、空气质量下降是过敏性鼻炎发生的直接原因。西周《礼记·月令》中提道："季秋行夏令，则其国大水，冬藏殃败，民多鼽嚏。"此认为，本病与自然环境和气候的异常有密切关系。关于过敏性鼻炎的病因病机，古代医家有很多论述，例如，隋代巢元方《诸病源候论·卷之二十九》载："肺脏为风冷所乘，则鼻气不和，津液壅塞，而为鼻齆。"明代张景岳《景岳全书·卷二十七》载："凡由风寒而鼻塞者，以寒闭腠理，则经络壅塞而多鼽嚏。"清代张璐《张氏医通·卷八》曰："鼻鼽，鼻出清涕也，风寒伤皮毛，则腠理郁

闭，宜疏风清肺……不应，非风也，乃寒也。"清代薛华培《济生
良方·鼻门》载："风寒乘之，阳经不利，则为壅塞，或为清涕。"
上述条文描述了本病的发生与风寒上犯、阻滞经络有关。后世医
家根据前人经验及临床总结认为，鼻鼽即过敏性鼻炎的发病，是
由外界因素和身体内因相结合造成的。外感者多由过敏原、病毒、
细菌、空气污染，以及外界环境、温度等变化因素所致；内伤者
则与肺、脾、肾等诸脏关系密切。牛阳根据多年的临床经验认为，
过敏性鼻炎的发作多与肺脾气虚、肺热壅盛、脾胃功能差有关。
肺开窍于鼻，在体合皮，主宣发肃降，输布卫气。肺气虚，则腠
理不密，卫表不固，风寒之邪易侵入，导致肺气不利，鼻窍不通。
脾为气血生化之源，为肺之母，脾气虚弱，清阳不升，肺气无以
充养，则发鼻窍之症。脾气虚弱，痰湿内阻，上犯于肺，也使肺
气不舒，鼻窍不利。因此，牛阳认为，过敏性鼻炎的发作多因患
者素体肺脾气虚，而且经观察发现，大部分鼻炎患者的脾胃功能
较常人会差一些。

二、辨证论治

牛阳以肺脾气虚为入手点，临床应用玉屏风散合葛根、石膏
为主方，益气固表，补益肺脾之气，宣通鼻窍，并结合外治法，
治疗过敏性鼻炎，疗效显著。玉屏风散出自《医方类聚》，主要
用于肺卫气虚之证。方中黄芪甘温，内补肺脾之气，外可固表止
汗，固护肺卫之气；白术健脾益气，助黄芪培土生金，固表止汗；
黄芪、白术合用，既可补脾胃之气，助运化，又能补肺气，实卫
表。防风走表而散风邪，合黄芪、白术以益气祛邪。葛根甘、辛、
凉，归脾、胃经，具有解肌退热、透疹、生津止渴、升阳止泻的
作用，可用于表证发热、热病口渴等。石膏甘、辛，大寒，归肺、
胃二经，具有清热泻火、除烦止渴的作用，可用于清泄肺胃之

热。诸药同用，共奏补益脾胃之功。牛阳在具体应用时，会根据季节及体质的不同而选择不同的药量配比。夏日气候较炎热，外邪入里易化热，发为肺热壅盛，则石膏用量宜加大；冬日气候较寒冷，则加大葛根的用量。同时，牛阳认为，以本方为基础方进行加减，同样适用于鼻窦炎的治疗。在内服中药的同时，牛阳还嘱咐患者结合外治的方法，用苍耳子60g，蝉蜕2g，通草10g，加水浓煎熏洗鼻窍；或用芝麻油或胡麻油煎炒以上药物，去除药渣后用药油涂于鼻腔内部，可通鼻止痒。若鼻涕黄，则可加入金银花20g。

三、验案举隅

患者，男，25岁。2014年8月初诊。

主诉：鼻塞、流涕10年。

现病史：患者平素易感冒，时常打喷嚏、流鼻涕、鼻塞、张口呼吸，症状持久，严重时影响正常睡眠，曾经多处求医，治疗效果不佳，每遇天气变冷症状加重，遂就诊于我处。刻下症见：流清鼻涕，单侧鼻腔交替通气，因长期需要张口呼吸，嘴唇干裂，饮食可，睡眠欠佳，小便正常，大便溏，每日数次，体胖。舌淡红，苔略黄厚腻，脉滑。双侧鼻腔黏膜有黏稠分泌物，鼻黏膜苍白，水肿，下鼻甲肥大。患者平素喜食肥甘厚味，有吸烟、饮酒习惯。

西医诊断：过敏性鼻炎。

中医诊断：鼻鼽，证属肺气不固，湿热阻滞。

治法：补肺固卫，健脾祛湿。

处方：玉屏风散合葛根、石膏加减。杏仁12g，白蔻仁15g，薏苡仁30g，滑石（先煎）20g，清半夏10g，厚朴12g，陈皮15g，白术15g，防风9g，黄芩12g，淡竹叶10g，生石膏（先煎）20g，葛根60g，甘草6g。7剂，水煎服，每日1剂，早晚分服。嘱患者清淡饮食，禁食辛辣刺激之品。

2014年8月中二诊：患者诉症状改善。

处方：嘱继续服用上方。

2014年9月三诊：患者诉通气量明显改善，鼻涕量减少，涕黄稠，睡眠质量有所改善，大便成形，每日1～2次。但近日感冒，头重如裹，咳嗽有黄痰。舌淡红，苔黄略腻，脉弦滑。辨证为痰热阻肺。治以清肺化痰。

处方：上方去白蔻仁、薏苡仁、滑石、厚朴、淡竹叶，加入藿香15g，佩兰12g，桔梗12g，胆南星10g，茯苓15g，生石膏加量至30g。7剂，水煎服，每日1剂，早晚分服。

2014年10月四诊：患者症状基本痊愈，无其他不适感。舌淡红，苔白，脉略滑。

后随访3个月，患者症状无复发。

按语：如今患过敏性鼻炎的人数逐渐增多，这与空气质量差有密切关系。在宁夏地区，冬春季节过敏性鼻炎的发病率较高。冬季属于采暖季，燃煤导致空气污染较大，加上降水较少，气候干燥，空气中的污染物大幅增加，空气质量相对较差。受沙尘暴的影响，宁夏春季的空气质量也相对较差。除空气污染物外，花粉及春季的气候多变也是过敏性鼻炎的重要发病原因（过敏原）。以上为致病的外因。牛阳认为，过敏性鼻炎的发病根本在于肺气虚，患者大多体虚，易感冒，有过敏史。起病时，有流涕、打喷嚏、鼻塞、鼻痒等症状，与感冒相似，由于易被误诊，从而造成病情拖延，继而疾病反复发作。邪气未除，复感病邪，周而复始，郁而化热，壅于肺，一旦感受到外来过敏原的侵袭，很容易诱发过敏性鼻炎。因此，牛阳经过多年临床实践，认为治疗过敏性鼻炎应当祛邪扶正，标本兼顾。祛邪，为祛除壅滞于肺之热邪；

扶正，为补肺固卫，强一身正气。标本兼治，故药到病除。牛阳认为，在剂量搭配上，根据不同的症状表现，需要对组方进行不同加减。若患者有大量清涕，喷嚏频作，舌淡红苔白，石膏与葛根比例约为1∶5，因此时的患者呈现出一派寒象，故应减少石膏用量以减小整个组方的寒凉之性。若患者鼻涕多为黄稠，且鼻干、咽干，舌红苔黄，石膏与葛根比例约为3∶5，因此时的患者热象偏重，故应该加大石膏用量以清肺中之火。若流涕、打喷嚏、鼻塞、鼻炎的症状尤为显著，此时可单用石膏汤解肌散邪、清泄肺热来缓解症状，待症状好转时再加入玉屏风散来健脾扶正。另外，牛阳考虑到目前药材种植、采收、炮制及药物煎煮过程对药物有效成分的影响，适当地加大用量，以保证效果。

第四节　失眠辨治经验

失眠是一种临床常见疾病，表现为长时间不能获得正常睡眠，症状轻者常入睡困难，或夜间易醒，醒后不能再睡，症状重者常彻夜不眠，经久不愈，痛苦不堪，还常伴有疲乏、头昏、健忘等症状，严重影响正常生活。失眠的发生与情志失常、年迈体虚等因素有关。由于当今社会人们生活节奏加快及人类疾病谱的改变，失眠患者数量日益增加。该病易引起焦虑、抑郁情绪，目前受到医学界的广泛关注。

一、病因病机

失眠属于中医学"不寐"范畴。《黄帝内经》中并没有"不寐"病名的记载，而是将此类病症统称为"不得卧""卧不安""目不瞑""不能眠"等，直到《难经·四十六难》"老人卧而不寐……"才首见"不寐"之名。不寐的发病是多种因素作用于机体的结果，其总病机为阴阳失调。《景岳全书·不寐》曰："不寐证虽病有不一，然唯知邪正二字则尽之矣……有邪者多实证，无邪者皆虚证。"这就说明若外邪侵袭人体，则会扰动心神，使神志不安，故可导致不寐。《张氏医通》载："脉数滑有力不眠者……此为胃不和，则卧不安也。"这说明暴饮暴食或饮食不节，也可导致不寐的发生，即饮食停滞于胃，日久易化热生火，痰火上扰，胃气失和，则发为不寐。情志失调是临床导致失眠的重要原因，如《张氏医通》所言："平人不得卧，多起于劳心思虑、喜怒惊恐。"肝主疏泄，可调畅人体气机，气机畅达则使人情志舒畅；若肝气失于疏泄，气机不畅，则导致心烦、失眠等。《秘传证治要诀》载："大抵惊悸……不寐……皆是痰涎沃心。"这说明痰饮之邪阻滞气机，使气滞血瘀，扰动心神，可致心气不足，心失滋养，神有不安则不寐。《素问·灵兰秘典论》言："肝者，将军之官，谋虑出焉。"这说明人之情志与肝有关，若肝的功能失常，则气血运行不畅，日久成瘀，进而导致血瘀脉阻，发为不寐。心主血脉，指心气能够使人体血液在脉中正常运行，流注于周身，若各种原因导致心气不足，心失滋养，则五脏六腑失于濡养，日久则心之气血阴阳俱虚，心神失养，神不安则眠不实，故导致不寐。《灵枢·营卫生会》载："老者之气血衰……故昼不精，夜不瞑。"这说明随着年龄增长，人体肾气逐渐虚少，肾精逐渐亏虚，精血同源，肾精亏虚，则阴血亏虚，阴虚而阳盛，阳不能入于阴，从而导致不寐。《景岳全书·不寐》云："无邪而不寐者……心虚则神不守舍。"这指出，年老体弱或者久病体虚之人，精亏血少，心神失养，神不守舍，发为不寐。若各种原因导致人体心肝营血暗耗，营血亏虚，日久肾阴不足，易生虚火，虚火扰神，则发为不寐。

二、辨证论治

失眠辨证首先要分虚、实。虚证以心之气血阴阳亏虚、胆气不足、脾气亏虚及肝肾阴虚致心神失养为主，经统计，虚证最常见的类型为心脾两虚证。实证则以肝火、痰热、食积、气郁及瘀血等扰动心神为主，实证最常见的类型为肝郁化火证。虚证不寐的病位涉及五脏，与心、脾、肾密切相关，临床以心、脾两脏虚弱及气血虚者为多。实证不寐的病位多在肝、心，尤与肝相关，临床以心、肝两脏火盛及气滞血瘀者为多。

丹栀逍遥散由当归、白芍、茯苓、炒白术、柴胡、牡丹皮、炒栀子、炙甘草组成。该方以柴胡为君药，柴胡的主要功效是疏肝解郁；方中当归、白芍为臣药，当归具有很好的补血作用，肝体阴而用阳，白芍具有养阴柔肝的作用。牡丹皮具有清热凉血、活血化瘀的功效，主要用来清血分的伏热。栀子泻火除烦，凉血解毒，可以导热下行，用来清解肝中的郁热。白术、茯苓、甘草可以补脾益气，使气血生化有源。

三、验案举隅

张某，女，53岁，2018年1月30日初诊。

主诉：夜寐不安1月余。

现病史：患者1个月前无明显诱因出现夜寐不安的症状，难以入睡，五心烦热，伴有左侧头痛，耳鸣，眼睛干涩，心烦急躁。月经不规律，周期3～4个月，色量正常，伴有乏力，饮食尚可，二便正常。舌体胖大，舌淡红，苔薄白，脉弦细。

西医诊断：失眠。

中医诊断：不寐，证属肝火扰心。

治法：疏肝泄热，养心安神。

处方： 丹栀逍遥散加减。醋柴胡15g，当归15g，白芍15g，赤芍10g，炒白术12g，茯神20g，炒酸枣仁20g，远志15g，女贞子12g，墨旱莲10g，炒牡丹皮12g，炒栀子12g，合欢皮12g，首乌藤15g，玫瑰花10g，生甘草6g。7剂，水煎服，早晚各服药1次。嘱服药期间饮食清淡，不宜过饱，规律作息，保持情绪舒畅。

后依据患者情况随症加减药物。患者连续服药3周后，睡眠情况好转。

按语： 丹栀逍遥散以柴胡为君药。柴胡的主要功效是疏肝解郁。人在抑郁或愤怒时，神经系统、内分泌系统、消化系统、免疫系统都会产生不同的反应，出现肝郁的症状。有研究证实，柴胡可以降低人产生不良情绪时大脑皮质和脑干组织中的去甲肾上腺素、肾上腺素、5-羟色胺和多巴胺的水平，并抑制交感神经过度亢奋。这说明柴胡能够有效地缓解肝气郁滞，使肝气条达。方中当归、白芍为臣药。当归具有很好的补血作用；肝体阴而用阳，白芍具有养阴柔肝的作用。现代药理学研究发现，当归具有减少血栓形成、降低凝血、抑制血小板聚集的作用，而当归的补血作用主要与阿魏酸有关。当归还可以通过增加脑源性神经营养因子含量和调控神经递质系统5-羟色胺7受体靶点，起到抗抑郁的作用。此外，当归还有抗氧化、抗衰老和消炎镇痛等作用。白芍对肝具有良好的保护作用，并且可以抵抗炎性反应发生，缓解疼痛，镇静安眠。白芍养血柔肝的作用可能与其可以调节鞘脂代谢、甘油磷脂代谢、亚油酸代谢、α-亚油酸代谢等相关代谢通路有关。牡丹皮清热凉血，活血化瘀，含有丹皮酚、丹皮酚苷、芍药苷、芍药酚、挥发油、甾醇生物碱等多种活性成分，可以保护心肌细胞，降血压、血糖，并对肝脏具有一定的保护作用。栀子的功效是泻火除烦、凉血解毒。有研究发现，环烯醚萜类化合物是栀子的主要活性物质，因此，栀子还具有抗炎、抗氧化、利胆、利尿、解热、镇痛等多种药理作用。白术、茯苓、甘草可以补脾益气，使气血生化有源。

第五节　轻度认知功能障碍辨治经验

轻度认知功能障碍指有轻度记忆力损害，注意力和学习困难，客观认知功能测验可发现异常，但未达到痴呆、器质性遗忘综合征诊断标准的状态。轻度认知功能障碍也可能发展为痴呆。据统计，60岁以上的人群中，轻度认知功能障碍的总患病率在12%～18%，轻度认知功能障碍可分为两型：遗忘型轻度认知功能障碍和非遗忘型轻度认知功能障碍，其中遗忘型轻度认知功能障碍具有较高的痴呆转化率。目前，西医学并无特定治疗轻度认知功能障碍的药物，仍处于探索阶段，临床常用的药物多为盐酸多奈哌齐、丁苯酞，以及奥拉西坦。中医学在改善轻度认知功能障碍患者记忆力下降及认知功能减退方面具有显著疗效和独特优势。中医学并无"轻度认知功能障碍"的病名记载，而根据其临床表现，认知功能（包括记忆、言语、思维、感觉等方面）出现轻度损害，应当归属中医学"神病""呆病""善忘""健忘"等范畴。关于"善忘"的记载，最早见于《黄帝内经》。清代陈士铎《辨证录》曰："人有老年而健忘者，近事多不记忆，虽人述其前事，犹若茫然，此真健忘之极也。"此记载了记忆障碍的症状特点。

一、病因病机

王清任在《医林改错》中明确提出了"灵机记性，不在心而在脑"的观点。因此，轻度认知功能障碍的病位在脑。脑为髓海、元神之府，脑髓失充、元神失养是其病理基础。中医学的神有广义之神和狭义之神之分。其中，广义之神指人体生命活动的主宰或总体现，主要包括形色、眼神、言谈、表情、应答、举止、精神、情志等方面；狭义之神指人的意识、思维、情感等精神活动。其产生的物质基础是人体的精、气、血、津液。五脏的生理特点是化生精气，并能藏神，因此被称为五神藏，五脏藏精所化生气血可以涵养五神（魂、神、意、魄、志）。如《灵枢·本神》所说："肝藏血，血舍魂……脾藏营，营舍意……心藏脉，脉舍神……肺藏气，气舍魄……肾藏精，精舍志。"魄是与生俱来的感知觉和运动能力；魂是人的意识活动；意、志是人类特有的理智、理性等精神活动；五脏精气血亏虚，则不能濡养人体五神，从而出现记忆、语言、思维、感觉等方面的病变。

1.禀赋不足，髓海空虚

肾为先天之本，肾中所藏精气是先天禀赋所得，一则满足后天生长发育的需求，二则资后天。轻度认知功能障碍的发生与先天禀赋密切相关，先天禀赋不足、肾精亏虚，则见记忆力下降、认知功能减退、腰腿酸软、耳鸣、耳聋等症状。《素问·阴阳应象大论》载："肾生骨髓。"《灵枢·海论》载："脑为髓之海。"综上所述，骨髓上通于脑，脑由髓聚而成，故肾精不足，髓海空虚，脑失所养，则思维迟钝、精力欠佳。因此，肾精不足、髓海空虚乃轻度认知功能障碍发病的主要因素。

2.脾失健运，后天失养

脾主运化。脾将饮食物化为水谷精微，为人体精、气、血、津液的化生之源；脾将水谷精微转输至全身，营养五脏六腑、四肢百骸，充养先天之精，故脾为后天之本、气血生化之源。饮食调护失宜，平素喜食肥甘厚腻之品，贪食生冷，忧伤思虑过度，则伤脾，尤以脾阳气受损为主。脾胃运化功能失调，气、血、精、津液化源不足，水湿停聚，湿困脾胃，脾阳不能外达肌表，故见大便稀溏、畏寒、精神欠佳等症。因此，脾失健运、后天失养是轻度认知功能障碍发病的重要病因。

二、辨证论治

轻度认知功能障碍主要表现为患者出现与年龄不相称的记忆力下降表现（典型的记忆减退），亦可出现其他认知功能轻度损害，但还不足以影响患者的社会及工作职能，未达到痴呆的诊断标准。中医学根据其主要症状可将其归属于中医学"神病""呆病""善忘""健忘"等范畴。本病病位在脑，脑的生理功能的正常发挥主要依赖气、血、精、津液的濡养。脾为后天之本，肾为先天之本，均为人体气血化生的主要来源。因此，应从脾、肾着手论治轻度认知功能障碍。本病的主要证型有脾肾阳虚、脾肾气虚。牛阳在临证中注重脾肾辨证。

1. 从脾论治，健脾助阳

李东垣认为："百病皆由脾胃衰而生也。"人体正常生理活动依赖后天脾胃之气，若脾气虚，则见神疲懒言、食少纳呆、胸闷、气短。宋代严用和提出："脾主意与思，心亦主思，思虑过度，意舍不精，神宫不职，使人健忘。"其创调补心脾名方归脾汤，对后世影响深远。《素问·生气通天论》中提出："阳气者，精则养神。"阳气者，内化精微养于神气，说明只有在阳气充盛的情况下，才能保持机体神机正常。人体内阳气充足，见于内则生理功能运行有节，见于外则情绪、精神及认知功能正常。若脾阳不足，脾失健运，气机的升降出入失调，则引起精神欠佳、纳呆等证候。从脾论治，健脾助阳，后天脾胃运化气、血、津液充足，脾阳充盛，五脏六腑、四肢百骸才能得到涵养、温煦，使其发挥正常的生理功能。

2.从肾论治，填精温阳

肾阳乃一身阳气之根，肾阳充足，才能发挥其正常的温煦功能，各脏腑才能各司其职，协调统一。肾阳不足，则症见腰膝酸冷、畏寒肢冷、小便清长等阳气不足之象，用药以菟丝子、淫羊藿、杜仲、鹿茸、肉桂、肉苁蓉为主。肾主骨生髓，脑为髓海，肾精充足，髓海得养；肾精不足，髓海空虚，可见记忆力减退、失认、失算等表现。从肾论治，资助先天之精，封藏得固，则髓海充盛；温煦一身之阳，则阴寒得祛。

3.脾肾同治，益火补土

肾阳为全身阳气的根本，五脏的阳气依赖于肾阳的温煦作用。脾为阴土，得阳始运，脾阳根于肾阳，故脾之运化有赖于肾阳的温煦。温肾阳即补脾阳，肾阳充足，头目得养，四肢得温，髓海得充，脾气健运。在轻度认知功能障碍的主症上兼见腰腿酸冷、大便溏、手足不温或发凉、畏寒、夜尿频多、性功能减退、阳痿者，即为元阳亏虚，温煦功能减弱，当脾肾同治，益火补土。

八珍益智颗粒是牛阳经过多年理论研究及临床实践所得的经验方，方中重用龙眼肉为君药，有开胃健脾、补虚益智之功效。臣以茯苓健脾安神，能利窍祛湿，利窍则开心益智，导浊生津；莲子既能补脾养心，又可益肾固精，亦为臣药。佐以山药、白术，既补脾气，又益脾阴，且能补肾填精，可增强龙眼肉补益心脾之力；益智仁温脾止泻，暖肾固精；陈皮理气调中，以助君药补脾之功。炙甘草为佐使之用，既能助龙眼肉、茯苓、白术以补脾气，又可调和诸药。全方共奏补益脾肾之功，使先后天之精充盛，髓海得养，认知功能得以改善。

三、验案举隅

赵某，女，65岁，2019年12月19日初诊。

主诉：记忆力下降伴失眠3月余。

现病史：患者平素倦怠乏力，偶有头晕，腰膝酸软，四肢不温，畏寒，牙齿松动，纳差，夜尿频，大便溏结不调。舌质淡，苔薄白，脉细弱。

西医诊断：轻度认知功能障碍。

中医诊断：健忘，证属脾肾亏虚。

治法：补脾益肾。

处方：八珍益智颗粒。14剂，每日1剂，每日2次，早晚冲服。

2020年1月2日二诊：患者诉睡眠情况较前明显好转，乏力、畏寒好转，仍有腰膝酸软、夜尿频等症状。

处方：八珍益智颗粒。14剂，每日1剂，每日2次，早晚冲服。

2020年1月16日三诊：患者诉腰膝酸软、夜尿频、大便情况明显改善，记忆力较前稍有改善，纳可，夜寐佳，二便调。

1个月后随访，患者诉记忆力下降情况较前明显好转，睡眠情况改善，无明显乏力、头晕，纳可，二便调。

按语：本案患者以记忆力下降、失眠为主要症状，应归属中医学"健忘"范畴。患者年老体衰，气血亏虚，肾精不足，脑为髓海，髓海失养，故见记忆力下降、倦怠乏力、头晕；气损及阳，故见腰膝酸软、四肢不温、畏寒、大便溏结不调；肾阳失于温煦，故见夜尿频；肾精亏虚，长期睡眠不佳，导致思虑损伤脾胃，脾胃运化功能失调，故见纳差；舌质淡、苔薄白、脉细弱均为脾胃虚弱、气血不足、肾精亏虚的表现，辨证属脾肾亏虚证，以补益脾肾为治法，予八珍益智颗粒治疗。轻度认知功能障碍常隐匿起病，是痴呆发病的高危因素，也可能是痴呆的早期阶段，会影响人们的生活质量，若进一步发展，也会对社会造成一定的负担。因此，对本病的早期诊断及干预十分重要。脾为后天之本、气血生化之源，肾为先天之本，脾肾的功能失调常与轻度认知功能障碍的发生密切相关。古代医家多从心、脾、肾、脑入手，活法圆机，遣方用药。

第六节　慢性结肠炎辨治经验

慢性结肠炎在临床上多表现为腹痛、腹胀、腹泻或便秘、黏液便、脓血便、里急后重等。西医学对其病因认识不明，多认为是自身免疫功能低下和外源性刺激相互作用而引起的一种非特异性炎症性结肠疾病，病程缠绵，反复发作。西医学在本病的治疗上一般是对症用药。近年来，本病的发病率呈逐年增高的趋势，严重影响人们的生活质量。

一、病因病机

中医学很早就有关于此病的记载，因其所下之物如涕如脓、黏滑垢腻、排出瘭瘭有声，故《黄帝内经》中称之为"肠澼""赤沃""滞下""小肠泄""大瘕泄"。因其病程长久而缠绵，时愈时发，《诸病源候论》中称其为"久痢""休息痢"。《难经》载："大瘕泄者，里急后重，数至圊而不能便。"《伤寒论》《金匮要略》将痢疾与泄泻统称为"下利"，其治疗下利的有效方剂白头翁汤等一直为后世沿用。东晋葛洪《肘后备急方》载："天行毒病，挟热腹痛，下痢。"《济生方》载："今之所谓痢疾者，即古方所谓滞下是也。"《圣济总录》载："论曰肠中宿挟痼滞，每遇饮食不节，停饮不消，即乍瘥乍发，故取名为休息痢，治疗当加之以治饮消削陈寒痼滞之剂则愈。"牛阳根据古代文献记载及临床观察认为，慢性结肠炎的发病与人们目前的生活工作压力增大及不良的生活习惯密切相关，其病因病机多为素体湿热，饮食不节，导致湿热阻滞肠胃。

二、辨证论治

本病治疗以清热利湿、行气导滞为主，采用枳实导滞汤轻法频下，结合临床兼症而加减灵活用之。

三、验案举隅

方某，男，32岁。2008年9月初诊。

主诉：大便黏腻不爽伴腹痛2年。

现病史：患者曾于宁夏医科大学附属医院诊断为慢性结肠炎，于多处行中西医治疗，效果欠佳，遂来牛阳处就诊。大便黏腻不爽，呈赤白样，血多脓少，有里急后重感，排便肛门有灼热感，腹痛时轻时重，饮食、睡眠可，小便正常。舌红，苔黄腻，脉滑。

西医诊断：慢性结肠炎。

中医诊断：肠澼，证属湿热阻滞肠胃，损伤血络。

治法：清利湿热，行气通便。

处方：枳实导滞汤加减。枳实12g，厚朴12g，酒大黄10g，槟榔12g，黄芩12g，连翘12g，紫草12g，神曲12g，生山楂12g，炒白术15g，茯苓15g，白芍15g，葛根15g，土茯苓20g，三七粉（冲服）6g，生甘草6g。6剂，每日1剂，早晚分服。嘱患者清淡饮食，禁食辛辣刺激之品，保持心情畅达。

2008年10月二诊：患者诉症状改善。

处方：继续服用上方。

2008年11月三诊：患者诉大便基本正常，每日1次，无脓血和里急后重之感，腹痛消失。舌淡红，有齿痕，苔白腻，脉滑。

处方：上方去葛根、白芍、三七粉，加入陈皮、山药。6剂。

2008年12月四诊：患者精神饱满，诉大便正常，无其他不适感。舌淡红，苔薄白，脉略滑。

随访半年，患者症状无复发。

按语：牛阳认为，现代人生活工作压力大，平时应酬多，多食厚味，饮食不节，导致湿热内阻肠胃。慢性结肠炎的各种表现，如腹痛、里急后重、便秘，或泻黏液便、赤白脓血便、舌红苔黄腻等，皆为一派湿热之象。饮食积滞内停，气机壅塞，传导失司，故腹痛里急而肛门滞重；湿热积滞不化，下迫于肠，则泄泻；湿热熏灼肠道，脉络受损，故下痢脓血；湿热内蕴，则舌红苔黄腻、脉滑。慢性结肠炎患者多病程长，病结蒂固，必须轻法频下，才能够使病邪逐渐祛除。湿热病邪为阴阳合邪，湿热相合，如油入面，蕴郁胶结，难以速化，治疗时要分解湿热，使湿去热孤，正如吴鞠通所说："徒清热则湿不退，徒祛湿则热愈炽。"故治疗要兼顾祛湿和清热两个方面。湿邪致病多起病迟缓，传变慢，缠绵难愈；湿热病邪易阻滞气机，故要配伍理气、行气之药。方中大黄苦寒泻下，攻积泄热，使湿热从大便而下；枳实、厚朴行气导滞，消除胀满；槟榔行气利水；山楂、神曲用于消食化积，兼以活血；连翘清热，同时又宣发肺气以实大便；紫草清热解毒，凉血止血；方中寒凉药物偏多，加茯苓、炒白术以顾护脾胃之气，使攻积而不伤正，同时行运化水湿之功；加葛根升发清阳，鼓舞脾胃清阳之气上升而奏止泻止痢之效；配伍三七粉以止脓血；因患者病程已久，湿毒蕴积肠道，牛阳根据其临床用药经验，增土茯苓一药，以解肠胃之积毒。诸药合用，共奏清热利湿、理气通便之功，最终达到排便正常、腹痛消失等临床效果。在剂量运用上，牛阳考虑到目前药材的种植、采收、炮制及药物煎煮过程对药物有效成分的影响，适当加大用量，以保证治疗效果。

第七节　咳嗽变异性哮喘辨治经验

咳嗽变异性哮喘为呼吸科常见病、多发病，属中医学"咳嗽""痰饮""哮证""喘证"范畴，主要病因为痰饮伏肺，外感诱发。《素问·太阴阳明论》中记载："伤于风者上先受之。"《金匮要略·痰饮咳嗽病脉证并治》指出："咳逆倚息不得卧，小青龙汤主之。""咳逆倚息，短气不得卧，其形如肿，谓之支饮。"《伤寒论·辨可发汗病脉证并治》提出："伤寒表不解，心下有水气，干呕，发热而咳，或渴，或利，或噎，或小便不利、少腹满，或喘者，宜小青龙汤。"《重订通俗伤寒论》中提出："风寒外搏，痰饮内伏，发为咳嗽气喘者，必须从小青龙汤加减施治。"李用粹《证治汇补》言："内有壅塞之气，外有非时之感，膈有胶固之痰，三者相合，闭拒气道，搏击有声，发为哮病。"

一、病因病机

中医学认为，咳嗽变异性哮喘与典型哮喘的病机相似，即表邪引动内饮，风水相搏，痰阻气道，发为咳喘。主要病因包括内因和外因，内因主要指肺、脾、肾不足或脏腑阴阳失衡，使津液运化失常，凝结为痰，内伏于肺；外因主要为外邪侵袭（气候骤变、接触异物、过食生冷），触动伏痰。咳嗽变异性哮喘是一种隐匿性哮喘，以持续性干咳且反复发作超过1个月，或经长时间抗菌治疗无效及夜间咳嗽为主要特征，易导致临床漏诊、误诊。咳嗽变异性哮喘的病理生理特点为气道高反应性及持续气道炎症，多由冷空气、灰尘、油烟等诱发。西医学治疗咳嗽变异性哮喘主要采用抗菌、解痉及化痰止咳等疗法，但不良反应较多，且停药后易复发。中医学治疗咳嗽变异性哮喘有独特的优势。牛阳认为，风寒遏表，水饮郁肺，肺失宣发肃降，经脉瘀阻，肺气上逆而引发咳嗽变异性哮喘，证属支饮范畴。《金匮要略·痰饮咳嗽病脉证并治》指出："咳逆倚息，短气不得卧，其形如肿，谓之支饮。"支饮的病机主要为水饮内停上焦，复感寒邪，外寒引动内饮，肺气郁闭。由于水饮停聚于胸膈，而肺为水之上源，水饮导致肺气不降，故咳嗽气逆、短气不得平卧。依据其病因病机，咳嗽变异性哮喘的治疗原则以内外兼治为主，应在辨证的基础上以温化痰饮为宗旨，此所谓"病痰饮者，当以温药和之"，而小青龙汤作为温肺化饮的代表方剂，对于本病具有显著疗效。

二、辨证论治

依据其病因病机，咳嗽变异性哮喘的治疗以内外兼治为主，应在辨证的基础上以温化痰饮为宗旨，此所谓"病痰饮者，当以温药和之"。小青龙汤作为温肺化饮的代表方剂，对于本病具有显著疗效。牛阳在治疗咳嗽变异性哮喘时注重内外兼治，在治疗以咳嗽为主的标证时兼顾体内伏饮宿痰。小青龙汤属于解表剂，偏于酸甘柔阴，敛阴益营，组成以开达上焦、宣肺止咳药物为主。因肺为上焦，上焦如羽，非轻不举，因此，在治疗中使用的药量不宜过大，不主张使用重浊黏腻之品，应以轻和灵动之品为主。现代研究发现，多种中药均能有效提高机体免疫功能，并减轻机体对过敏因素的反应，具有拮抗组胺及过敏性炎症的作用，因此，能够有效治疗咳嗽变异性哮喘。希望今后的研究能够对治疗咳嗽变异性哮喘的中药的主要药理成分进行更加深入的临床试验，以开发更多的临床应用价值。

小青龙汤首载于《伤寒论》，具有温肺化饮的功效，属于解表剂。《伤寒论·辨可发汗病脉证并治》提出："伤寒表不解，心下有水气，干呕，发热而咳，或渴，或利，或噎，或小便不利、少腹满，或喘者，宜小青龙汤。"此条文对小青龙汤的辨证要点进行了高度概括，也明确指出外感风寒与水饮内停是小青龙汤的主要适应证。《金匮要略·痰饮咳嗽病脉证并治》指出："咳逆倚息不得卧，小青龙汤主之。"此条文说明，水饮内停是小青龙汤的适用证。《重订通俗伤寒论》提出："风寒外搏，痰饮内伏，发为咳嗽气喘者，必须从小青龙汤加减施治。"由此可见，小青龙汤属于解表散寒、温肺化饮、蠲痰涤饮的良剂。牛阳将小青龙汤证的病机概括为两个方面，一为外感风寒未解，或解而未尽，表现为恶寒发热、头项强痛、脉浮等在表证候；二为体内有伏饮，使气化受阻，气道不顺，表现为咳嗽、喘息、噎膈、腹满、下利等在里证候。因此，牛阳在治疗中注重表里兼治。综上所述，小青龙汤证的主要病机为外寒兼内饮，寒邪引动内饮，主要病位在肺脏，使肺失宣肃，上逆而咳，与咳嗽变异性哮喘的发病机制相符合。小青龙汤由8味药物组成，包括麻黄、桂枝、细辛、干姜、芍药、半夏、五味子、炙甘草。其中，麻黄、桂枝相须为君，发汗散寒以解表邪，且麻黄又能宣发肺气而平喘咳，桂枝化气行水以利里饮之化；干姜、细辛为臣，温肺化饮，兼助麻黄、桂枝解表祛邪；五味子敛肺止咳，白芍和营养血，两药与辛散之品相配，一散一收，既可增强止咳平喘之功，又可制约诸药辛散温燥太过；半夏燥湿化痰，和胃降逆，亦为佐药；炙甘草兼为佐使之药，既可益气和中，又可调和辛散酸收之品。本方虽仅有8味药物，但配伍严谨，配伍特点为表里同治，散中有收，开中有合，以辛温发表、温化水饮为主，风寒解，水饮去，宣降复，则诸症平。牛阳还善于化裁经方，通过辨证进行方药加减，以达化痰止咳、降气平喘之功。对于痰湿盛者，加茯苓、白术以健脾化痰；对于咳喘甚者，加苦杏仁、款冬花以增降气止咳化痰之功；对于鼻窍不通者，可加辛夷、苍耳子以宣通鼻窍；对于阴寒偏盛体质者，加附子以温肾助阳而上助于肺。现代药理研究发现，小青龙汤除具有止咳平喘的功效外，还具有抗炎、抑菌、抗过敏、抗癌等作用。目前，小青龙汤已被广泛应用于呼吸系统、循环系统、消化系统及过敏性疾病的治疗中。

三、验案举隅

患者，女，52岁，2019年2月26日初诊。

主诉：胸闷、气短伴咳嗽半月余。

现病史：患者半个月前受凉后出现胸闷、气短，偶有心前区疼痛，夜间心悸，咳嗽明显，受凉后加重，咳吐白色泡沫样痰。胸前憋闷感明显，伴口干、咽干、咽痒等。偶有头晕，汗多乏力，纳食尚可，睡眠欠佳，多梦易醒，脾气大易烦躁，大小便正常。苔薄白，脉细滑。

西医诊断：咳嗽变异性哮喘。

中医诊断：咳嗽，证属风寒袭表，寒饮停肺。

治法：温肺化饮。

处方：小青龙汤加减。炙麻黄10g，桂枝12g，生姜6g，细辛3g，法半夏3g，白芍药3g，五味子12g，甘草6g，醋柴胡6g，郁金15g。

2019年3月5日二诊：患者服药后自觉胸闷、咳嗽较前明显减轻，无心悸、气憋，无口干、口苦、咽痒，二便正常，但是入睡困难，睡中易醒。舌淡暗，苔白腻，脉沉滑。

处方：上方加用杏仁12g，茯苓15g，蜜桑叶10g。

2019年3月12日三诊：家属代诉病情，患者诸症明显改善。

处方：继续服用上方。

按语：患者受凉后出现胸闷、气短，咳嗽伴痰多，痰色白且呈泡沫状等症状,此为风寒引动痰饮的表现。舌苔白腻、脉滑均为内有水饮之象。可初步判断为咳嗽,证属风寒袭表,寒饮停肺。牛阳给予小青龙汤解表散寒,温肺化饮,又加醋柴胡、郁金疏肝理气化痰。二诊可见咳嗽明显减轻,嘱继服小青龙汤巩固治疗,再加杏仁、蜜桑叶以润肺止咳,茯苓以养心安神,改善睡眠。

第八节　小儿上呼吸道感染辨治经验

小儿上呼吸道感染是由感受外邪引起的一类常见疾病,多在气候变化较大的春冬季节多见,是小儿的常见疾病之一。该病主要侵犯鼻、咽部,如上呼吸道某一局部症状特别突出,即按该炎症处命名,如急性鼻炎、急性咽炎、急性扁桃体炎等。婴幼儿由于上呼吸道的解剖和免疫特点而易患本病。营养障碍性疾病,或护理不当、气候改变和环境不良等因素,使上呼吸道感染反复发生或使病程迁延。

一、病因病机

古代中医文献中并无"小儿上呼吸道感染"病名,但从临床表现来看,本病与中医文献中的"感冒""伤风""伤寒""冒暑""阴暑"等疾病有密切联系。小儿上呼吸道感染是正气不足、卫外不固所致,主要病因包括禀赋不足、喂养不当、调护失宜、正虚邪伏等。《灵枢·五变》云:"肉不坚,腠理疏,则善病风。"金元医家刘完素《伤寒标本心法类萃·伤风》载:"伤风之证,心疼项强,肢节烦疼,或目痛、肌热、干呕、鼻塞、手足温、自汗出、恶风,其脉浮而缓,阴浮而弱,此风邪在表。以上伤风之证,皆宜桂枝汤,次以解肌。"对于该书中所述的"伤风",从所描述的症状及辨证论治思路来看，确属于西医学"上呼吸道感染"的范畴无疑。宋代杨士瀛《仁斋直指方》载："参苏饮（《和剂方》），治感冒风邪，发热头疼，咳嗽声重，涕唾稠黏。"该书在"人参枳实汤"方下载："治感冒嗽喘，胸满痰滞。"此提出了"感冒"的称谓。明代虞抟《苍生司命》中首先专列"风寒感冒"门。《苍生司命·首卷·风寒感冒》载："伤寒自有专门……今以六经表里，撮其纲领，另为一门，附寻常感冒，以便按方治疗。若真正伤寒，幸勿轻易，当于专门中求之可也。"由于小儿属于稚阴稚阳之体，脏腑娇嫩，形气未充，肌表薄弱，卫表未固，冷暖不能自调，因而更容易感受外部邪气而发病。本病病邪侵犯人体的主要部位是肺卫，肺卫失宣是其主要的病因病机。

二、辨证论治

牛阳认为，小儿上呼吸道感染多由感受外邪或饮食不当引起，且初起多有发热的症状，因此，许多医生、家长盲目使用抗生素、退烧药，往往会对儿童的脾胃功能造成损伤，不利于疾病的恢复和患儿的健康。牛阳认为，在治疗上应结合儿童特殊生理，重在扶正气，护胃气。小儿上呼吸道感染多由正气不足，不能抵御外邪引起，而小儿的脾胃功能尚未完善，在治疗疾病的过程中应重视对脾胃的保护，以免对小儿日后的生长发育造成影响。牛阳在临床观察中发现，治疗小儿上呼吸道感染若只选疏风解表清热药，往往效果不是很好，因小儿上呼吸道感染有易夹滞的特点，在治疗上要消积化滞，则热证自解，因而在临床中选用保和丸来治疗小儿上呼吸道感染，收到了很好的疗效。

牛阳根据病情变化拟定了治疗小儿上呼吸道感染的基本方：焦山楂、炒神曲、法半夏、茯苓、陈皮、连翘、炒莱菔子。山楂善消肉食油腻之积；神曲善消酒食陈腐之积；莱菔子可消谷面痰气之积。三药同用，可消各种饮食积滞。佐以陈皮、半夏，可化痰和胃，消除食阻气机之证。饮食内停，易生湿化热，故选茯苓健脾祛湿，连翘既可散结以助消积，又可清解食积所生之热。全方合用，共奏消食和胃之功，使食积得化，脾胃调和，热清湿去，则诸症可愈。牛阳强调在治疗疾病的过程中要根据疾病的不同阶段采取不同的治法。感冒初期，热象比较明显者，牛阳选桑菊饮加减，以疏散风热为主；对舌苔白腻，腹部胀满，大便不畅的患儿，牛阳选保和丸消食化积，疏通中州；对病程日久，内有积滞，且脾胃功能受损，中州不运，食积化热，火性炎上，舌苔腻，咽喉肿痛，扁桃体肿大，大便不解的患儿，牛阳选保和丸，以消积化滞，同时加酒大黄、紫苏子、白芥子来加强通腑散结的功效。

三、验案举隅

陈某，男，5岁，2018年9月11日初诊。

主诉：流清涕、咳嗽、咳痰、咽部肿痛半月余。

现病史：患儿半个多月前受凉后出现流清涕、咳嗽、咳痰、咽部肿痛，就诊于银川市第一人民医院，治疗半月余，症状反复，治疗效果不佳。现可见患儿精神不佳，扁桃体Ⅱ度肿大，不思饮食，大便干，指纹青紫，手心发热。舌质淡红，苔白腻。

西医诊断：小儿上呼吸道感染。

中医诊断：小儿感冒。

治法：消积导滞。

处方：保和丸加减。陈皮6g，厚朴4g，焦三仙5g，法半夏3g，连翘3g，茯苓10g，莱菔子5g，杏仁5g，桔梗3g，生甘草3g。7剂，水煎服，每日1剂，早晚温服。嘱禁食辛辣刺激之物，清淡饮食，规律作息。

2018年9月18日二诊：患儿服药1周后，偶有打喷嚏，流鼻涕，左侧扁桃体肿大基本消失，右侧扁桃体肿大较前减小，纳食较之前好转，睡眠不安，打鼾，大便3天未解，小便可，手心仍有发热。舌质红，苔白腻，指纹青紫。

处方：上方连翘改为5g，加枳实5g，白术5g，酒大黄3g，紫苏子5g，白芥子5g。7剂，水煎服，每日1剂，早晚温服。嘱禁食辛辣刺激之物，清淡饮食，规律作息。

按语：本案患儿病程较长，治疗半月余疗效不佳。患儿不思饮食，舌苔腻，大便不解。由于小儿脾常不足，脾胃功能较弱，更容易受外邪影响，感邪之后，脾胃失司，稍有饮食不节，就会出现饮食停滞，阻滞中焦，腹部胀满，不思饮食，或者呕吐、腹泻、便秘。牛阳认为，患儿病程日久，内有积滞，且脾胃功能受损，中州不运，食积化热，火性炎上，出现舌苔腻、咽喉肿痛、扁桃体肿大、大便干等一系列证候。因此，选保和丸，治以消积化滞，同时加酒大黄、紫苏子、白芥子来加强通腑散结的功效。患儿服药后腑气通畅，不解表而热自退，疾病痊愈。

上呼吸道感染是临床中儿科常见疾病之一，多发生于气候骤变、冷暖失调之时，因小儿与成人生理特点的差异，故小儿上呼吸道感染与成人上呼吸道感染有很大的区别。小儿脏腑娇嫩，形气未充，更容易感受外界邪气。小儿上呼吸道感染易出现夹痰、夹滞、夹惊的变证，且疾病传变较快，通常会对脾胃造成比较大的影响。脾胃为后天之本，为气血生化之源，小儿正常的生长发育全赖于脾胃功能的完善。脾为肺之母，若土不生金，肺气虚损，则肺的卫外功能下降，不能抵御外邪，易患感冒。保和丸中的药物配伍，具有化痰行气、消食导滞的功效，故在临床中用来治疗小儿上呼吸道感染夹痰、夹滞者效果良好。牛阳从整体观念出发，辨证论治，强调临床更应依据患者具体情况，在上呼吸道感染的不同阶段辨清表里寒热虚实，采取不同的治疗方法，治疗小儿疾病时一定要扶正气，护胃气，把握药量，保护患儿的脾胃消化功能。

第九节　小儿屏气发作辨治经验

小儿屏气发作可归属于中医学的"厥证""薄厥"等范畴。厥证记载始于《黄帝内经》，是以突然昏倒、不省人事、四肢厥冷为主症。《伤寒论》中将厥证划分为八大类，分别为寒厥、热厥、水厥、痰厥、气厥、血厥、蛔厥、脏厥。小儿屏气发作是指儿童因发脾气或需求未得到满足而剧烈哭闹时突然出现的呼吸暂停现象，通常发生在6个月至2岁的幼儿中。发作分为两种类型：发绀型和苍白型。无论是发绀型还是苍白型，患儿都可能出现短暂的姿势性或强直阵挛性运动活动。该病大多数可以在3～4岁自行缓解。常规治疗多为对可能发生呼吸暂停的体弱小儿加强观察，尽可能避免促使其发作的诱因。屏气发作时应给予托背、弹足底等刺激，咽后部有分泌物时应将其吸净。该病临床较为少见，且西医学对本病的发病机制尚不清楚。中医历代医家在厥证临证应用方面，不断丰富厥证的分类、病因病机及其治法方药，为本病的诊治奠定了基础。

一、病因病机

《素问·阴阳应象大论》曰："阴阳者，天地之道也，万物之纲纪，变化之父母，生杀之本始，神明之府也。"阴阳的升降出入运动，使阴阳之气相互顺接，循环往复，升清降浊，吐故纳新，维持人的正常生理功能。若阴阳的升降出入异常，则阴阳之气不相顺接，即《素问·调经论》载："血与气并走于上，则为大厥。"

张仲景在《伤寒论》中详细阐述了厥证的发病机理、辨治规律和治疗经方。历代医家也对厥证的临床表现、病因病机都有详细的论述。厥证的病因病机多而杂，其总体病因病机是阴阳之气不相顺接。如果阳气衰微，阴邪独盛，则阳气为阴寒之邪所阻；或邪热亢盛，阳气反被郁遏；或其他邪气遏阻阳气，以致阴阳之气不相顺接。明代医家万全在《育婴家秘》中认为，小儿的生理特点为血气未充，肠胃脆弱，神气怯弱，故猝闻巨响、忽见怪异及所愿不遂，最易受惊恐，从而气机逆乱。牛阳认为，小儿厥证的病位在肝、脾两脏，病因病机多为受惊恐或情志不遂等导致阴阳失调、气机逆乱，故而出现突发昏厥、不省人事、气息不续、口噤握拳、四肢厥冷、唇口青紫等临床表现。在治疗方面，急当以醒神回厥为治则，缓则以调畅气机为主。

二、辨证论治

厥证为内科急证，小儿因其"五脏六腑，成而未全""全而未壮"，神气怯弱，故厥证的发生率较成人高。导致厥证的原因有很多，但其具体临床表现不尽相同，在临证时需细察其因，详审寒热，明辨虚实，缓急分治，灵活运用，或温或消，或和或下，治病求本。应根据不同的病因病机，或祛邪，或扶正，交通阴阳，达到不治厥而厥自回的目的。在预防方面，实证应避免不良的情志刺激，未病之前积极治疗原发病即可预防。小儿正处于生长发育阶段，可塑性较强，做好调理护理工作，可以起到预防的作用，使不均衡体质逐渐趋于均衡，同时增强患儿防病抗病能力。

四逆散最早记载于张仲景的《伤寒论》中，主治少阳病、阳郁厥逆之证，多由少阴阳气郁遏于内，不能透达于四末，或情志不遂，肝胃气滞，阳气内郁不伸，不能达于四末所致。临床表现为手足不温、腹痛、泄利下重、胁肋胀痛、脘腹疼痛、脉弦等。《医宗金鉴》提出："今但四逆而无诸寒热证，是既无可温之寒，又无可下之热，唯宜疏畅其阳，故用四逆散主之。"四逆散由柴胡、枳实、芍药、甘草组成。柴胡入肝经，疏肝解郁，升清阳，引阴从阳，顺接阴阳；配枳实一升一降，通利少阳三焦气机，助脾散精；配芍药一气一血，既补养肝血，又条达肝气；甘草调中，与芍药相配，酸甘养阴，以阴调阳。诸药合之，气机宣畅，阳气通而气血行，阴阳调而水火济，诸症则愈。现代药理学研究发现，四逆散能保肝、降血脂、改善动脉硬化、增强胃肠推进功能、增强免疫功能、抗休克、催眠、解痉和改善微循环等。四逆散在临床应用上是非常灵活的，古人主要将其用于治疗阳郁之厥，而通过现代医家不断的临床实践，其临床应用范围逐步扩大。临床上以四逆散为基本方加减治疗胃部、肝胆疾病，如肝炎、胆囊炎、胆结石、慢性浅表性胃炎、糜烂性胃炎等。王慧慧等利用网络药理学和实体语法系统方法，在大量实验研究数据的基础上阐述了分子作用的机制，为四逆散抗抑郁作用机制研究提供了依据。同时，也可用四逆散治疗早搏、心肌缺血、糖尿病、雷诺病等。

三、验案举隅

宋某，男，1岁，2019年6月4日就诊。

主诉：哭声不出、气息不续1个月。

现病史：家属代诉。患儿于1个月前因需求未得到满足而剧烈啼哭，突然出现哭声不出、气息不续、面唇青灰、神昏肢厥、口张目闭，家人立即拨打急救电话进行急诊治疗。经西医检查，患儿心肺功能未见明显异常，脑电图检查正常，神经系统未见明显异常。苏醒后面色苍白、频出冷汗、语声低微。随后每逢情志不遂、激烈啼哭之时，患儿均会昏厥，急诊检查仍未见异常，故寻求中医药治疗。细询小儿史，足月顺产，发育正常，无外伤史。

刻下症见：身体瘦弱，唇色淡暗，神疲气怯，语声低微，平素多汗、反复感冒。舌淡，苔白腻，指纹淡，脉微细。

西医诊断：小儿屏气发作。

中医诊断：小儿厥证，证属气厥。

治法：疏畅气机，解郁透达。

处方：四逆散。柴胡4g，枳实3g，白芍5g，生甘草2g。7剂，颗粒剂冲服。

2019年6月11日二诊：家属代诉。患儿服药期间仍有2次因生气后出现抽搐、憋气，但发作时暂未出现昏厥，少气懒言，纳可，自汗症状较前减轻，夜眠可。

处方：继服上方14剂。嘱家属如患儿再次出现昏厥，可掐压水沟、合谷、内关、涌泉等穴醒神回厥。

随访1个月，患儿再无复发，嘱继服7剂以巩固疗效。

按语：本案患儿因先天禀赋不足或后天失养，导致其体质虚弱，脾常不足，气血不足，大哭烦闹，肝气亢逆，上壅心胸，阴阳之气不相贯通，致一时中气下陷，清阳不升，清窍闭阻，故突然昏倒、不省人事；阳气被郁不能外达，故可见四肢逆冷；血不上达，则面色苍白；气逆则血菀，故同时可见口唇发紫；气虚腠理不固，津液外泄，则出冷汗，此乃气厥阳郁表现。总体而言，本证病机为阳气郁遏，气机不畅。缓则治其本，以治气为根本，运气、顺气、调气，使阴阳之气相顺接，气贯全身，气血充盈，血脉调和。

第十节　小儿食积咳嗽辨治经验

咳嗽是儿科临床的常见病证之一，但小儿不同于成人，有其独特的生理、病理特征，故决定了其疾病的特异性。"若要小儿安，常受三分饥与寒。"这是古代医家根据小儿稚阴稚阳、纯阳之体的特点而提出的育儿理念。由于现代很多家长对小儿溺爱，小儿过食膏粱厚味及辛辣冷饮者日渐增多，过食会损伤小儿脆弱的脾胃，则变生百病。故本节主要讨论小儿食积咳嗽的辨治内容。

一、病因病机

《素问·咳论》云："五脏六腑皆令人咳，非独肺也。"咳嗽的发生虽主于肺，但并不拘于肺，脾失健运，痰浊内生而郁肺，致肺气宣降失常，上逆咳嗽。《素问·咳论》载："久咳不已，则三焦受之。三焦咳之状，咳而腹满，不欲食饮，此皆聚于胃，关于肺。"这是咳嗽的聚胃关肺之说。明代张景岳《景岳全书》载："盖小儿之病，非外感风寒，则内伤饮食。"这认为在儿科疾病的病因中，内伤饮食不可轻易忽视。清代叶天士在《幼科要略》中云："褓褓小儿，体属纯阳，所患热病最多。"小儿为纯阳之体，患病易从热化。过食导致食积，食积化热，内有热而煎灼阴液；过暖导致外邪内侵，病邪从阳化热。小儿五脏六腑成而未全，全而未壮，脾常不足，脾胃的功能未发育成熟，故消化系统功能较弱；且小儿饮食不知自节，饮食不易控制，加之父母溺爱，过分哺育，饮食加倍，伤及小儿脾胃，故乳食常积滞肠胃，停积于中，脾失运化，内生痰浊，上贮于肺，影响肺的宣发肃降；或因食积日久，郁而化热，煎灼痰液，上渍于肺，发为咳嗽。临床常见证候为无明显外感诱因而咳嗽，夜间咳嗽为甚，咳痰量多，有饮食积滞表现或伴有郁热，可见纳少、腹胀、口气酸腐、手足心热、夜卧不安，舌苔白厚腻或黄厚腻，甚至部分剥脱。通过辨病与辨证相结合，牛阳认为，其基本病机为食积伤脾，痰浊内生，当治以健脾消积、理气止咳之法，以保和丸为主方，并结合临床兼症灵活施治。

二、辨证论治

牛阳在临床治疗中遵循异病同治原则，认为现代小儿内伤咳嗽的常见病因不仅有痰热、痰湿、阴虚，还有食积这一诱因。在临床中，许多家长见患儿有咳嗽等症，便立即使用抗生素、止咳药，不但疗效不佳，反而对小儿的脾胃及肺功能造成很大的损伤，加重疾病，更影响预后。食积是一种小儿常见的脾胃病，保和丸乃临床食积治疗之代表方，在理论和实践中，保和丸治疗食积的功效一直获得医家的认可，但保和丸的运用常被局限，只用在出现食积症状时，限制了保和丸的临床使用范畴。牛阳认为，中医学讲求辨证论治，不可拘泥于古方之病，要结合辨证才能灵活运用；在治疗上也要结合小儿特殊体质。一方面，小儿肺脏娇嫩，脾常不足，治疗重在脾胃，且脾肺为母子之脏，母病亦及子，重在健脾消导化积，运用培土生金之法，以健脾运脾为本。营卫之气源于中焦，宣发于上焦，以护卫肌表，抵御外邪，故脾胃健旺，邪不可干。另一方面，在用药方面，无论是药味还是剂量，小儿都应少于成人。此外，也应注重疾病的预防，对于小儿的日常饮食，家长应爱护有度，适量又有节制；少食生冷、肥甘厚味之品，多食粗粮、新鲜水果；荤素结合多样化，科学饮食，培养良好的生活习惯。

保和丸首载于《丹溪心法》，具有消食导滞和胃的功效，属于八法中的消法。张秉成《成方便读》云："此为食积痰滞，内瘀脾胃，正气未虚者而设也。"本方仅由山楂、神曲、半夏、茯苓、陈皮、连翘、莱菔子7味药物组成。方中重用酸甘性温之山楂为君，消除一切饮食积滞，主消肉食油腻之积。神曲消食健脾，长于化酒食陈腐之积；莱菔子下气除胀，长于消谷面之积；二药同用为臣，能消各种食物积滞；半夏、陈皮理气化湿，和胃止呕；茯苓健脾利湿，和中止泻；连翘味苦，微寒，不但能清郁热、散滞结，而且用其升浮宣透之力，以防消降太过而使全方有升有降，有消有散。诸药配伍，使食积得化，胃气得和，热清湿去。

三、病案举隅

李某，女，4岁。2018年4月24日初诊。

主诉：咳嗽1周。

现病史：其母代诉，患儿平素食欲旺盛，多喜肉食却体形偏瘦，1周前无明显诱因出现咳嗽，无痰，无发热、恶寒等，曾服中西药治疗，咳嗽次数略有减少。现症见：咳嗽、咳痰，痰不易咳出，伴口苦、口臭，纳少，睡卧不安，小便调，大便干，不易便出，3～4日1行。舌质淡，苔白厚腻，脉滑，指纹淡紫。

西医诊断：小儿食积咳嗽。

中医诊断：小儿食积咳嗽，证属食积化热。

治法：健脾消积，理气止咳。

处方：保和丸加减。陈皮4g，焦山楂4g，焦神曲4g，焦麦芽4g，厚朴3g，茯苓6g，炒白术4g，法半夏3g，连翘4g，莱菔子4g，生甘草3g。7剂，水煎服。

2018年5月8日二诊：其母代诉，患儿服药后咳嗽大减，无痰，口臭减轻，纳可，大便1～2日1行。

处方：继服上方3剂。

后随访，患儿服药3剂后痊愈。

按语：小儿饮食无自节，且饮食偏嗜，导致饮食结构失衡，食物停滞脾胃，伤及脾胃，脾运不健，壅滞生痰，上贮于肺，痰阻气道，以致肺失清肃而咳；胃失通降，浊气不降反升，则腹胀嗳饱、便秘，甚则上扰胸膈，致夜卧难安，故选保和丸以健脾消食导滞。《幼幼集成》载："伤食一证，最关利害，如迁延不治，则成积成癖，治之不当，则成疳成痨。"小儿食积最为常见，也最容易被忽视，饮食失调，皆可影响肺脾而发咳嗽及其他疾病，甚则影响生长发育。因此，小儿食积一证应及早发现与治疗，且对小儿的喂养强调要"乳贵有时，食贵有节"。

第十一节　乳腺增生症辨治经验

乳腺增生症的主要特点是乳腺组成成分的增生，在结构、数量及组织形态上表现出异常，故又称为乳腺囊性增生症或乳腺结构不良症。乳腺增生症以一侧或双侧乳房胀痛和肿块为主要表现，部分患者具有周期性。乳房胀痛一般以月经前较为明显，经来痛减，严重者整个月经周期都有疼痛。本病多见于25～45岁的女性，发病率约占育龄女性的40%，占所有乳房疾病的75%，并具有一定的癌变率，为10%～20%。

一、病因病机

随着现代社会发展节奏的变化，女性的压力也越来越大，本病的发病率呈逐年上升趋势。西医学认为，该病的发生与性激素分泌失衡有关，由下丘脑-垂体-卵巢性腺轴调节紊乱所致，尤其是雌二醇含量异常增多、孕酮含量绝对或相对降低、催乳素含量增加是发病的主要原因。有研究发现，心情不畅、情绪不稳、性生活不和谐，或者生活环境变迁、过量食用含有激素的滋补品，以及长期应用含有激素的化妆品等，均可引起人体内分泌紊乱而导致乳腺组织增生。

乳腺增生症属于中医学"乳癖"的范畴，诸多医家认为其发病与肝、脾、肾及冲、任二脉关系密切。肝郁气滞或冲任失调，气滞、血瘀、痰凝结聚乳络导致乳房结块、疼痛为本病的病因病机。总体来看，本病以气血失调为本，痰凝血瘀为标，主要从冲任失调、肝郁气滞、痰瘀互结三个方面来认识。《圣济总录》云："盖妇人以冲任为本，若失于将理，冲任不和，阳明经热，或为风邪所客，则气壅不散，结聚乳间，或硬或肿，疼痛有核。"若冲任失调，经气不盛，下不能充盈胞宫，上不能滋养乳房，经脉血海当充盈时而未满，当疏泄时而不畅，经前经期气血聚于冲任，经脉壅阻，经后血海空虚，血脉凝滞，乳络经脉阻塞不通，久而不散，则可见乳房疼痛及肿块。因此，冲任失调是乳癖发生的重要基础。朱震亨在《丹溪心法》中提道："若不得于夫，不得于舅姑，忧怒郁闷，朝夕积累……遂成隐核。"这指出了长期的不良情绪导致肝失疏泄，肝郁气滞，进而造成乳腺疾病的发生。陈实功曰："乳癖乃乳中结核，形如丸卵，或坠重作痛，或不病，皮色不变，其核随喜怒消长，多由思虑伤脾，怒恼伤肝，郁结即成也。"当情绪抑郁或者暴怒时，肝的疏泄作用失常，一方面，表现为肝气郁结，疏泄不足，气机运行不畅，容易气滞血瘀而成核，出现乳房、胸胁及少腹等部位的疼痛；另一方面，多因暴怒伤肝，肝气疏泄太过，导致气血运行不畅，出现胸胁及乳房部位的走窜疼痛，甚至郁久化热，煎熬血液，出现团块及一系列血热征象。瘀血、痰饮均是疾病过程中脏腑功能失调形成的病理产物，循足厥阴、足阳明经阻于乳络，聚集成核，发为乳癖。《灵枢·百病始生》载："若内伤于忧怒，则气上逆，气上逆则六输不通，温气不行，凝血蕴里而不散，津液涩渗，着而不去，而积皆成矣。"这说明了气滞而致痰瘀互结发病的机制。

二、辨证论治

在经络上，乳房属足阳明胃经，乳头属足厥阴肝经，足太阴脾经又行于乳外。女子以肝为先天，以血为本。《素问·举痛论》曰："百病生于气。"在治疗上，乳癖主要责之肝，重在疏气理气，调理肝经气机，气机调畅，则血行流利，津液得以输布散行。此外，肝血日久耗伤阴精，易于冲任失调，故宜补气养血，调理冲任。冲任以肾为本，故治疗时应辅以补肾的药物，使肝肾共养，周身症状得以调节。牛阳还指出，对于乳癖的治疗，应当重视脾胃，宜肝胃同治。脾胃为先天之本，为气血生化之源，为人体气机升降之枢纽。当胃经气血充足，则肝经得以濡养，而使肝气冲和条达，疏泄正常，当肝经气机调畅，脾胃才能正常输布，故肝胃两者在治疗上相辅相成。《金匮要略·脏腑经络先后病脉证》载："见肝之病，知肝传脾，当先实脾。"故临床上常采用肝脾同治。因津血同源、气血同源，三者时常相互影响而为病，故治疗时，要注意气、血、津液的正常运行。本病治疗以疏肝解郁为主，同时注重补气养血，使气血调达，津液布散正常。临床上可根据情况进行辨证，偏于肝郁者，重在疏肝理气，多用香附、郁金、木香、川芎、青皮、枳壳等；偏于血瘀者，在理气基础上加活血化瘀药物，如当归、莪术、红花、桃仁之类；偏于痰凝所致者，可加入浙贝母、瓜蒌、茯苓、白术等健脾益气的药物。生活中要畅情志以解郁结，调饮食以养气血，忌肥甘厚味。

三、验案举隅

患者，女，32岁，2020年6月16日初诊。
主诉：患者双侧乳房胀痛加重半个月。
现病史：患者2年前偶尔出现经前乳房胀痛，偶有刺痛，经后痛减如常，近半年来出现频率有所增加，经前及情绪波动时加重，半个月前情绪不佳后再次出现乳房疼痛，偶感痛如针扎，不得触碰。刻下症见：情绪烦躁，口苦，纳可，二便调，睡眠不佳，近3个月月经不规律，时有推迟3～10天，量少色暗，痛经严重。舌暗红苔黄，脉弦。

辅助检查：乳腺彩超示右乳低回声结节（BI-RADS3类），左乳囊性病变（BI-RADS2类），右乳局部导管囊状扩张。具体扫描为右乳外上象限见0.8cm×0.5cm、0.6cm×0.4cm低回声结节，边界清晰，回声分布均匀，左乳外上象限距乳头3cm处见0.6cm×0.4cm囊性病变，边界清，余腺体层回声强弱相间，回声分布均匀，右乳局部导管囊状扩张。双侧腋窝淋巴结未见肿大。

西医诊断：乳腺增生症。

中医诊断：乳癖，证属肝郁气滞，冲任失调。

治法：疏肝理气，调理冲任。

处方：醋柴胡12g，当归15g，炒白芍12g，赤芍12g，茯苓20g，炒白术15g，桃仁12g，红花10g，川牛膝12g，香附15g，郁金12g，桂枝12g，夏枯草10g，甘草6g。14剂，水煎服，每日1剂。嘱患者忌辛辣刺激饮食，调畅情志，适量运动。

2020年6月30日二诊：患者诉近日乳房疼痛出现次数减少，疼痛减轻。刻下症见：纳可，二便调，睡眠较前改善，无汗出，口苦症状消失。舌淡红，苔薄白，脉滑。

处方：上方去桂枝，加木香6g，皂角刺9g，炮山甲（现用替代品）12g。14剂，水煎服，每日1剂。

2020年7月14日三诊：患者乳房疼痛减轻，经前疼痛减轻，周期正常，痛经症状有所缓解，月经量有所增加，血块减少，睡眠改善。舌淡红，苔薄白，脉弦。患者于医院行乳腺彩超示右乳外上象限结节缩小至0.6cm×0.4cm、0.5cm×0.4cm，左乳外上象限结节缩小至0.4cm×0.3cm，边界尚清，回声分布均匀，右乳导管扩张不明显。

处方：继续服用上方1个月，巩固治疗。

按语：本案患者因情志不畅出现乳癖，病机为肝郁气滞，冲任失调，治疗当从肝、胃二经论治，以疏肝解郁、益气健脾、活血通络、调理冲任为主。方中柴胡疏肝解郁，调达肝气，为君药。香附、郁金、当归、白芍共为臣药。香附被誉为"气病之总司，女科之主帅"，与郁金配伍，共奏疏肝解郁、行气宽中之效；当归甘辛苦温，养血和血；白芍酸苦微寒，养血敛阴，柔肝缓急；当归、白芍、柴胡三者同用，补肝体而助肝用，使血和则肝和，血充则肝柔。夏枯草、桃仁、红花、赤芍、川牛膝、桂枝、茯苓、白术共为佐药。木郁不达，致脾虚不运而痰湿化生，辅以茯苓、炒白术渗湿利水，与甘草共行健脾益气的功效，使营血化生有源，且甘草有调和诸药的作用；桃仁、红花、赤芍活血通经，散瘀止痛；川牛膝逐瘀通经且补肝肾；夏枯草色红，味辛、苦，性寒，入肝、胆经，散结消肿，清肝通滞，不仅能够缓解乳腺疾病产生的乳房胀痛，还能够持续消除乳房肿块；桂枝温通阳气。

第十二节　乳腺癌术后辨治经验

乳腺癌是发生于乳房部位的质地坚硬如岩石的肿块，多见于中老年女性，男性乳腺癌较为少见。在我国，乳腺癌发病率位居城乡女性恶性肿瘤之首，是危害居民生命健康的主要恶性肿瘤之一。本病病因是乳腺上皮细胞在多种致癌因子的作用下，发生增殖失控。乳腺癌早期常表现为乳房肿块、乳头溢液、腋窝淋巴结肿大等症状，晚期可因癌细胞发生远处转移，出现多器官病变，直接威胁患者的生命。中医学称本病为乳岩。乳岩之病名最早见于《妇人大全良方》。中医文献中亦有"乳核""石痈""乳岩"等记载。《格致余论》亦曰"奶岩"。相对于其他的恶性肿瘤而言，乳腺癌的预后较好，生存率相对较高，5年观察生存率为72.7%。本节主要探讨乳腺癌术后的辨治。

一、病因病机

《外科三字经》载："唯乳岩，多孀居，情志乖，或室女，或尼姑。"此提出了乳岩的好发人群及情志特点。《女科撮要》载："乳岩属肝脾二脏郁怒，气血亏损。"这说明乳岩发病与气血亏损密切相关。《齐氏医案》载："乳岩一证，由脾胃素虚，痰饮停积，协抑郁之气而胶结乳下成核。"《问斋医案》载："乳房结核，数载方溃为乳岩，以其形似岩穴故也。未有不因忧思气结、肝郁脾伤所致……是证，遍考前贤诸论，皆言不治。盖由情志乖离，人心不能如寒灰槁木故也。若能心先身死，则人活病除，虽有此说，未见其人也。"此提出了情绪因素在乳岩发病中的重要作用及治疗调理过程中调畅情志的重要性。明代陈实功在《外科正宗》中记载："经络痞涩，聚结成核，初如豆大，渐若棋子，半年一年，二载三载，不疼不痒，渐渐而大，始生疼痛，痛则无解，日后肿如堆粟，或如覆碗，紫色气秽，渐渐溃烂，深者如岩穴，凸者若泛莲，疼痛连心，出血则臭，其时五脏俱衰，四大不救，名曰乳岩。凡犯此者，百人百必死。"这段话对乳腺癌发展变化的临床表现及其不良预后进行了详细描述。中医学对乳腺癌的认识较早，而且对它的临床表现、发病特点、病因病机等都已经有了比较详细的论述，也已经认识到该病转移的情况、不良预后及难治性。

正虚邪实是肿瘤发生的基本病机，而乳腺癌手术本身又会对机体造成损伤。正气不足，气血不充，营卫不周，最容易导致邪气乘虚而入。有研究表明，乳腺癌术后会出现体虚乏力、食欲减退，甚至短期内出现术后复发或者肿瘤转移，都与手术损伤正气、耗伤气血有关。究其原因，脾为后天之本、气血生化之源，全身气血及水谷精微都有赖于脾的运化和输布，乳腺癌术后正气损伤、脾胃虚弱，气血生化乏源、运化无力，以致全身得不到水谷精微的滋养和补充。

二、辨证论治

牛阳非常强调脾胃在乳腺癌术后调理中的重要性。他认为，乳房为脾胃所司，足阳明胃经经过乳房，脾胃在乳腺癌的发生发展中有极其重要的作用。乳腺癌术后的病理变化多为脾胃失调的证候，术后脾胃虚弱，能影响津液的输布，再加上肌肤络脉损伤，局部气血不畅，组织充血水肿，水液滞留，易发皮下积液及上肢水肿。乳腺癌常侵蚀脏腑，脏气亏虚，而欲生气血则需要依赖脾胃受水谷、化气血、布精微，脾胃调和，才能滋养其他脏腑。牛阳特别重视脾胃对元气的滋养，在乳腺癌术后的治疗上尤其强调脾胃后天之本的作用，以益气健脾为基本原则，注意顾护术后患者的胃气，从而达到恢复脾胃健运、人体正气的目的。对于乳腺癌术后，牛阳主张在健脾扶正的基础上随症加减，以减轻患者的临床症状，增强其抗病能力，防止乳腺癌的复发转移。乳腺癌术后的病理变化多为脾胃失调的证候。中医学治疗乳腺癌术后应该通过调理脾胃，扶助正气，从而减轻患者的临床症状，增强其抗病能力，防止乳腺癌的复发转移。

牛阳根据病情变化拟定了治疗乳腺癌术后的基本方：炒白术、茯苓、炒山药、陈皮、当归、赤芍、炒白芍、厚朴、连翘、生甘草。方中白术、茯苓二药均可健脾渗湿；山药既能健脾，又有涩肠止泻之功，并可助白术健脾益气，兼以厚肠止泻；当归补血和血，合白术补气健脾，共奏补气生血之效；白芍养血敛阴，柔肝缓急，与当归相协，则滋阴补血之力更著，又可缓急止痛；厚朴辛温而散，长于行气除满，脾气行则湿化，且其味苦性燥而能燥湿；陈皮辛行温通，理气和胃，燥湿醒脾，协厚朴燥湿行气之力益彰；甘草甘平入脾，既可益气补中而实脾，令"脾强则有制湿之能"，合诸药泻中有补，使祛邪而不伤正，又能调和诸药。加减运用：血瘀者加桃仁、红花、香附、郁金；湿浊者加藿香、佩兰、茵陈；湿热者加炒白扁豆；术中失血过多者加熟地黄、川芎。

牛阳针对病情提出了乳腺癌临床各期的治疗原则。在乳腺癌早期多以肝郁气滞为主，兼见脾虚痰湿、冲任失调者，治疗宜疏肝理气，健脾化湿，调和冲任。此时正气尚充，应当以攻邪为主。乳腺癌发展至中期时则多见热毒内蕴、气滞血瘀者，此时治疗宜清热解毒，行气活血。这一时期正邪相互交争，应当攻邪与扶正并举。乳腺癌术后则多见脾胃受损、气血两亏者，治疗以补益脾胃、益气养血为主。此时正气渐虚，邪气偏盛，当以扶正为主，辅以攻邪。在临床中，应该遵循各个时期不同的治则，灵活施治。牛阳认为，中医学治疗乳腺癌术后应以扶正固本为大法，通过调理脾胃扶助正气，正所谓正气复而邪自安。处方应以药效平和为要，慎防癌毒未散，胃又受到戕害。正如张洁古所言："壮人无积，虚人则有之，脾胃怯弱，气血两衰，四时有感，皆能成积。"重视调治脾胃的理念应始终贯穿乳腺癌术后治疗的始终，使脾胃重新恢复健运，则五脏得养，正气得充，从而可以减少术后并发症，抑制肿瘤的复发与转移。

三、验案举隅

张某，女，61岁，2018年12月14日初诊。
主诉：乳腺癌术后3个月。

现病史：患者3个月前于宁夏医科大学总医院行左乳腺非特殊型浸润性癌改良根治术、右乳腺纤维腺瘤切除术、子宫切除术。刻下症见：神清，精神不佳，面色发黑，恶心，乏力，睡眠差，入睡困难且易醒，二便正常。舌暗苔白腻，脉细略数。

既往史：患者曾患甲状腺右侧叶结节、左肾囊肿。

西医诊断：乳腺癌术后。

诊断：乳岩术后，证属气血瘀滞，脾失健运。

治法：补气健脾，活血化滞。

处方：参苓白术散合保和丸加减。陈皮15g，厚朴12g，焦麦芽12g，焦山楂12g，焦神曲12g，茯苓20g，炒白术15g，法半夏10g，连翘10g，莱菔子12g，党参12g，炒山药12g，生薏苡仁30g，炒白扁豆12g，当归15g，赤芍12g，白芍12g，川芎12g，生甘草6g。7剂，水煎服，每日1剂，早晚分服。嘱患者服药期间清淡饮食，调畅情志，忌劳累，避风寒。

2018年12月20日二诊：患者诉服药后恶心、乏力较前明显减轻，食欲尚可，睡眠尚可，二便正常。舌质紫暗，苔薄白，脉滑数。继以补气健脾、活血化滞为治法，并加强活血化瘀的力量。

处方：上方去生薏苡仁、炒白扁豆；加桃仁12g，红花10g，香附12g，郁金12g。7剂，水煎服，每日1剂，早晚分服。

2019年1月10日三诊：患者诉服药后恶心、乏力明显好转，纳可，睡中易醒，偶有口干、口苦，二便正常。舌质有瘀斑，苔薄白，脉弦滑。辨证为脾虚生湿，血瘀气滞，以健脾化湿、活血行气为法。

处方：上方去白芍、香附、郁金；加藿香15g，佩兰15g，茵陈12g，以芳香药醒脾化湿浊，兼清湿浊郁积所生之热邪。7剂，水煎服，每日1剂，早晚分服。

患者之后继续于门诊治疗，牛阳围绕健脾益气的核心，间断根据症状的变化调整用药，至第十二诊时，患者几乎无任何不适症状，无乏力，纳可，睡眠调，二便正常。面色发黑好转，精神状态也恢复到较佳水平，已能投入正常的生活中，对战胜病魔充满信心。

按语：本案患者系恶性肿瘤术后，因手术创伤较大，损伤气血，术后患者精神不佳，恶心，乏力，眠差，这些症状都提示患者正气已虚，脾气不足，阴阳失衡。这种不良的身体状态也不利于防止肿瘤转移复发，不利于患者恢复正常的社会生活。牛阳认为，脾胃者，土也。土为万物之母，诸脏腑百骸受气于脾胃而后能强，故治以补益脾胃为主，选用参苓白术散合保和丸加减以健脾益气，促进运化，恢复正气，抵御病邪，防止复发。因患者面色黑，舌暗有瘀斑，故以桃仁、红花、香附、郁金、川芎活血化瘀，患者脾虚不运，湿浊郁而化热，酌加藿香、佩兰、茵陈化浊清热。总体以健脾益气为基础，辨证论治，随症加减，疗效明显。

第十三节　复发性口腔溃疡辨治经验

复发性口腔溃疡是临床的常见病、多发病。其以齿龈、舌体、两颊、上腭等黏膜处出现黄白色溃疡，伴有单个或多个淡黄或灰白色如豆大的溃烂点为特征。患者自觉局部灼热疼痛，常连续发作而无间歇期，一般无明显全身症状。目前，西医学对于本病的认识尚不明确，临床上多将其分为轻型口腔溃疡、口炎性溃疡、重型口腔溃疡（亦称坏死性黏膜腺周炎）。

一、病因病机

复发性口腔溃疡属于中医学"口疮""口舌疮""口疳""口

破"等范畴。《素问·气交变大论》说:"岁金不及,炎火乃行……民病口疮,甚则心痛。"此认为口疮的发生与气候变化密切相关。外感六淫、时行疫毒、饮食不当、湿阻中焦及正虚邪乘,或内外合邪,皆易致本病发生。六淫之中,火邪为主因,《诸病源候论》载:"手少阴,心之经也,心气通于舌;足太阴,脾之经也,脾气通于口。腑脏热盛,热乘心脾,气冲于口与舌,故令口舌生疮也。"此言口疮的发生与心脾热盛密切相关。然脾居中焦,喜燥恶湿,脾虚运化无权,或内外湿邪常相互影响,致湿从中生,脾失健运,湿久留不除而化热,亦可致本病的发生。口疮一病,有虚实之分。《外科正宗》曰:"口破者,有虚火、实火之分,色淡、色红之别。"另外,《景岳全书》谓:"口舌生疮,固多由上焦之热,治宜清火,然有酒色劳倦过度,脉虚而中气不足者,又非寒凉可治,故虽久用清凉,终不见效,此当察其所由,或补心脾,或滋肾水。"由此可见,口疮的病因并不单一。

二、辨证论治

口疮的辨证首要分虚实,后辨脏腑,审病求因。复发性口腔溃疡病因多端,牛阳认为不外乎湿、热、虚三者,且本病的发生与个人生活工作压力大及不规律的作息、饮食习惯密切相关,其病因一者为素体湿热,加之饮食不节,致使湿浊内生,太阴脾喜燥恶湿,湿困脾土,运化失责,湿邪久蕴而不行,从而化热,导致湿热蕴阻型口腔溃疡的发生;二者因于火,所谓火为热之源,热为火之性,火常自内而发,口属脾,舌属心,心属火,心火积热,日久不得发散,攻冲上焦,亦可致口舌间生疮;三为平素素体亏虚,劳累过度,导致脾胃虚弱,运化无力,或胃阴亏虚,虚火上炎,上炎口舌而生疮。

1.湿热蕴阻证

此证临床最多见，表现为溃疡散发，疮面色红，有溃烂，咽喉肿痛，饮食困难，口干口渴，伴口中黏腻不爽，小便短赤，大便黏，舌红苔黄腻，脉濡数。治宜清热利湿，解毒收疮。牛阳辨证应用甘露消毒丹加减，疗效显著。方药如下：陈皮15g，厚朴12g，滑石20g，清半夏12g，淡竹叶10g，茵陈15g，木通10g，石菖蒲15g，郁金15g，党参12g，连翘12g，浙贝母15g，射干10g，杏仁12g，白蔻仁15g，薏苡仁30g，薄荷6g，甘草10g。

2.心火上炎证

本证临床表现为舌上、舌边溃疡，色赤，疼痛难忍，影响进食，伴见心烦不安，口干欲饮，小便短黄，便秘，舌尖红，苔黄，脉数。治宜清心凉血，泻火解毒。方用泻心导赤散加减。方药如下：黄连12g，生地黄15g，通草10g，甘草6g。其中，黄连泻心火，生地黄凉血，通草起导热下行之功效，甘草6g调和诸药。另根据临床兼症予以加减，如尿少者，加车前子、滑石利尿泄热；口渴甚者，加石膏、天花粉清热生津等。

3.气阴亏虚证

本证主要表现为口腔溃疡或糜烂，周围色不红或微红，反复发作或迁延不愈，伴见神疲颧红、口干不渴，舌红，苔少或花剥，脉细数。治宜滋阴降火，补气养阴。用六味地黄丸加减治疗。方药如下：熟地黄15g，山茱萸12g，山药20g，茯苓20g，牡丹皮15g，泽泻12g，生甘草10g。方中熟地黄、山茱萸滋阴补肾；山药、茯苓益气补阴、扶正健脾；牡丹皮、泽泻泻肝肾之虚火；生甘草调和诸药。亦可根据兼症不同予以加减，如心阴不足者，加麦冬、五味子养心安神；脾阴不足者，加石斛、沙参养脾生津等。

三、验案举隅

李某，男，27岁，2015年6月23日初诊。

主诉：口腔溃疡散发3年。

现病史：患者有口腔溃疡病史3年，曾反复发作多次，近日在无明显诱因情况下，口腔溃疡再发，自觉口腔疮面灼热疼痛，影响进食，口中黏腻不爽，发热，体温38℃，胃纳不佳，伴腹泻，小便可，大便黏。查见口腔溃疡散发，疮面色红，有溃烂。舌红偏胖，苔黄腻，脉濡数。

西医诊断：复发性口腔溃疡。

中医诊断：口疮，证属湿热蕴阻。

治法：清热利湿，解毒收疮。

处方：甘露消毒丹加减。陈皮15g，厚朴12g，滑石20g，清半夏12g，淡竹叶10g，茵陈15g，木通10g，石菖蒲15g，郁金15g，党参12g，连翘12g，浙贝母15g，射干10g，杏仁12g，白蔻仁15g，薏苡仁30g，薄荷6g，甘草10g。7剂，每日1剂，水煎服。

2015年6月30日二诊：患者服药7剂后，诉症状明显好转，无发热，无其余不适。

处方：继服上方1个疗程。

2015年7月14日三诊：患者诸症状基本消除。

处方：上方去浙贝母、射干。继服14剂以清热利湿。

1个月后随访，患者口疮已愈。

按语：口疮的病变部位虽只在口腔，却与五脏六腑有密切的联系。脾开窍于口，其华在唇，两颊属胃，齿龈属大肠。由此可见，口疮的发病与脾胃功能变化紧密相关。临床就诊的患者多是中青年人，体形偏胖，问诊得知，皆是平时嗜食肥甘厚味，或过食辛辣厚味之人，致使脾胃功能受损，运化失常，致湿从中生，郁久化热，进而导致火热上炎，口腔溃烂。牛阳认为，湿热蕴阻型口疮的发生亦与季节变化有关，尤易发生在夏暑季节。夏月暑气当令，气候炎热，雨湿亦多，脾胃本多呆滞，湿热外邪更易使脾胃受损，导致湿邪内困，郁久化热。湿热蕴阻型口疮，临床表现多为溃疡散发，疮面色红，有溃烂，伴口中黏腻不爽，小便短赤，大便黏，舌红，苔黄腻，脉濡数，皆为一派湿热之象。湿热内蕴，日久不散，上蒸于口，则见口腔溃烂、色红；热盛伤阴，故口渴，然体内湿邪为患，则但欲饮水而不欲咽；湿热下蕴，则小便色赤，大便秘结；舌红苔黄腻、脉濡数，亦为湿热蕴阻的征象。因此，牛阳注重三焦并治，采用甘露消毒丹加减，分治三焦，遵循叶天士"治上焦如羽，治中焦如衡，治下焦如权"的原则，遣方用药独具特色。治上焦予连翘清热燥湿；治中焦予石菖蒲、白蔻仁行气化湿，悦脾和中，令气畅湿行；治下焦予木通助滑石清热利湿，导湿热从小便而去，同时与清肺利咽之射干、贝母合用。诸药配伍应用，共奏清热燥湿、解毒收疮之功。牛阳考虑到患者发热伴腹泻，故区别于原方药物组成，改川贝母为浙贝母，二者均具有清热化痰、散结之功效，但浙贝母苦寒清热泻火之力更强，配以射干，解毒散结利咽之效更显。同时，浙贝母具有较强的抗炎、抗溃疡、止泻之功。临床用药，牛阳善重用滑石，滑石体滑主利窍，味淡主渗热，能荡涤六腑而无克伐之弊。现代医学表明，滑石粉具有保护疮面、吸收分泌物、促进结痂的作用。

第十四节　斑秃辨治经验

斑秃俗称鬼剃头、鬼舐头等，中医学称其为油风，是临床上一种骤然发生的非瘢痕性的局限性脱发性疾病。患者一般无自觉症状，偶有头皮轻度麻、痒感。斑秃的病因尚不完全清楚，可能是神经中枢功能障碍所致，与精神及心理因素、内分泌障碍、自身免疫及遗传因素等有关。中医学认为，其多由肝肾不足、精血亏虚，或脾胃虚弱、气血生化无源，致血虚生风，发失所养；或肝气郁结，气机不畅，血液运行推动不利，致气滞血瘀，血不能濡养头发而致局部发落。

一、病因病机

中医学古代文献中并没有与斑秃相对应的病名，《诸病源候论》中提出了"鬼舐头"之名；《外科正宗》中提出了"油风"病名。《外科证治全书》中写道："油风，又名鬼剃刺，俗称落发。"因此，可将斑秃归属于中医学"油风""头风""鬼舐头"等范畴。中医学古籍对斑秃病因病机的记载如下。《素问·上古天真论》曰："……肾气实，发长齿更……肾气衰，发堕齿槁。"《灵枢·本神》云："肝藏血。"《素问·六节藏象论》载："肾者……精之处也，其华在发。"《诸病源候论》载："若血气衰弱，经脉虚竭，不能荣润，故须发秃落。"《医宗金鉴》载："毛孔开张，邪风乘虚袭入，以致风盛血燥，不能荣养毛发。"《医林改错》提道："头发脱落，各医书皆言伤血，不知皮里肉外血瘀，阻塞血路，新血不能养发，故发脱落。"本病病机多因血热生风，风气窜于颠顶，发根失于阴血濡养，导致风动发落；或气血亏虚，发失所养；或肝肾不足，精不化血，血虚不能养发，发失生长之源，故而脱发。中医学认为，有诸内，必形诸于外。头发的生长荣弱和脏腑、气血的盛衰关系密切。

二、辨证论治

多年来牛阳对温病理论进行研读和挖掘，并长期在临床中对大量临床病例进行研究，尤其是在中医学内科杂病及皮肤病等方面，颇有心得。通过对临床患者的体质及生活习惯的观察，牛阳发现，临床中大多数斑秃患者因生活压力和长期的肥甘厚腻饮食，导致其体质偏于湿热，故其病机多属湿热阻滞夹郁。尽管古代医家认为斑秃的病因病机为实则外感风邪、血瘀所致，虚则肝肾不足、气血亏虚所致，但牛阳结合临床病证，认为斑秃也可由湿热阻滞、肝失条达所引起，其治疗选用《温病条辨》中的三仁汤加减治疗，并结合临床兼症灵活加减运用。

本病患者常因生活工作压力，致情志失调，肝气郁结；因生活条件的不断改善，长期不良饮食习惯，多食肥甘辛辣之品，故使脾失运化，湿热阻滞。肝为刚脏，肝失疏泄，肝气郁结，导致情志异常，而强烈长久的情志刺激可使肝失疏泄，导致肝郁气滞；加之斑秃影响外形美观，故因病致郁。脾失运化，津液输布代谢障碍，久而形成痰湿等病理产物；气机郁滞，日久化火，与湿相合而形成湿热。因此，本病属湿热阻滞夹郁证，在治疗上主选三仁汤以宣上、畅中、渗下，引湿热之邪外出；配以疏肝解郁、宁心安神之品以调畅患者情志，疏达气机，解除郁滞；兼用健脾化湿之品以助脾胃运化和津液输布功能。全方合用，共奏清利湿热、宣畅气机、疏解肝郁之效。此外，梅花针是在古代九针中的镵针基础上发展而来的，通过叩刺皮肤表皮层至皮肤微微泛红，并不损伤筋肉。临床中常采用梅花针叩刺来刺激头皮末梢神经，以激发和调节神经系统，促进血液循环，从而达到治疗的目的。

三仁汤源于吴鞠通《温病条辨》。该书载："身重疼痛，舌白不渴，脉弦细而濡，面色淡黄，胸闷不饥，午后身热，状若阴虚，病难速已，名曰湿温……三仁汤主之。"三仁汤为湿温初期，邪在气分，湿重于热的常用方剂，其原方组成为："杏仁五钱，飞滑石六钱，白通草二钱，白蔻仁二钱，竹叶二钱，厚朴二钱，生薏苡仁六钱，半夏五钱。"此方中杏仁行气化湿，白蔻仁芳香化湿行气，薏苡仁健脾渗湿利水，三仁合用共为君药，以奏宣上焦肺气、畅中焦脾气、渗下焦湿热之效。滑石、通草、竹叶淡渗利湿，共为臣药，以增强君药清热利湿之功。半夏、厚朴共为佐药，行气除满，化湿散结。综合全方，体现了三焦宣上、畅中、渗下的配伍特点，使三焦畅通，以达奇效。秦伯未在《谦斋医学讲稿》中提到，三仁汤为湿温病的通用方，其配伍组方中用杏仁以开宣肺气；白蔻仁、厚朴、半夏以温通畅中；薏苡仁、通草、滑石以渗下焦湿热。虽三焦兼顾，但更偏向畅中焦脾气。

三、验案举隅

患者，女，36岁，2014年9月23日初诊。

主诉：脱发1年。

现病史：患者1年前因生活不规律出现明显脱发，多次诊治疗效不明显。1周前，患者因工作之事生气后，枕部出现2处蚕豆大小头发脱落，头皮瘙痒，发质油性较大，伴心烦易怒、口干、口苦。患者体质偏胖，平素喜食辛辣刺激之品，纳食可，睡眠欠佳，多梦易醒，大便黏腻，不成形，月经期伴有乳房胀痛。舌体胖，质红，苔黄略厚腻，脉沉滑。

西医诊断：斑秃。

中医诊断：斑秃，证属湿热阻滞夹郁。

治法：清利湿热，疏肝解郁。

处方：三仁汤合丹栀逍遥散加减。生薏苡仁30g，白蔻仁15g，滑石（先煎）、茯苓各20g，杏仁、清半夏、淡竹叶、通草、炒栀子、炒白芍各10g，酸枣仁25g，炒牡丹皮、柴胡、远志各12g，厚朴、生甘草各6g。7剂，水煎服，每日1剂，早晚分服。配合使用梅花针叩刺，轻叩至头皮泛红即可，每日2次。嘱患者清淡饮食，调畅情志，忌辛辣刺激食物。

2014年9月30日二诊：患者诉头枕部可见少许新生头发，口干、口苦较前减轻，偶有心烦，发质油性仍偏大，头皮瘙痒减轻，纳食可，睡眠较前明显改善，大便正常。舌尖红，苔黄略腻，脉滑。

处方：上方去淡竹叶；加黄芩、玫瑰花各10g；酸枣仁减至15g。14剂，水煎服，每日1剂，早晚分服。继续配合使用梅花针叩刺，轻叩至头皮泛红即可，每日2次。嘱患者清淡饮食，调畅情志，忌辛辣刺激食物，月经期继续口服中药治疗。

2014年10月14日三诊：患者诉头枕部头发长出良好，无发质油腻感，无头皮瘙痒，偶有心烦，纳食可，睡眠调，二便正常。舌尖略红，苔薄白，脉滑。

处方：上方去厚朴、滑石、黄芩、酸枣仁、玫瑰花；加陈皮、炒白术、生山楂各15g。14剂，水煎服，每日1剂，早晚分服。继续配合使用梅花针叩刺，轻叩至头皮泛红即可，每日2次。嘱患者清淡饮食，调畅情志，忌辛辣刺激食物，月经期继续口服中药治疗。

后随访2个月，患者诉头发长齐，无脱发。

按语：本案属湿热阻滞夹郁证，患者体质偏胖，平素喜食辛辣刺激之品，且症见发质油性较大，大便黏腻，不成形，舌体胖质红，苔黄略厚腻，脉沉滑，均为湿热之象；加之患者生活不规律，因工作之事生气后出现斑秃，伴口干、口苦，心烦易怒，多梦易醒，均因情志失调导致肝气郁结。因此，治疗选用三仁汤以宣畅气机、清利湿热，配合丹栀逍遥散以疏肝解郁。方中加酸枣仁、远志以养心安神，玫瑰花以宁心健脾利水，黄芩以清心火，陈皮、炒白术以健脾益气，生山楂以消滞降脂。全方配伍，以达清利湿热、调畅气机、疏解肝郁之效。配合梅花针叩刺，刺激头皮末梢神经，促进血液循环，从而达到治疗的目的。

第十五节　结节性红斑辨治经验

结节性红斑是一种由真皮深层中、小血管和脂膜炎症引起的结节性皮肤病，好发于小腿伸侧，很少发生于大腿及前臂。结节性红斑好发于中青年女性，年龄以20～40岁居多。临床表现以局部温度升高，自觉疼痛和压痛为主。西医学认为，结节性红斑的发病与感染密切相关，特别是溶血性链球菌，其他可能的病原微生物有病毒、衣原体、真菌等；药物如溴剂、碘剂、磺胺类及口服避孕药等也可能与本病有关。本病发病机制不明，目前认为是对致病性微生物、药物等变应原的迟发性超敏反应。中医学古代文献中虽无"结节性红斑"病名，但其临床表现在医籍中有相似描述。虽然本病的中医学辨证分型尚未统一，但中医学可运用内治、外治、内外合治方法治疗本病，具有一定优势。

一、病因病机

中医学古代文献中没有关于"结节性红斑"的明确病名记载，但是从其临床表现来看，类似中医学古籍中的"瓜缠藤""三里发""肾气游风""湿毒流注"等疾病。《医宗金鉴》载："此证生于腿胫，流行不定，或发一二处，疮顶形似牛眼，根脚漫肿……若绕胫而发，即名瓜藤缠。"再如《证治准绳》载："或问：足股生核数枚，肿痛久之，溃烂不已何如？曰：此名瓜藤缠……"《疡医大全》载："《鬼遗方》云：三里两处起痛疽名三里发。初发如牛眼睛，青黑五七日，破穴出黑血汁脓，肿攻膀肚连腿里，拘急冷痛。"《医门补要·肾气游风》载:"足胫皮肤红肿坠痛,为肾气游风。"《外科心法·流注》载:"一子年十九,腰间肿一块,无头不痛,色不变,三月不溃……名曰湿毒流注。"《医宗金鉴》认为,本病的病因病机是"由劳力伤筋,胃热凝结而成";《疡医大全》载:"《鬼遗方》云:此因伤筋气劳力所成。"由此可见,本病为劳力伤筋,肝气受损,木不抑土,脾胃内生热邪,沿足阳明胃经下注于足胫而成。明代王肯堂认为,本病属足太阳经,是脏腑之湿热流注下部所致。《医宗金鉴》认为,肾气游风由肾虚之人相火内蕴,外受风邪及膀胱气滞而成。《医门补要》认为,本病是"脾肾两虚,气血错乱,湿邪内扰,每临暑湿之令,外湿激动内湿"所致。由此可见,外感病邪主要是风、寒、暑、湿、火,内伤主要是肝、脾、肾受损湿毒内生。六淫之邪可单独致病,正如《证治准绳》云:"寒湿暑气侵入腠理而成。"外邪也可与内伤同时致病,既可形成实证,也可形成虚实夹杂证。因此,本病发病部位在肌肉腠理之间,邪气与肌腠相搏击而形成红斑,脏腑主要责之于肝、脾、肾三脏,与足之三阴三阳经有密切关系。

二、辨证论治

牛阳认为,结节性红斑病程有局限性且易于复发,病因为外感风邪,内生痰湿、热毒及血瘀,其基本病机为痰湿壅盛,热毒瘀阻,故在治疗上当清热化湿,活血通脉,结合兼症灵活加减用之。现代人饮食不节,且喜食肥甘厚味,故易损伤脾胃。脾胃为后天之本,主四肢肌肉,故本病好发于四肢,临床表现以四肢红色疼痛性炎性结节为主。另外,湿为阴邪,易阻滞气机,损伤阳气,其性重浊、黏滞、趋下,故结节性红斑患者多发热,头痛头重,身重如裹,纳呆,大便溏薄,舌苔腻,且病情反复发作,难于根治。由于痰湿壅盛,郁久化热,产生热毒,故本病表现为结节肿痛，湿、热、瘀、毒相互交结，以致本病久久难愈。

甘露消毒丹首载于清代魏之琇所著《续名医类案》。清代王士雄《温热经纬》载："此治湿温时疫之主方也……温湿蒸腾，更加烈日之暑，烁石流金，人在气交之中，口鼻吸受其气，留而不去，乃成湿温疫疠之病，而为发热倦怠、胸闷腹胀、肢酸咽肿、斑疹身黄、颐肿口渴、溺赤便闭、吐泻疟痢、淋浊疮疡等证。"甘露消毒丹原方主治湿温时疫、湿热并重之证，为治疗夏令暑湿常用方，有利湿化浊、清热解毒之功，用于湿热并重、疫毒上攻之证。全方从上、中、下三焦分利湿热，既有清上焦湿热的黄芩、薄荷，又有化中焦之湿的藿香、白蔻仁、石菖蒲；更有利下焦湿热的木通、茵陈、滑石。全方利湿清热，芳香行气悦脾，寓气行则湿化之意；佐以解毒利咽之品，令湿热疫毒俱去，诸症自除。该方广泛运用于由温热之邪引起的内科疾病，临床疗效满意。现代临床将甘露消毒丹应用于皮肤科疾病尤其是证属湿热毒邪者，疗效显著。

牛阳认为，甘露消毒丹虽为治疗湿温时疫之方，但其符合结节性红斑的病机，遵循异病同治原则和分消走泄治法，故选用此方。同时，又要对它表现出来的标证湿热毒瘀进行治疗，标本兼治，才能达到良好的临床效果。此外，应嘱咐患者平素饮食宜清淡，禁食辛辣刺激、肥甘厚味之品，还应保证充足的睡眠，勿劳累，适量运动，提高免疫力。

三、验案举隅

余某，女，64岁，2018年7月26日初诊。

主诉：双下肢散在皮下红色结节和斑块反复发作半个月。

现病史：患者外感后出现双下肢散在皮下红色结节和斑块反复发作。患处灼热且疼痛明显，伴有口干、口苦，口中黏腻不爽，纳差，不思饮食，大便干，小便黄，夜眠尚可。查见双下肢轻度水肿，可见散在、大小不等的结节红斑，色鲜红，触之肤温高，按之疼痛。舌红略胖，苔白腻，脉滑数。

西医诊断：结节性红斑。

中医诊断：瓜藤缠，证属痰湿蕴结，热毒瘀阻。

治法：化痰除湿，清热解毒，活血通络。

处方：甘露消毒丹加减。滑石（先煎）20g，黄芩10g，茵陈12g，通草20g，白蔻仁15g，石菖蒲15g，藿香10g，连翘12g，浙贝母15g，生地黄15g，郁金12g，炒牡丹皮12g，玄参10g，法半夏10g，生甘草6g。7剂，水煎服，每日1剂，早晚分服。嘱患者外出避风寒，以免再次外感，禁食辛辣刺激、肥甘厚味之品。

2018年8月7日二诊：患者诉服药后结节处灼热感明显缓解，疼痛较前减轻，夜间仍甚，双下肢再无新发结节。无口干，仍有口苦、口中黏腻感，纳食较前改善，仍欠佳。查见双下肢水肿已消，红斑颜色呈淡青色，触皮损处肤温略高。舌淡略胖，苔白腻，脉弦数。

处方：上方加桃仁12g，红花10g，生山楂10g，佩兰12g，藿香改为12g，增强祛瘀化湿之效。7剂，水煎服，每日1剂，早晚分服。

2018年9月4日三诊：患者服药后结节、红斑全无，仍有口苦、口中黏腻不爽，纳食欠佳。舌淡苔白腻，脉弦滑。

处方：上方去桃仁、红花、生山楂；加生薏苡仁30g，金银花10g，淡竹叶10g。7剂，水煎服，每日1剂，早晚分服。

随访2个月，患者症状无复发。

按语：本病属外感后热邪入里，内郁热毒，热毒炽盛，煎灼津液，而现结节、红斑，色鲜红，肤温高，故辨证为痰湿蕴结，热毒瘀阻。湿热之邪，因湿性黏腻，氤氲弥漫，阻滞气机，故易导致三焦气化失权，水道不通之变，其治疗应从祛除湿邪、通利三焦水道入手，故重用滑石、通草、茵陈以利水通淋，利湿清热；白蔻仁芳香化湿，行气畅中，畅中焦之脾气；浙贝母、连翘宣通肺气。二诊时，疼痛夜间尤甚，乃属湿瘀胶结；加桃仁、红花、生山楂，意在以活血化瘀治其果，佩兰、藿香治其因。三诊时症状基本平复，仍有口苦、口中黏腻感等不适，故重用生薏苡仁继助脾胃运化中焦湿热。

第十六节　痤疮辨治经验

痤疮又称粉刺、青春痘，是一种毛囊皮脂腺单位的慢性炎症性疾病，多于青春期开始发病，以发于面部和胸、背等部位的粉刺、丘疹、脓疱及结节、瘢痕等多种皮损为主要表现。古代医家对于痤疮的论述最早可追溯于《素问·生气通天论》："劳汗当风，寒薄为皶，郁乃痤。""汗出见湿，乃生痤痱。"中医学称其为肺风粉刺、酒刺、风刺、面疮等。

一、病因病机

肺主皮毛，主通调水道，为水之上源。面部痤疮虽表现在面部肌肤，但与肺、脾、肝等脏腑功能的失调有非常密切的关系。肺经风热是主要病机，肺经风热，肺气不清，血热郁滞，集结于面，发为痤疮。因此，古代医家又将痤疮称为肺风粉刺。《医宗金鉴》认为："此证由肺经血热而成，每发于面鼻，起碎疙瘩，形如黍屑，色赤肿痛，破出白粉汁，日久皆成白屑，形如黍米白屑。"治疗常宜疏风宣肺，清热解毒。有医家认为，女性肝升降疏泄异常与痤疮的发生关系密切，经前易出现肝气郁结，气郁则化火，火性炎上，循肝经上行到面部，导致痤疮发生，故治疗时要注意女性的特殊生理情况。还有医家认为，素体阳热偏盛，加上青春期生理功能旺盛，营血日渐偏热，血热外壅，气血瘀滞，蕴于肌肤，可导致痤疮发生。此外，本病还与脾虚湿蕴、胃肠积热有关，治疗上应考虑上焦肺、中焦脾胃、下焦大肠之间的联系。

牛阳认为，痤疮与年龄、饮食、环境等多种因素有关，人们生活习惯、饮食结构的改变，饮食不规律，喜食辛辣厚腻或寒凉之品，伤及脾胃，导致脾胃运化功能失调，湿热内蕴，郁而化热。湿热循经上蒸，蕴阻于颜面血络，形成痤疮。起居无常，电脑、手机辐射亦是诱导痤疮发生的不良因素。牛阳强调，应根据痤疮发生发展的不同阶段采取不同治法：痤疮初起，重在宣畅气机，兼以化湿；病程较久，可有瘀滞，既要清利湿热，又要佐以活血化瘀消斑，同时要注重调理月经，疏肝解郁。

二、辨证论治

痤疮为临床常见疾病，个体发病差异性较大，但仍有一定的规律性可循。尽管痤疮临床辨证复杂多样，但就其感受火邪、热毒等病因及病机传变特点而言，该病符合温病范畴。因此，运用温病卫气营血辨证和三焦辨证理论对于痤疮的临床治疗有一定的指导意义。牛阳在治疗此病过程中，并没有固定地选取一种治疗方法，而是根据患者的症状表现，四诊合参，辨证选方。他认为，疾病是复杂而又简单的，在面对患者的多个症状表现时，要抓住其最核心的病机，以证求方，选择最合适的方剂加减应用，而不是死板地以方对病进行对应性治疗。这也是中医学较西医学治病的优势所在。

治病必求其本。牛阳在临床治病时善用温病辨证理论与脏腑辨证相结合的方法，根据多年的临床实践经验，总结出了痤疮的

5种辨证类型。

1.邪热壅肺证

上焦肺主气，合皮毛，素体肺气旺盛，又嗜食辛辣，火灼肺津，伴胃经蕴热，肺胃热盛，里热外蒸，发于面部为痤疮。

本证多见于青春期或年轻患者。初期可见痤疮如米粒状或较大，色红，或有脓疱，多发于面颊部、胸背部，可伴见局部痒痛、油脂分泌过多，舌红，苔黄，脉数，或见小便黄、大便秘结等。牛阳认为，本证以实证为主，属气血壅盛，宜采用清泻之法，泻火解毒，方用银翘散加减。银翘散原属风温邪气袭肺卫证所用方，在治疗属肺热的痤疮时去淡豆豉，加入牡丹皮、生地黄、大青叶等共奏清泻肺热之效。若胃热较明显，用清胃散合三黄泻心汤加减应用。黄芩、黄连、大黄均属苦寒之品，泻三焦之火；升麻清热解毒，升而能散，宣通郁遏伏火；配以生地黄凉血滋阴，牡丹皮凉血清热，当归养血和血；全方共奏清热泻火、清胃凉血之效。

2.肝经郁热证

叶天士在《临证指南医案》中提出："女子以肝为先天。"中焦肝为风木之脏，主疏泄，喜条达而恶抑郁，为冲脉之本。肝郁则气滞，怒则伤肝，气郁化火，肝火上犯于肺，上炎面部，可诱发痤疮，或者加重其病情。《灵枢·经脉》告诉我们，肝经在面颊、口周、前额、胸背部均有循行，正好与痤疮好发部位相符。

此证多见于女性患者，皮损以红色丘疹为主，可伴瘙痒、疼痛，多发于面颊部及下颌部，而且其发生及轻重通常与月经周期有关，并伴有月经不调、乳房胀痛、经前烦躁易怒，舌红或暗，脉弦数。方用丹栀逍遥散加减，疏肝理气，养血清热，调和冲任。逍遥散疏肝理气，柔肝养血；牡丹皮、栀子清热凉血。对症治之，使肝气畅达、气血调和、郁火得清。如见便秘重者，加大黄、芦荟等；心火旺盛者，加柏子仁、莲子心。

3.湿热壅盛证

脾为后天之本，主运化，可升清降浊。患者饮食不节，过食肥甘厚腻、生冷、辛辣之品，伤及脾胃，运化功能受损，水湿津液内停，郁久化热，湿热上蒸于面，发为痤疮。《诸病源候论》载："脾主肌肉……内热则脾气温，脾气温则肌肉生热也；湿热相搏，故头面身体皆生疮。"

此类痤疮多发于面部及后背部，患者多体胖，汗多，面部及头发易出油，可伴见体倦乏力，大便黏腻不畅，舌苔厚腻，脉濡或滑。治疗以三仁汤为基础方清利湿热。方用杏仁宣上焦肺气；白蔻仁、半夏、厚朴燥湿化浊并理中焦之气；生薏苡仁、滑石、通草淡渗利湿。若痤疮出现溃破，可加入清热解毒、化瘀的药物。三仁汤原治疗湿温初起，邪在气分，湿重于热证，而由于生活条件及饮食等原因，痤疮属湿热壅盛证多见，故临床应用加减三仁汤治疗湿热壅盛型痤疮疗效较好。

4.营阴内热证

本证由气分病缠绵不愈，内传营分，营阴受损，热窜血络而发。《温热论》载："营分受热，则血液受劫，心神不安，夜甚无寐，或斑点隐隐。""在卫，汗之可也……到气才可清气，入营尤可透热转气……"

本证临床常见痤疮小，色红或暗，瘙痒，伴见身体燥热，心烦少寐，口干，舌绛少苔，脉细数。治以清营解毒，透热养阴，方用清营汤加减。方中犀角（现用替代品）咸寒，解营分热毒，凉血散瘀，且能滋阴；玄参滋阴凉营，降火解毒；连翘、金银花、淡竹叶可轻宣透邪，清热解毒，可使邪热之气透出气分而解；生地黄、麦冬凉血滋阴；丹参养血活络。临床应用清营汤并不拘泥于原书中所论的病证，只要把握住气分热邪未尽，初入营分，耗伤营阴的基本病机特点，凡具有清营汤主症者无论外感内伤之病皆可用之。牛阳在临床应用过程中，常加入适量活血药物，效果更佳。

5.肾阴不足证

劳倦伤肾，肾精暗耗，肾阴亏损，阴虚火旺，或肝郁化火，耗伤阴血，又因肝肾同源、精血同源，肾精耗损，相火偏旺，虚火上炎，发为痤疮。

此型痤疮外观皮损较轻，小而且密集，伴有手脚心热，体瘦，用六味地黄丸加减治疗。方中重用熟地黄滋阴补肾，填精益髓，山茱萸滋养肝肾，山药健脾益气，三药共补；配以泽泻利湿泄浊，并可防止熟地黄滋腻太过，茯苓健脾祛湿，牡丹皮清泻相火，三药共泻；全方补重于泻，共达滋补肾阴之效。若阴虚热甚，加知母、黄柏、菊花等以泄热。本证多见于女性青春期后。

三、验案举隅

患者，女，24岁，2017年7月18日初诊。

主诉：面部痤疮1月余。

现病史：患者1个多月前面部出现痤疮，有疼痛感，无明显瘙痒，口中黏腻，无口干、口苦，食欲尚可，喜食辛辣，时有自汗，大小便正常，有胸闷感，体形偏胖，面部油腻暗淡。痤疮主要分布于前额、鼻翼两侧及口周，颜色红，无溃烂。舌质淡红，舌边有齿痕，左右脉皆滑。

西医诊断：痤疮。

中医诊断：肺风粉刺，证属湿热内阻，郁于上焦。

治法：清热化湿。

处方：三仁汤加减。杏仁、白蔻仁各12g，薏苡仁30g，陈皮12g，厚朴10g，黄芩12g，滑石（先煎）20g，法半夏、通草、淡竹叶各10g，生甘草6g。14剂，水煎服，早晚温服，每日1剂。嘱清淡饮食，禁食生冷、辛辣刺激的食物，规律作息。

2017年7月31日二诊：患者自觉面部较之前清爽，油腻感明显减轻，痤疮部分减少，颜色较前变淡。舌红，舌边齿痕减少，脉滑，经前期痤疮增多。

处方：上方加生地黄15g，牡丹皮（炒）、赤芍各12g，白芍10g。7剂，水煎服，每日1剂，早晚分服。

4周后随访，患者面部油腻感明显减轻，痤疮变淡减少，胸闷、自汗消失。

按语：肺主皮毛，故面部痤疮多是肺经风热所致。本案患者患面部痤疮1月余，属发病初期，痤疮色红，伴胸闷，牛阳考虑肺经郁热，用三仁汤加减进行治疗。方中杏仁以宣畅上焦肺气；观患者体形偏胖，面部油腻，且舌体胖大，边有齿痕，脉滑，平时喜食辛辣，判断体内有湿热，故用性味芳香的白蔻仁，化湿行气，宣畅中焦脾胃之气；薏苡仁性味甘淡，淡渗利水，脾得健运，则湿热从下焦而去。此外，患者痤疮的发生与月经相关，牡丹皮、赤芍、白芍等有加强清热调经的作用。患者服药后诸症好转。湿热为痤疮发病的关键因素，三仁汤全方重在清利湿热，宣畅气机，使湿有去处，热随湿消，则疮毒亦散，诸症自除。

第十七节　带状疱疹辨治经验

带状疱疹是潜伏在感觉神经节的水痘-带状疱疹病毒经再激活引起的皮肤感染，其典型特征是沿感觉神经在相应节段引起疱疹，并伴严重神经痛，对患者的生活质量造成严重影响。病毒由于亲神经性，可长期潜伏于脊髓神经后根或脑神经节的神经元内，当宿主免疫力下降，如感冒、外伤、疲劳、感染某些传染病等时，神经节内的病毒被激发，再活化，沿感觉神经通路到达皮肤，引起该神经区的带状疱疹。带状疱疹属中医学"蛇串疮""缠腰火丹""甄带疮"等范畴。本病的相关记载最早见于隋代巢元方《诸病源候论》中。该书载："甄带疮者，绕腰生。此亦风湿搏血气所生，状如甄带，因以为名。又云：此疮绕腰匝。"皮损多为簇集成群的条带状小水疱。其表面光亮，绕以红晕，疱疹群断续延展，疱群之间皮肤正常。患者自觉灼热、疼痛，轻者可无水疱，或仅有皮肤潮红或刺痛；重者可见大疱或血疱，疼痛可持续1～2周，年老体弱者疼痛剧烈且持续时间较长。部分患者皮损消退后遗留顽固性神经痛。

一、病因病机

中医学认为，本病的主要病因病机与肝、肺、脾病变及外感湿热邪毒有关。《华佗神方》载："华佗治蜘蛛疮神方：形如蛛网，痒不能忍，先用苎麻丝搓疮上令水出。次以雄黄、枯矾等份，为末，干擦之极效。"明代陈实功《外科正宗》载："火丹者，心火妄动，三焦风热乘之，故发于肌肤之表，有干湿不同、红白之异。干者色红，形如云片，上起风粟，作痒发热，此属心、肝二经之火，治以凉心泻肝，化斑解毒汤是也。湿者色多黄白，大小不等，流水作烂，又且多疼，此属脾、肺二经湿热，宜清肺、泻脾、除湿，胃苓汤是也。腰胁生之，肝火妄动，名曰缠腰丹，柴胡清肝汤。外以柏叶散、如意金黄散敷之。"

二、辨证论治

带状疱疹是临床常见的皮肤病，属病毒感染，具有自限性。多因情志内伤，肝胆热盛，肝气郁结，肝郁化火，外溢肌肤而发；或因过食辛辣刺激，脾失健运，脾湿郁久，湿热内蕴而发。牛阳认为，中医学治疗带状疱疹效果显著，在缩短病程、减轻疼痛方面效果良好。对于本病的治疗，早期多以清利肝胆湿热为主，后期多以活血化瘀止痛为主。临床应用清营汤，不必拘泥于原书中所论病证，只要把握住热邪未尽、初入营分、耗伤营阴的基本病机，一般都能获得较好的临床效果。

1.龙胆泻肝汤治疗急性期带状疱疹

龙胆泻肝汤之方名最早见于《兰室秘藏》，而现用之龙胆泻肝汤源自《校注妇人大全良方》，后为《医方集解》所引。《医方集解》载龙胆泻肝汤："治肝胆经实火湿热，胁痛耳聋，胆溢口苦，筋痿，阴汗，阴肿，阴痛，白浊溲血。"原方药物：龙胆草（酒炒）、黄芩（炒）、栀子（酒炒）、泽泻、木通、车前子、当归（酒洗）、生地黄（酒炒）、柴胡、甘草（生用）。方中龙胆草大苦大寒，主入肝经，既能泻肝胆实火，又能利肝胆湿热，是为君药。黄芩、栀子苦寒泻火，清肺与三焦之热，共为臣药。泽泻、木通、车前子渗湿泄热，导热下行；实火所伤，损伤阴血，当归、生地黄养血滋阴，邪去而不伤阴血，共为佐药。柴胡疏肝经之气，又能平少阳之热，并能引诸药归肝经；甘草调和诸药，共为佐使药。选用龙胆泻肝汤治疗带状疱疹急性期，应符合其肝胆湿热的辨证。临床表现常有疱疹灼热刺痛，皮损鲜红；心烦易怒，口苦咽干；舌质红，苔黄厚或腻，脉弦滑数。现代药理研究报道，龙胆泻肝汤能抗炎，抗感染，抗氧化，清除有害自由基，对免疫系统产生积极作用，故用其治疗带状疱疹疗效显著。

2.清营汤治疗带状疱疹后期后遗神经痛

清营汤出自清代吴鞠通《温病条辨》。《温病条辨》载："脉虚，夜寐不安，烦渴，舌赤，时有谵语，目常开不闭，或喜闭不开，暑入手厥阴也。手厥阴暑温，清营汤主之。舌白滑者，不可与也……清营汤方（咸寒苦甘法）：犀角三钱，生地黄五钱，玄参三钱，竹叶心一钱，麦冬三钱，丹参二钱，黄连一钱五分，银花三钱，连翘二钱（连心用）。水八杯，煮取三杯，日三服。"方中犀角（现用替代品）味苦、酸、咸，性寒，主入心、肝二经，能清解营分热毒，是为君药。生地黄凉血滋阴，麦冬清热养阴生津，玄参滋阴降火解毒，三药合用，既能甘寒养阴生津，又能助君药清营凉血解毒，共为臣药。金银花、连翘、淡竹叶清热解毒，轻清透泄，使营分热邪有外达之机；黄连清心解毒；丹参清热凉血，活血散瘀，可防热与血结。以上5味共为佐药。清营汤本是治疗热入营分的方剂，而用其治疗带状疱疹后期后遗神经痛，是因该病急性期邪热较盛，后期伤及营阴，多出现患处夜间疼痛加重、舌绛等热入营血的表现，又因其皮损处颜色鲜红，与营分证之斑疹隐隐极为相似。因此，选用清营汤是牛阳治疗带状疱疹后遗神经痛的一个创新之处。此外，清营汤在治疗其他皮肤病中应用较广，主要治疗过敏性紫癜、药物性皮炎、银屑病、痤疮、接触性皮炎等，其皮损特点为皮疹鲜红、瘙痒、皮肤潮红，或皮损边缘有红晕等。

三、验案举隅

林某，女，37岁，2016年9月26日初诊。

主诉：右侧手臂生不规则暗红色水疱2周。

现病史：患者2周前无明显诱因右侧手臂生不规则暗红色水疱，疼痛剧烈，患处涂抹炉甘石无效。患者怀孕32周，伴右半身疼痛。刻下症见：患处接触性刺痛、热痛，心烦易怒，口苦咽干，眠差，食纳不香，大便干黑，小便黄赤。舌暗边尖红，舌苔黄略腻，脉细。

西医诊断：带状疱疹

中医诊断：蛇串疮，证属肝胆湿热。

治法：清利肝胆，祛湿热毒邪。

处方：龙胆泻肝汤加减。龙胆草10g，黄芩10g，泽泻10g，炒栀子12g，当归15g，通草10g，车前子10g，醋柴胡12g，生地黄15g，炒牡丹皮10g，甘草6g。7剂，水煎服，每日1剂，早晚分服。嘱患者忌食辛辣、鱼腥发物等，宜清淡饮食。

2016年10月10日二诊：患者服药后症状明显减轻，热痛消失，手臂酸麻，手指刺痛不适，口略干不渴，大便略干，小便不黄，眠差易醒。舌红偏暗，苔白，脉细。

处方：上方去通草；加赤芍12g，白芍12g；甘草用量调整至10g。7剂，水煎服，每日1剂，早晚分服。

2016年11月7日三诊：患者于10月26日顺产，现右臂抬起略有疼痛，酸困不适，夜间加重，患处皮损颜色鲜红，汗多。产后恶露已尽，无口苦，纳可。舌绛，舌尖红，苔薄白，脉细数。此属带状疱疹后遗神经痛，证属瘀热互结。治以清热活血祛瘀。

处方：清营汤加减。水牛角20g，生地黄15g，炒牡丹皮12g，玄参15g，麦冬15g，金银花12g，连翘12g，淡竹叶10g，沙参12g，当归15g，川芎12g，白芍15g，赤芍12g，甘草10g。7剂，水煎服，每日1剂，早晚分服。

2016年11月14日四诊：患者无明显不适，纳可，眠安，二便如常。舌红，苔薄白，脉细数。

处方：继服上方3剂。

后随访，患者痊愈。

按语：本案患者由于处在妊娠期间，选方用药须以顾护胎元为主，故减轻大苦大寒之龙胆草的用量，且将有小毒之木通换为味甘、淡，性微寒之通草。本病后期后遗神经痛，多是血热瘀滞所致，恰逢患者产后恶露已尽，且肝经湿热症状已消，选用清营汤加减治疗其血热互结之证，瘀热尽去而诸症自愈。

第十八节　神经纤维瘤辨治经验

神经纤维瘤是一种由神经嵴细胞过度增生而导致的多系统损害的常染色体显性遗传病，病变可累及人体多个系统和部位，大多数表现为周围型，占90%，侵犯至颅内中枢神经的病例尚鲜见。

一、病因病机

神经纤维瘤可归属中医学"瘤赘""痰核""气瘤""痹证""痰证"等范畴。《素问·痹论》载："风寒湿三气杂至，合而为痹。"《旧唐书·方技传·孙思邈》载："蒸则生热，否则生寒，结而为瘤赘，陷而为痈疽。"《慎斋遗书》载："痰核，即瘰疬也，少阳经郁火所结。"《外科枢要·论瘤赘》载："……其自皮肤肿起，按之浮软，名曰气瘤。"《丹溪心法》载："痰之为物，随气升降，无处不到……凡痰之为患，为喘为咳，为呕为利，为眩为晕，心嘈杂、怔忡、惊悸，为寒热肿痛，为痞膈，为壅塞；或胸胁间辘辘有声；或背心一片常为冰冷；或四肢麻痹不仁。"《症因脉治·痰证》载："痰之为病，变化百出，皆内因七情，外感六气，中宫失清化之令，熏蒸结聚而成，须分所兼之邪治之。"《医林绳墨》载："人之气道，贵乎清顺，其痰不生。设若窒塞其间，痰必壅盛。或因风、寒、暑、湿、热之外感，或因七情、饮食之内伤，以致气逆液浊，而痰症之成焉。"脾为生痰之源，肺为储痰之器。《景岳全书》载："五脏之病，虽俱能生痰，然无不由乎脾肾，盖脾主湿，湿动则为痰；肾主水，水泛亦有痰。故痰之化，无不在脾；而痰之本，无不在肾。所以凡是痰证，非此即彼，必与二脏有涉。"

诸多医家认为，神经纤维瘤的病位主要在肺，其次在脾、肾，病机核心在于本虚标实，虚实夹杂，肺脾肾虚为本，痰浊瘀血凝滞为标，治疗时应攻补兼施，以祛痰散瘀解毒为主，益气扶正为辅。西医学治疗本病主要是针对单个巨大瘤体，以及引起疼痛、功能障碍和趋于恶性病变的肿瘤群，进行对症手术治疗，但多为改善外形与功能，难以根治。

二、辨证论治

《素问·阴阳应象大论》指出："治病必求于本。"此指在错综复杂的临床表现中，要探求疾病的根本原因，并确定正确的治法方药。本病病在肌表，而肺主皮毛，皮毛有赖于肺之精气的滋养与温煦，加之肺主气，通过呼吸运动，调节一身之气的升降出入，保持全身气机调畅，故治疗应从肺脏入手。

牛阳临证时坚持辨证论治，随症加减，以二陈汤合三子养亲汤加减治疗本病。白芥子长于行气散结，温肺化痰通络；紫苏子长于降气化痰，气降痰自消；莱菔子长于消食导滞，行气化痰；以上三药合用温肺化痰降气。法半夏辛温而燥，既能入肺燥湿化痰，治已生之痰，又能入脾燥湿化痰，治生痰之源。气顺则痰消，陈皮理气燥湿，醒脾化痰，与半夏配伍，顺气消痰。茯苓健脾渗湿，使脾主运化水湿，无生痰之源，并使水湿从下而去。甘草益气祛痰，并调和诸药。厚朴苦降下气，燥湿消痰，与半夏合用，则辛开散结，化痰消瘰。浙贝母苦寒，性偏于泄，长于消肿散结。竹茹具有清热化痰之功。由于气滞则痰凝，气行则痰消，故加用活血通络药物：当归为补血调血之良药，既可补血又可活血，血为气之母，血足而气旺，气利则痰自消；川芎调畅气血，与当归配伍则行气活血之力益彰；赤芍活血散瘀；桃仁活血作用较强，红花则长于通利血脉，两者合用增强活血祛瘀通经之效。诸药配伍，以奏温肺化痰通络之功。

三、验案举隅

李某，男，53岁，2016年5月30日初诊。

主诉：全身见咖啡色斑片及囊性肿物20年。

现病史：患者诉20年前于当地医院诊断为神经纤维瘤。刻下症见：神清，精神欠佳，面色暗，素体恶寒，全身可见咖啡色斑片及囊性肿物，无痛痒感。上述症状呈渐进性加重。口干，无口苦，纳少，睡眠尚可，二便正常。舌暗苔白略腻。查体见：全身多发咖啡色斑片，形状不规则，边界清楚，以四肢及后背部多见；躯干及四肢部可见数十个囊性肿物，呈半球形，质地较软，大者如小指腹大小，小者如米粒。

西医诊断：神经纤维瘤。

中医诊断：气瘤，证属痰浊阻滞。

治法：温肺化痰通络。

处方：二陈汤合三子养亲汤加减。白芥子12g，紫苏子12g，莱菔子12g，法半夏10g，茯苓20g，炒白术12g，陈皮15g，厚朴12g，浙贝母15g，竹茹12g，当归15g，川芎15g，赤芍12g，桃仁12g，红花10g，生甘草6g。7剂，每日1剂，水煎400mL，早晚分服。嘱患者清淡饮食，禁食辛辣刺激之品。

2016年6月6日二诊：患者诉服药后神疲乏力症状减轻，较大的囊性肿物较前缩小，纳少，睡眠好转，二便正常。舌暗，苔白略腻。沿用温肺化痰通络的治法。

处方：上方调整莱菔子用量为15g，炒白术调整为15g，以加强健脾化湿、消食导滞的功效。7剂，水煎服，每日1剂，早晚分服。嘱患者清淡饮食，禁食辛辣刺激之品。

2016年6月13日三诊：患者诉服药后无不适感，面色暗好转，周身恶寒减轻，偶感神疲乏力，咖啡色斑片仍在，囊性肿物较前明显缩小，基本如米粒大小，纳食尚可，睡眠好转，二便正常。舌暗苔白。继续温肺化痰通络治疗大法。

处方：继服上方7剂。嘱患者饮食清淡，禁食辛辣刺激之品。

治疗3个月后，患者症状较前明显好转，病情稳定，无渐进性加重，四肢偶见咖啡色斑片，后背部仍散见，躯干及四肢部的囊性肿物基本缩小至米粒大小。

按语：牛阳认为，神经纤维瘤病的基本病机是肺失宣降，痰浊阻络，应在临证时坚持辨证论治。本案患者为气瘤（痰浊阻滞），故在治疗上采用温肺化痰通络的治疗大法，以二陈汤合三子养亲汤作为基础方，加用活血通络药物进行治疗。

第十九节　耳鸣辨治经验

耳鸣是以自觉耳内或头内鸣响而周围环境中并无相应的声源为主要特征的病证。虽然我国目前没有大规模的耳鸣流行病学调查结果，但据估计，我国至少有1.2亿患者受耳鸣困扰，约占总人口的9%。因其发病原因和机制多种多样，且症状表现存在主观性，故医学界还没有公认的有效治疗手段。中医学对耳鸣的认识在《黄帝内经》中有较为详细的论述，如《素问·脉解》载："所谓耳鸣者，阳气万物盛上而跃。"又如《灵枢·口问》载："人之耳中鸣者，何气使然？"两者都是作为一个症状而非疾病出现，后《诸病源候论》将其列为耳疾中一候，耳鸣开始作为病名出现。

一、病因病机

中医学认为，耳鸣的发生与五脏六腑皆有所联系，其中与肾、肝、脾的关系最为密切。《灵枢·决气》载:"精脱者,耳聋……脑髓消,胫酸,耳数鸣。"《灵枢·海论》载:"髓海不足,则脑转耳鸣。"因肾藏精,开窍于耳,故肾精脱,耳无所养,即成耳聋、耳鸣;另外,肾主骨,骨髓上通于脑,故脑髓消,肾伤而耳鸣;若脾气虚弱,气血生化之源匮乏,或气虚下陷,清阳不升,不能濡养耳窍,亦会病发耳鸣。总而言之,耳鸣之病与五脏有关,有虚实之分,虚者多由脏腑不足,气血失充,导致清窍失于濡养,实者多因外邪侵扰或者脏腑失调,产生风、热、痰、瘀等,蒙闭清窍。

牛阳认为,古时生活水平差、医疗水平有限,人们常食不果腹,加之体力劳动繁重,耗气伤津,失治误治者多,长此以往,病情缠绵,肾精亏损,髓海空虚,故多见耳失肾精之养而导致的耳鸣,而现代社会,人们肆食生冷、嗜食肥甘厚味、饮食不规律、生活起居失常,引起脾胃运化功能障碍,易使痰湿内生,且现代社会生活节奏快,社会压力大,人们易激动、愤怒、抑郁,则致使肝失条达,疏泄失常,郁火攻窍。因此,临床上常见肝火上炎证、肝胆湿热证,抑或痰湿阻滞证。虽老年人病发耳鸣,多为肾阴亏虚,但若仅依据中医学"肾开窍于耳"的理论,将耳鸣皆责之于肾虚,且一味用补肾益精之品治疗,则失之偏颇。

二、辨证论治

中医学注重整体观念,历代医家对耳鸣的病机也不外乎从邪气、脏腑、经脉、阴阳等方面进行论述。邪气重湿、热之邪,脏腑责肾,但他脏亦有涉及。治疗则从脏腑、经络、情志等不同方面进行论治。牛阳根据多年的临床经验指出,情志失畅、饮食不节、劳倦过度是导致耳鸣或诱使其加重的重要因素。肝、脾位于中焦,与胆、胃相表里,是人体气机升降的关键脏腑。其气均主升主动，五脏六腑之气机升降，皆有赖于肝、胆、脾、胃功能正常，若肝脾失调，气机升降失枢，使清阳不能上升，浊阴不能下降，或气机阻滞，或痰浊阻滞，或湿热内郁，或肝火上炎，皆可导致耳鸣。因此，临床应通过四诊合参，从肝、脾论治本病。但辨证施治要具体，不可拘泥一法一则。

牛阳在临床上结合对耳鸣音调、响度的判断，强调耳鸣辨证首分虚实。实证调高，虚证调低。此可作为临床判断虚实的重要参考。需注意的是，耳鸣属痰浊者，其声多闷，患者多也不觉调高。虚证多为肝肾之阴精、气血匮乏，耳失濡养；实证则为肝失疏泄，导致肝火上炎、肝胆湿热，以及气血、痰湿浊阻滞。临床中以龙胆泻肝汤清泻肝胆实火，清利肝经湿热，以三仁汤宣畅气机，清利湿热，辅以茯苓利水渗湿，健脾宁心，共奏清利肝胆湿热之功。同时，依据现代人饮食生活习惯及体质特点，牛阳强调，应当从肝、脾重点论治耳鸣，对实证者，从痰湿重点把握。

龙胆泻肝汤泻肝胆实火，清下焦湿热。方用龙胆草大苦大寒，上泻肝胆实火，下清下焦湿热，为君药。黄芩、栀子具有苦寒泻火之功，在本方中配伍龙胆草，为臣药。泽泻、木通、车前子清热利湿，使湿热从水道排出。肝主藏血，肝经有热，本易耗伤阴血，加用苦寒燥湿，再耗其阴，故用生地黄、当归滋阴养血，以使标本兼顾。方用柴胡，是为引诸药入肝胆而设。甘草有调和诸药之效。综观全方，泻中有补，利中有滋，以使火降热清，湿浊分清，循经所发诸症乃相应而愈。三仁汤是治疗湿温初起、邪在气分、湿重于热的常用方剂。方中杏仁宣利上焦肺气，气行则湿化；白蔻仁芳香化湿，行气宽中，畅中焦之脾气；薏苡仁甘淡性寒，渗湿利水而健脾，使湿热从下焦而去。三仁合用，三焦分消，为君药。滑石、通草、竹叶甘寒淡渗，加强君药利湿清热之功，为臣药。半夏、厚朴行气化湿，散结除满，为佐药。

三、验案举隅

马某，女，50岁，2017年8月1日初诊。

主诉：耳鸣半年。

现病史：患者诉生气后出现耳鸣半年，左耳尤甚，初起音低，逐渐加重，耳部堵塞感明显，胀闷不适，伴见头晕、视力下降、口苦口黏，平日性情急躁易怒，纳可，夜寐不佳，大便溏，小便正常。舌胖淡红，苔黄腻，脉滑数。

西医诊断：耳鸣。

中医诊断：耳鸣，证属肝胆湿热。

治法：清利肝胆湿热。

处方：龙胆泻肝汤合三仁汤加减。龙胆草10g，黄芩12g，炒栀子15g，当归15g，泽泻10g，生地黄15g，通草10g，醋柴胡12g，杏仁10g，白蔻仁15g，薏苡仁30g，滑石（先煎）20g，法半夏6g，淡竹叶10g，茯苓20g，生甘草10g。7剂，水煎服，每日1剂。

2017年8月8日二诊：患者服药后症状减轻，现仍感耳部胀闷，口苦，纳可，夜寐可，大便溏，小便正常。舌淡红，苔薄白，脉细。辨证为痰浊阻滞，治以清热利湿化痰。

处方：三仁汤加减。石菖蒲15g，郁金15g，杏仁10g，白蔻仁15g，薏苡仁30g，茵陈10g，滑石（先煎）20g，通草10g，淡竹叶10g，法半夏10g，厚朴10g，陈皮15g，连翘10g，浙贝母15g，川芎15g，淡竹茹15g，生甘草6g。7剂，水煎服，每日1剂。

2017年8月15日三诊：患者服药后症状减轻，纳可，夜寐可，二便正常。

处方：上方去连翘、淡竹叶、茵陈；加泽泻10g，茯苓20g，炒白术12g，车前子10g。

后随访，患者诸症明显改善。

按语：本案患者因生气后耳鸣，耳鸣调高，口苦，口黏，皆是肝胆湿热所致。又因患者平素急躁易怒，气郁日久化火。《灵枢·根结》载："少阳根于窍阴，结于窗笼，窗笼者，耳中也。"火热之邪沿经络上窜耳窍，产生耳鸣。故一诊中牛阳以龙胆泻肝汤清泻肝胆实火，清利肝经湿热，以三仁汤宣畅气机，清利湿热，辅以茯苓利水渗湿，健脾宁心，共奏清利肝胆湿热之功。二诊患者肝胆火盛病证虽见好转，但耳部胀闷、便溏，皆为痰湿阻滞之象，故继以三仁汤清利湿热，辅以石菖蒲、淡竹茹清热化湿豁痰，郁金、川芎行气解郁，茵陈利湿，连翘、浙贝母降痰气，善开郁结，清肝火，明耳目。三诊患者诸症减轻，继加泽泻、茯苓、车前子巩固清利湿热之效，白术既燥湿利水，又能健补脾胃。

第二十节　无症状性蛋白尿辨治经验

无症状性蛋白尿也称作隐匿型肾小球肾炎，是指在各种因素影响下，肾血管痉挛或充血，肾小球滤过膜通透性改变，导致大量白蛋白随尿液流出。本病多见于青壮年。患者通常无基础性肾脏疾病或其他全身性疾病，除血尿外，无明显水肿、高血压等表现。本病可分为间歇性蛋白尿和持续性蛋白尿，前者无明显临床意义，后者可因长期蛋白外漏而导致机体免疫力下降，甚至出现肾衰竭，给患者健康带来严重威胁。根据肾脏病的发病特点，牛阳提出益气升清法治疗无症状性蛋白尿，临床疗效显著。

一、病因病机

本病属中医学"尿浊""虚劳""腰痛"等范畴。病变脏腑在肾与膀胱，多与肝、脾相关。本病发生多由湿热下注、清浊不分，或脾肾亏虚、固摄无权引起。《灵枢·口问》云："中气不足，溲便为之变。"此指出脾气亏虚可导致尿浊。《诸病源候论》指出："胞冷肾损，故小便白而浊也。"此认为肾阳虚衰也是导致尿浊的原因之一。《医学正传》载："夫便浊之证，因脾胃之湿热下流，渗入膀胱，故使便溲或白或赤或而混浊不清也。"此指出湿热之邪困阻亦是引发尿浊的原因。《医学心悟》言："浊之因有二：一由肾虚败精流注，一由湿热渗入膀胱。"此提出了本病虚实夹杂的病机特点。现代中医肾病学大家时振声认为，本病是由脾肾虚损所致，肾不藏精，脾不摄精是导致精气下泄的主要原因。

本病起病隐匿，早期虽无明显不适症状，但尿中蛋白质为人体精微物质，属中医学"精气""阴精""精微"等范畴，精微外泄日久，一则五脏虚损俱现，二则易受外邪侵袭，正虚邪恋，则病情缠绵难愈。牛阳认为，本病发生，初期多因饮食肥甘厚味，脾失健运，酿湿生热，或病后湿热余邪未清，蕴结下焦，清浊不分而成；后期久病耗伤，致脾肾两虚，脾虚中气下陷，肾虚固摄无权，则精微脂液下流，若脾不统血，或肾阴亏损，虚火扰络，则尿浊夹血；如再恣食肥厚，或劳欲过度，又可使尿浊加重，或病情反复。

此外，中医理法方药的关键在于整体观念和辨证论治，同时又必须兼顾机体与自然四时、社会环境的统一。现代人多生活压力较大，精神紧张，加之饮食不节、过度劳倦等，均极易损伤脾胃。脾运化失司，一则精血生化乏源，肾精亏耗，失于固摄；二则脾虚气陷，升清无力，精微下泄，而为尿浊。因此，脾气亏虚、升清降浊失常是本病发生的关键。

二、辨证论治

尿浊是以小便浑浊，白如泔浆，溲时无尿道疼痛为主要症状的疾病，起病多无明显不适症状，易被患者忽视。目前西医学对该病尚无较好治法，中医学以其整体观念和辨证论治在本病的防治中有独特优势，疗效显著。脾胃为后天之本、气血生化之源，脾胃运化如常，升降有序，肾精得充，则水谷精微输布正常，藏泻有度。若脾气亏虚，健运失司，升清降浊失常，则水谷精微下泄而发为尿浊。病久则耗伤肾精，肾气不足，渐成脾肾两虚之证。疾病后期脏腑虚损，正气不足，则易感外邪，病情缠绵。牛阳以益气升清为大法，灵活运用补中益气汤加减治疗尿浊病，临床疗效显著。同时，应嘱患者注意饮食起居，少食辛辣刺激之品，适当锻炼以增强体质，才能有效减少尿浊发生。

　　李东垣《脾胃论》云："百病皆由脾胃衰而生也。"故脾气亏虚、升降失常是尿浊发生的关键，治疗当以益气升清为大法，常以补中益气汤加减治疗。该方由黄芪、人参、白术、陈皮、当归、柴胡、升麻、炙甘草组成。方中黄芪为君，补脾肺之气，升清阳而固表；臣以人参、炙甘草，既补脾、肺之气，又能泻阴火以除烦热；白术健脾燥湿，当归补血，既合甘温之旨，又能醒脾；陈皮理脾、肺之气，以防壅滞，共为佐药；升麻、柴胡升阳举陷，为使药。本方配伍的精妙之处在于诸多调补气血药中少佐升麻、柴胡，使清阳之气上升，则浊阴之气下降，一升一降，动静结合，不仅顺应脾胃升降特点，还能加快正常生理功能的恢复。临床中，可应用该方加减治疗本病。兼见脾胃阴虚，则加沙参、麦冬、石斛、天花粉等养胃阴之品；兼见肝肾亏虚，则加醋鳖甲、龟甲、二至丸等滋养肝肾阴液之品；兼见湿热内蕴，则加八正散、萆薢分清饮以清热利湿，分清泌浊；兼见肾气亏虚，则加少量补肾填精之品以温补下元。在服药的同时，应嘱患者规律作息，调摄饮食，舒畅情志，避免劳累。

三、验案举隅

赵某，男，38岁，2015年2月15日初诊。

主诉：尿蛋白（+++）6年。

现病史：患者诉2009年体检时发现尿蛋白（+++），无镜下血尿，24小时尿蛋白定量1.2g，未行进一步检查及治疗。次年体检，尿常规中仍有尿蛋白（+++），无镜下血尿，24小时蛋白尿1.0g，遂行进一步检查，结果示肾功能正常，无双下肢水肿，既往无高血压，在当地医院诊断为无症状性蛋白尿，给予补肾健腰颗粒口服6个疗程，复查尿常规未见明显改善。2015年2月初，患者体能训练劳累后出现尿色浑浊，遂来求诊。刻下症见：尿蛋白（+++），尿潜血（-），神疲倦怠，自汗明显，不思饮食，面色少华，腰膝酸软，畏寒怕冷，尿色浑浊，有泡沫，夜眠多梦。舌淡苔白，边有齿痕，脉濡缓。

西医诊断：无症状性蛋白尿。

中医诊断：尿浊，证属脾胃虚弱。

治法：健脾补中，升清降浊。

处方：补中益气汤加味。炙黄芪30g，潞党参15g，炒白术15g，全当归15g，炒山药20g，益智仁15g，广陈皮9g，醋柴胡6g，升麻6g，炙甘草9g，砂仁（后下）6g，枳壳9g，厚朴3g。10剂，每日1剂，水煎服，饭后2小时早晚分服。嘱患者清淡饮食，适宜起居，避免劳累。

2015年3月1日二诊：患者诉腰膝酸软症状减轻，精神较前好转，纳增，尿常规示尿蛋白（+），24小时蛋白尿定量0.8g。

处方：原方加减继续服用12剂。

患者服药后诸症均明显减轻，尿色如常，泡沫减少，尿蛋白（±），24小时尿蛋白定量0.3g。为巩固疗效，嘱患者继续治疗，方药随患者症状加减变化。

2016年1月，患者腰膝酸软、疲乏无力、食欲不振症状基本消失，复查尿常规各项指标恢复正常，嘱患者逐步减少服药，定期复查。

按语：本案患者病久，前医多以肾虚而治，然非如此。纵观患者临床症状，气虚是其根本病机。脾胃乃后天之本、气血生化之源，又脾主升清，胃主降浊，脾胃虚弱，升清降浊功能失常，则精微物质下泄，正如李杲所言："阳精所降，谓脾胃不和，谷气下流，收藏令行，故其人夭。"病情迁延日久，致使脾肾俱虚，清阳不升，浊阴不降，故出现腰膝酸软、疲乏无力、不思饮食；阳虚不温则畏寒怕冷；舌淡苔白、边有齿痕，脉濡缓，皆脾虚之证。故治以补中益气汤加味。方中重用炙黄芪补中益气，升阳摄精；用党参、炒白术、陈皮、炙甘草补气健脾，以增强黄芪补中升阳之功；佐以少量轻清升散之柴胡、升麻，以引在下之精气，共奏升阳举陷、益气摄精之功；炒山药、益智仁补肾健脾；此外，砂仁、枳壳醒脾和中，理气助运，防健脾补肾之药壅滞碍中，于补中有散，散补适宜。

第二十一节　弱精子症辨治经验

弱精子症指精子运动力差甚至无活动能力，精液参数中前向运动的精子小于50%，或呈快速直线向前运动的精子小于25%的疾病。有研究显示，本病的发病率呈逐年增高趋势，已成为导致男性不育的重要病因。在全球六千万至八千万对不孕夫妇中，有50%是男性精子障碍造成的，而弱精子症约占其总数的3/4。本病的发生主要与生殖道感染、精索静脉曲张、部分先天性疾病及免疫、内分泌因素等有关。本病属中医学"精少""精薄""精清""精冷""无子"范畴。《素问·上古天真论》载："丈夫……二八，肾气盛，天癸至，精气溢泻，阴阳和，故能有子。"《女科正宗》载："男精壮而女经调，有子之道也。"

一、病因病机

历代医家大多认为肾藏精，为先天之本，主生殖和生长发育，强调肾精在生育中有至关重要的作用，肾精的盈亏与不育有紧密的关系，是男性不育的主要机制。清代陈士铎在《石室秘录》中又说："男子不能生子有六病……一精寒也，一气衰也，一痰多也，一相火盛也，一精少也，一气郁。"将不育病因分为六类。由此可见，弱精子症的发生除与肾有关之外，与肝、脾两脏关系也甚为密切。临床研究显示，肾精亏虚和肝郁脾虚均为本病常见证型，治疗中多以滋补肝肾、疏肝健脾为要。

二、辨证论治

牛阳认为，现代社会的年轻人饮食多不规律，酗酒、嗜食肥甘，伤及脾胃，导致脾胃运化功能障碍，三焦气化失司，痰湿内生，久之郁而化热；再者起居失宜，外感湿邪，日久湿热内蕴，痰湿热邪蕴聚精室，致使精气受损，精子生成发生障碍，精子质量下降，从而形成此病。因此，牛阳认为，本病病机当属痰湿、热邪壅滞，三焦气机失调，湿热下注，扰乱精室。治法当以健运脾胃、清利湿热为主。湿祛热消，精室安和，则能生子。《傅青主女科》云："脾为后天，肾为先天，脾非先天之气不能化，肾非后天之气不能生，补肾而不补脾，则肾之精何以遽生也。"

牛阳在临床中常以三仁汤为基础方治疗本病。三仁汤是吴鞠通《温病条辨》中的经典名方之一，原方组成："杏仁五钱，飞滑石二钱，白通草二钱，白蔻仁二钱，竹叶二钱，厚朴二钱，生薏苡仁六钱，半夏五钱。"该方具有宣畅气机、清利湿热之功效。杏仁宣降肺气以宣上焦，开水之上源，肺主一身之气，则又可调整全身气机，气化则湿亦化；白蔻仁、厚朴、半夏辛苦温开以畅中焦，温运中州；薏苡仁、竹叶、滑石、通草淡渗于下，引湿邪从小便而去。综观全方用药，既投利湿化浊之药，又用清热宣散之品，既宣利上焦气机、畅达中焦脾胃，又疏导下焦郁热，故而弥漫三焦之湿热毒邪俱除。根据以上理论，牛阳结合多年诊治心得，提出凡疾病辨证为痰湿化热、弥漫三焦之证，皆可以三仁汤为基础加减治疗，若运用得当，疗效显著。

三、验案举隅

徐某，男，32岁，2015年11月28日初诊。

主诉：婚后5年未避孕未育。

现病史：患者结婚5年，从未采取避孕措施，性生活正常，排除女方因素，未育。患者肢体困倦，易疲劳，晨起大便黏滞不畅，阴囊潮湿汗多，头昏重，头面部易出油，口苦，纳食欠佳，夜眠安，小便黄。舌红，苔白腻，脉细。男科检查示内外生殖器未见异常。精液常规示精液量2.3mL，成活率52%，A级7%，B级5%，C级26%，D级52%。

西医诊断：弱精子症。

中医诊断：无子，证属湿热阻滞，扰动精室。

治法：清热除湿。

处方：三仁汤加减。苦杏仁10g，白蔻仁15g，薏苡仁30g，陈皮15g，厚朴12g，滑石（先煎）20g，清半夏10g，淡竹叶10g，茯苓20g，连翘12g，山楂15g，神曲15g，麦芽15g，莱菔子10g，生甘草6g。7剂，水煎服，每日1剂，早晚分服。嘱患者平素着宽松棉质裤装，清淡饮食。

患者每周复诊1次，随症在前方基础上加减药物。患者服药8周，腰酸减轻，乏力减轻，大便顺畅，阴囊汗液减少，余症不变。复查精液示成活率57.8%，A级26%，B级25%，C级22%，D级27%。治疗第12周后，患者腰酸明显好转，精神状态佳，阴囊潮湿感消失，面部无过多油脂分泌，纳食可，夜眠安，大小便调。舌淡红，苔略腻，脉和缓。精液检查示成活率78%，A级29.5%，B级28%，C级22.5%，D级20%。嘱患者继续服药1周以巩固疗效，后复查精液正常，建议患者积极备孕。2个月后，其妻怀孕，嘱夫妇二人合理膳食，注意养胎，后续随访观察。

按语： 本案患者脾失健运，内生痰湿，郁而化热，痰湿邪气蕴结下焦，命门失节，精络受损，导致精少，最终形成不育。故治疗当以整体辨证，标本兼顾，重视五脏六腑相生相克，切莫脾虚补脾，肾虚补肾。三仁汤理气除湿，一者开宣上焦之肺气，气化则湿亦化，二者畅达中焦之脾胃，脾健则无生湿生痰之源，三者渗利下焦之水湿，引湿邪从小便而出。牛阳认为，湿为有形之邪，热为无形之邪，热以湿为载体而存于机体，湿散则热无以依托，无须清热而热自清。方中山楂、神曲、麦芽、莱菔子健脾消食，增强患者脾胃运化功能。诸药配伍服用使患者诸症自消，神清气爽，成功育子。

第五章　精选医案

第一节　肺系疾病

一、咳嗽

【案一】

岳某，女，74岁，2020年6月19日初诊。

主诉：咳嗽2年，伴气短1周。

现病史：患者诉2年前无明显诱因出现阵发性咳嗽，干咳，咽干、咽痒，晨起咳吐黏痰，痰色白，口干、心悸、头晕、头昏、耳鸣、纳可，睡眠欠佳，偶有反酸，二便调。舌质暗，苔薄白略黄，脉弦。

西医诊断：急性支气管炎。

中医诊断：咳嗽，证属寒邪犯肺。

治法：疏散风寒，宣肺止咳。

处方：瓜蒌30g，薤白15g，紫苏子12g，白芥子12g，莱菔子12g，法半夏10g，厚朴12g，陈皮15g，蜜桑叶10g，沙参15g，麦冬15g，生甘草6g，天花粉12g，玉竹12g。4剂，水煎服，每日1剂，早晚分服。

2020年6月23日二诊：患者诉服药后仍咳嗽，咳白色黏痰，胸闷、心悸，反酸好转，偶有头晕，纳食可，夜寐欠佳，二便调。舌质暗淡，苔白略腻，脉滑。

处方：上方去天花粉、玉竹，加杏仁12g，桔梗10g。7剂，水煎服，每日1剂，早晚分服。

按语：《素问病机气宜保命集》载："咳谓无痰而有声，肺气伤而不清也；嗽是无声而有痰，脾湿动而为痰也。咳嗽谓有痰而有声，盖因伤于肺气，动于脾气，咳而为嗽也。"这指出咳嗽为外邪犯肺，或脏腑内伤，累及于肺所致。咳嗽是肺失宣降，肺气上逆，发出咳声，或咳吐痰液的一种肺系病证。咳嗽既是肺系疾病的一个主要症状，又是一种独立性的疾患。一般而言，外感咳嗽多为新病，属邪实，治以宣肺散邪为主。内伤咳嗽多为宿病，常反复发作，多属邪实正虚，治当祛邪扶正，标本兼治。方中瓜蒌清热化痰，宽胸散结；半夏辛散消痞，化痰散结；瓜蒌配半夏，化痰消痞，二药相配，相辅相成，化痰消痞、宽胸散结之功显著。薤白辛温通阳，豁痰下气，理气宽胸。白芥子温肺化痰，利气散结；紫苏子降气化痰，止咳平喘；莱菔子消食导滞，下气祛痰；三药相伍，各有所长。

【案二】

李某，男，28岁，2023年4月11日初诊。

主诉：咳嗽、咳痰5年。

现病史：患者诉5年前着凉受风后出现咳嗽、咳痰，痰不易咳出，色白质黏，此后每于受凉后，咳嗽、咳痰再次加重。患者平素口服盐酸左西替利嗪，吸入布地奈德气雾剂后，症状稍有缓解。现患者自觉神疲乏力，偶感咳嗽、咳痰，发作时伴咽痒、胸闷、气短，并可诱发哮喘。纳可，眠可，大便不成形，小便可，心中懊恼不解。舌略红，舌胖，苔薄白，脉滑，怕冷乏力。

西医诊断：咳嗽。

中医诊断：咳嗽，证属肺气虚。

治法：益气固表。

处方：黄芪60g，防风15g，白术15g，党参20g，茯苓20g，桂枝10g，芍药15g，干姜10g，炒山药20g，陈皮12g，厚朴12g，细辛3g，当归15g，生甘草6g。7剂，水煎服。

2023年5月9日二诊：患者诉服药后咳嗽较前明显好转，纳可，二便调。舌胖，舌尖红，脉沉细滑。

处方：上方去干姜，加连翘12g。7剂，水煎服。

2023年5月16日三诊：患者诉服药后上述症状明显缓解，咳嗽减轻，咽干痒。舌胖，苔薄白。

处方：上方加沙参12g，麦冬12g，荆芥（后下）6g，炒牡丹皮12g；陈皮改为15g。14剂，水煎服。

2023年5月30日四诊：患者家属代诉，患者服药后症状明显缓解，无特殊不适。

处方：嘱继续按三诊方口服1周，巩固治疗。

按语：《黄帝内经》对咳嗽的病因、症状、证候分类、病理转归、治疗都有详细论述。《素问·咳论》载："五脏六腑皆令人咳，非独肺也。"并指出咳嗽的病因是"皮毛先受邪气"，强调外邪犯肺或脏腑功能失调，病及于肺，皆能致咳。五脏六腑之咳"皆聚于胃，关于肺"，咳嗽不止于肺，亦不离乎肺。咳嗽分外感咳嗽与内伤咳嗽，外感咳嗽病因为外感六淫之邪；内伤咳嗽病因为饮食、情志等内伤因素致脏腑功能失调，内生病邪。本案之咳嗽系患者久病后元气大伤，正气不足，肺气虚衰，卫表不固，肺之宣降功能失司所致，以益气固表为治疗大法。方中黄芪内外同治为君，对内大补脾肺之气，对外固表止汗。白术为臣，健脾益气，使脾气旺则土能生金，肺金足则可固表实卫。二药相须为用，使气旺表实,汗不外泄,外邪难侵。防风走表,既祛风邪,又防御风邪之侵,为佐使药。黄芪得防风,固表而不恋邪,防风得黄芪,祛邪而不伤正。三药合用,补中有疏,散中有补。

【案三】

刘某,男,21岁,2023年2月28日初诊。

主诉:咳嗽、乏力半个月。

现病史:患者诉半个月前感染新型冠状病毒,康复后出现咳嗽,伴乏力,咳白色泡沫样痰,无咽痛,伴咽痒、咽干,无胸闷、气短,自觉发热,咽部有异物感,小便色黄,大便干,纳可,苔白腻,有裂纹。

西医诊断:新型冠状病毒感染后遗症。

中医诊断:咳嗽,证属疫毒夹燥。

治法:宣肺润燥。

处方: 沙参12g,麦冬15g,玄参12g,桔梗10g,黄芩10g,莱菔子12g,连翘12g,焦三仙15g,陈皮15g,法半夏10g,桑叶10g,玉竹12g,甘草6g,茯苓15g。10剂,水煎服。

2023年3月10日二诊:患者诉咳嗽、纳呆,伴胃脘部烧心、反酸。

处方: 连翘12g,山楂15g,神曲12g,陈皮15g,莱菔子12g,法半夏10g,川贝母3g,生甘草6g,茯苓20g,瓦楞子12g。15剂,颗粒剂冲服。

按语: 吴又可《温疫论》言:"疫者,感天地之疠气。""今感疫气者,乃天地之毒气。"疫毒从何而来?《素问·至真要大论》云:"夫百病之生也,皆生于风寒暑湿燥火,以之化之变也。"新型冠状病毒感染,病邪在肺,肺开窍为鼻,在体合皮,喉为门户。是故,外邪多易从鼻窍、皮肤上的毛孔、咽喉等处入侵我们的身体。本案的治疗大法以宣散为主,辅以润燥。方中沙参、麦冬、玄参3味药材，均入肺、胃经，肺主通调水道，肺阴得补，一身津液充足，而胃主土，胃津得补，可滋生金水。

【案四】

李某，女，59岁，2023年5月9日初诊。

主诉：发现肺部结节、甲状腺结节2周。

现病史：患者诉2周前体检时行胸部CT示肺部多发结节；甲状腺彩超示甲状腺结节。平素咳嗽，咳吐白色泡沫样痰，畏寒，口干、咽干，咽中有异物阻塞感。食纳可，夜寐可，二便正常。舌红，少苔，脉弦。

西医诊断：肺结节病。

中医诊断：咳嗽，证属肺胃阴虚。

治法：清养肺胃，生津润燥。

处方：沙参麦冬汤加减。沙参12g，麦冬15g，桔梗12g，杏仁15g，玉竹12g，天花粉12g，炒白扁豆12g，蜜桑叶10g，陈皮12g，厚朴12g，生甘草6g。7剂，水煎服，每日1剂，早晚分服。

2023年5月16日二诊：患者诉服药后上述症状较前减轻，现口苦明显，畏寒，咽中异物感减轻，食纳可，轻微恶心，无呕吐，夜寐佳，二便调。舌红，少苔，脉弦。

处方：二陈汤、沙参麦冬汤合三子养亲汤。陈皮15g，法半夏10g，茯苓20g，麸炒白术15g，浙贝母15g，沙参12g，炒白扁豆15g，麦冬12g，紫苏子12g，白芥子12g，莱菔子12g，桂枝10g，生甘草6g。7剂，水煎服，每日1剂，早晚分服。

2023年5月23日三诊：患者诉服药后症状明显改善，偶有胃脘部不适。纳食可，睡眠可，二便正常。舌淡，苔薄白，脉弦滑。

处方：二诊方加厚朴12g，桔梗10g，杏仁15g。7剂，水煎服，每日1剂，早晚分服。

按语：《金匮要略·肺痿肺痈咳嗽上气病脉证治》云："大逆上

气，咽喉不利，止逆下气者，麦门冬汤主之。"患者因外邪侵袭致病，久病邪气入里伤及肺阴，津不润喉，致肺失滋润而作咳；津液不得上承于口，则见口干、咽干；脾为生痰之源，肺为储痰之器，肺脾不足，则生痰湿，故见咳痰，蕴于咽喉，则咽部异物感明显。牛阳认为，本案患者属肺胃阴虚证，治宜清养肺胃，生津润燥，方用沙参麦冬汤加减。方中沙参、麦冬共为君药，重在滋养肺胃之阴，生津以润燥，吴鞠通称其为"甘寒救其津液"之法。臣以玉竹、天花粉，滋养胃液。佐以桑叶、白扁豆，肃清肺气；桔梗、杏仁上能宣肺，下能通便；陈皮、厚朴健脾燥湿。使以甘草，调和诸药而健脾养胃。诸药共奏清养肺胃、生津润燥之效。二三诊考虑患者脾虚致痰湿生，故合二陈汤、三子养亲汤燥湿化痰，脾健肺清，则诸症自除。

二、梅核气

蒋某，女，34岁，2021年10月5日初诊。

主诉：咽干、咽痒，如有异物阻塞5年余，加重半个月。

现病史：患者诉5年前无明显诱因出现咽干、咽痒，欲咳，如有异物阻塞，咳之不出，咽之不下，其间自行口服消炎药，上述症状得以缓解，近日由于感冒再次诱发，时有干咳。月经周期正常，有少量血块，颜色偏暗，纳可，多梦，心中懊恼不解，二便如常，脱发，白发，耳鸣。舌尖略红，苔薄白，脉沉细弱。

西医诊断：癔球症。

中医诊断：梅核气，证属肝郁痰凝。

治法：疏肝解郁，行气化痰。

处方：当归15g，赤芍12g，白芍15g，醋柴胡15g，茯苓20g，炒栀子12g，炒牡丹皮10g，桂枝15g，厚朴12g，法半夏10g，浙贝母15g，沙参12g，麦冬15g，合欢皮12g，生甘草6g。7剂，水煎服。

2021年10月12日二诊：患者诉服药后上述症状明显缓解，轻度便溏，一日2行。舌尖略红，苔薄白，脉沉细。

处方：上方加炒白术15g，厚朴改为6g。7剂，水煎服，每日1剂，早晚分服。

2021年11月16日三诊：患者诉近日无咽干、咽痒等症状，偶咳白色黏痰，纳可，眠可，二便如常。舌淡红，苔薄白，脉沉细。

处方：上方去厚朴、桂枝，加紫苏子15g，陈皮15g，继续巩固治疗。7剂。

1个月后随访，患者症状未复发。

按语：关于本病的症状，《金匮要略》描述"咽中如有炙脔"。其症状犹如梅核堵塞咽喉，故中医称为梅核气，而西医称为癔球症。本病患者咽喉部虽有异物样梗阻感觉，但客观检查未见器质性病变。本病常疑似为慢性咽炎，治疗宜采用疏肝理气之法。方中当归、白芍养血柔肝；柴胡疏肝解郁；茯苓、甘草培补脾土；诸药合用，使肝郁得解，血虚得养，脾虚得补，则诸症自愈。

三、喉痹

高某，男，31岁，2020年11月17日初诊。

主诉：咽干、咽痒7天。

现病史：患者是教师，既往有慢性咽炎病史7年，每因受凉或于季节交替之时，咽部不适症状加重，伴有胃脘部胀满不适，于2020年6月在宁夏医科大学总医院行胃镜检查，结果示幽门螺杆菌（+），慢性非萎缩性胃炎。纳可，夜寐可，二便如常。舌淡红，苔白厚腻，脉沉。

西医诊断：慢性咽炎。

中医诊断：喉痹，证属阴虚肺燥。

治法：养阴清肺利咽。

处方：沙参15g，麦冬12g，炒白扁豆12g，玉竹12g，天花粉12g，杏仁10g，桔梗12g，生甘草6g，紫苏子12g。7剂，水煎服。

2020年11月24日二诊：患者诉服药后痰量减少，干痒好转，仍有咽中异物感，入睡前咽干痒，咳嗽后减轻，纳可，大便正常，入睡困难。舌淡红，苔白略燥，脉细。查体见咽后壁充血，红肿。

处方：上方去杏仁，加生地黄15g，玄参12g，炒牡丹皮12g。7剂，水煎服。

2020年12月1日三诊：患者咽部干涩、干痒感减轻，咳嗽，少痰。舌淡红，苔薄略黄，脉细。

处方：上方去炒牡丹皮，加法半夏10g，防风6g。7剂，水煎服。

3个月后随访，患者痊愈，症状未复发。

按语：喉痹是以咽喉部肌肉、黏膜红肿、肥厚，或干萎为主要病理改变，以咽部疼痛或干燥不适为主要症状的急、慢性咽病。急喉痹是外邪客于咽部所致，以咽痛、咽黏膜肿胀为特征的急性咽病，相当于西医学的急性咽炎。慢喉痹是脏腑虚弱，咽部失养，或邪滞于咽所致，以咽部不适、咽黏膜肿胀或萎缩为特征的慢性咽病，相当于西医学的慢性咽炎。早在《黄帝内经》一书中就有关于喉痹的论述，阐述了喉痹的病因病机及其针灸治疗，首次提出了喉痹一证与肺、肾、胃有密切关系。本案患者肺阴受损，虚火上扰咽喉，而发为慢喉痹，治宜养阴清肺利咽。方中沙参、麦冬清养肺胃，玉竹、天花粉生津解渴，白扁豆、生甘草益气培中，甘缓和胃，合而成方，有清养肺胃、生津润燥之功。

四、鼻鼽

徐某，男，16岁，2021年6月29日初诊。

主诉：鼻塞、鼻痒、流清涕6年，加重伴头痛1个月。

现病史：患者诉患过敏性鼻炎6年，近日伴有阵发性头痛，以两侧为著，呈胀痛，每次发作持续半个小时。平素头发易油，易长痤疮，面部易出油，纳呆，夜寐可，二便如常。舌尖红，苔薄黄，脉弦滑。变应原检测示患者对鸡蛋、天花粉、动物毛过敏。

西医诊断：过敏性鼻炎。

中医诊断：鼻鼽，证属肺胃郁热。

治法：清泄肺胃，祛风通窍。

处方：葛根30g，生石膏（先煎）50g，生黄芪30g，防风15g，炒白术15g，黄芩15g，生甘草6g，荆芥（后下)6g。7剂，水煎服。

2021年10月26日二诊：患者诉晨起流清涕，打喷嚏，受凉后明显，口干，咽干，汗多，偶有头痛，纳可，睡眠尚可，大小便正常。舌质红，苔薄白，脉沉缓。上方葛根加量至50g。7剂，水煎服。

2022年4月5日三诊：患者上述症状明显减轻，偶有鼻流清涕、喷嚏，纳可，眠可，二便如常。舌红，苔薄白，脉滑。嘱继续服用原方7剂。

患者服药后症状消失，3个月后随访无复发。

按语：鼻鼽是禀质特异，邪犯鼻窍所致，以阵发性鼻痒、连续打喷嚏为特征的疾病。《黄帝内经》多次论及本病，如《素问·脉解》载："所谓客孙脉则头痛、鼻鼽、腹肿者，阳明并于上，上者则其孙络太阴也，故头痛、鼻鼽、腹肿也。"历代医者认为，鼻鼽多与脏腑功能失调有关，脏腑之中又以肺为首。肺主气而司呼吸，朝百脉，肺气虚弱，卫外不固，腠理疏松，外邪乘虚而入，易伤于肺，则鼻窍不利，发为鼻鼽；肺开窍于鼻，当热郁于肺，火热灼伤肺金，上扰鼻窍而发痒，则产生鼻塞、流涕等鼻鼽表现。方中葛根味甘、辛，性凉，升阳生津，疏经通络；黄芪、白术健脾益气；黄芩、石膏清肺热；荆芥辛温，祛风邪，利头目；防风辛甘微温，善祛一切风邪。诸药合而用之，有清肺热、通鼻窍之功。

五、喘证

侯某，男，64岁，2022年8月23日初诊。

主诉：胸闷、气短伴喘息2年余。

现病史：患者诉2年前无明显诱因出现胸闷、气短伴有喘息，咳吐灰色黏痰，神疲乏力，活动后上述症状加重。咳嗽，可平卧，纳寐可，二便如常。舌暗红，苔白腻，脉沉滑。

西医诊断：支气管哮喘。

中医诊断：喘证，证属痰浊阻肺。

治法：燥湿化痰，降逆平喘。

处方：瓜蒌薤白半夏汤合三子养亲汤加减。瓜蒌30g，薤白15g，法半夏10g，酸枣仁10g，紫苏子15g，炒白术15g，白芥子15g，莱菔子15g，香附15g，郁金15g，陈皮12g，浙贝母15g，黄芩12g，茯苓20g，厚朴12g，生甘草6g。7剂，水煎服，每日1剂，早晚分服。

2022年8月30日二诊：患者诉服药后症状较前好转，喉中有痰，难以咳出，动则气短，纳可，寐安，二便调。舌暗，苔白腻，脉弦滑。

处方：上方加杏仁15g，生黄芪30g；浙贝母调整为20g。7剂，水煎服，每日1剂，早晚分服。

2022年10月4日三诊：患者喉中有痰，难以咳出，遍身疹出，以腰腹、下肢为主，纳食可，夜寐安，大便溏，小便正常。舌暗，苔白略腻，脉弦滑。

处方： 上方生黄芪调整为50g，炒白术调整为20g；加防风10g，荆芥（后下）6g。7剂，水煎服，每日1剂，早晚分服。

2022年11月1日四诊：患者诉喉中痰液减少，胸闷、气短减轻，活动后加重，流黄稠浊涕。纳可，夜寐可，二便如常。舌暗边有瘀斑，苔略黄腻，脉沉。

处方： 上方黄芩调整为10g；加川芎15g，生石膏（先煎）20g。14剂，水煎服，每日1剂，早晚分服。

2022年11月15日五诊：患者诉服药后症状较前明显好转，鼻塞，流黄涕，纳可，夜寐安，大便稀，小便调。舌质暗，边有瘀斑，苔白腻，脉弦滑。

处方： 上方减防风、黄芩、荆芥，加藿香12g，葛根15g，生薏苡仁30g。

患者服药1周后，症状消失。3个月后随访，症状未复发。

按语： 患者以气短喘息就诊，伴胸闷、咳吐灰色黏痰，神疲乏力，活动后上述症状加重，咳嗽，可平卧。牛阳诊断为喘证，考虑属于实喘，辨证为痰浊阻肺证，以燥湿化痰、降逆平喘为治法，以瓜蒌薤白半夏汤合三子养亲汤加减进行治疗。方中瓜蒌清热化痰，宽胸散结；半夏辛散消痞，化痰散结；瓜蒌配半夏，化痰消痞；二药相配，相辅相成，化痰消痞、宽胸散结之功显著；薤白辛温通阳，豁痰下气，理气宽胸；白芥子温肺化痰，利气散结；紫苏子降气化痰，止咳平喘；莱菔子消食导滞，下气祛痰；香附、郁金理气降气；陈皮、厚朴下气除痞。二诊，牛阳发现患者动则气短，考虑实证慢慢发展为虚证，遂加生黄芪30g补气。患者服药后，症状慢慢好转。

六、哮证

李某，男，66岁，2023年4月4日初诊。

主诉：胸闷、气短10年余，加重伴喘息5天。

现病史：患者诉10年前无明显诱因出现胸闷、气短，平素病情控制不佳，5天前受凉后喘息、气短较前加重，伴喉中哮鸣音，动则喘甚，现就诊于我院寻求进一步治疗。现症见：胸闷、气短，伴有喘息，喉中有痰，呈泡沫样改变，色白，口干口苦，纳可，难以入睡，多梦，二便正常。舌暗红，少苔，脉沉滑。

西医诊断：慢性阻塞性肺疾病。

中医诊断：哮证，证属痰饮伏肺。

治法：解表化痰，温肺平喘。

处方：小青龙汤加减。炙麻黄10g，桂枝12g，干姜10g，细辛5g，法半夏10g，炙甘草12g，五味子12g，白芍15g，炒杏仁12g，浙贝母15g，百部10g，白前12g，瓜蒌12g。7剂，水煎服，每日1剂，早晚分服。

2023年4月11日二诊：患者诉服药后胸闷、气短、喘息较前好转，咳嗽，伴咳吐白色泡沫样痰，纳可，夜寐差，二便调。舌红少苔，脉弦细。

处方：上方去瓜蒌、浙贝母，加生黄芪50g，白术15g，防风12g，荆芥（后下）10g。7剂，水煎服，每日1剂，早晚分服。

2023年4月18日三诊：患者诉服药后症状较前好转，爪甲色淡，纳食一般，睡眠好转，二便如常。舌暗，苔薄白，脉滑。

处方：上方加瓜蒌15g。7剂，水煎服，每日1剂，早晚分服。

2023年5月9日四诊：患者诉胸闷较前缓解，仍感气短，动则喘息，轻微咳嗽，无痰，口干，大便不成形，次数正常，纳可，夜寐欠安，小便如常。舌质暗，尖红，苔薄白，脉滑数。

处方： 上方生黄芪调整为60g，加茯苓20g。7剂，水煎服。

患者服药1周后症状明显好转，3个月后随访，症状未复发。

按语： 关于哮证的发病，清代李用粹《证治汇补》中载："内有壅塞之气，外有非时之感，膈有胶固之痰，三者相合，闭拒气道，搏击有声，发为哮病。"这说明哮证的病机为素体气虚且有水饮，感受外邪，表寒引动内饮。《难经·四十九难》载："形寒饮冷则伤肺。"水寒相搏，内外相引，饮动不居，水寒射肺，肺失宣降，故咳喘痰多而稀。对此外寒内饮之证，若不疏表而徒治其饮，则表邪难解；不化饮而专散表邪，则水饮不除。"伤寒表不解，心下有水气，干呕，发热而咳，或渴，或利，或噎，或小便不利、少腹满，或喘者，宜小青龙汤。"故给予本案患者小青龙汤加减治疗。方中麻黄、桂枝合用解表散寒，宣肺平喘，而且桂枝化气行水以利里饮之化。干姜、细辛为臣，温肺化饮，兼助麻、桂解表祛邪。然而，素有痰饮，脾肺本虚，若纯用辛温发散，恐耗伤肺气，故佐以五味子敛肺止咳，半夏燥湿化痰，和胃降逆，亦为佐药。炙甘草兼为佐使之药，既可益气和中，又能调和辛散酸收之品。再加入杏仁、百部、白前、浙贝母以增强宣肺祛寒、下气平喘之力。诸药合用，使风寒解，水饮去，宣降复，则诸症自平。

七、燥证

【案一】

袁某，女，58岁，2023年2月28日初诊。

主诉： 口鼻干燥1月余。

现病史： 患者诉多年前从外地来宁夏后出现口鼻干燥，无咽干、咽痛，双眼干涩痒，患者未予重视。其间患者症状时轻时重，自行就诊于当地诊所，予口服中药汤剂后症状缓解。1个多月前，患者口鼻干燥症状加重。刻下症见：神清，精神可，口鼻干燥，双目干痒，无咽痒、咽痛，偶有乏力，怕冷，无头晕、头痛，气短，纳可，夜寐可，二便正常，小便色黄。舌淡，苔薄白干，脉细。

西医诊断：干燥综合征。

中医诊断：燥证，证属燥邪犯肺。

治法：滋阴润肺。

处方：沙参15g，麦冬15g，白扁豆15g，玉竹12g，天花粉15g，太子参12g，连翘10g，生山楂15g，梨皮（后下）20g，黄芩12g，五味子12g，甘草6g，桂枝12g，川芎10g，当归15g。7剂，水煎服，每日1剂，早晚分服。

2023年3月7日二诊：患者诉服药后仍口鼻干燥。舌淡红，苔薄白，脉滑。

处方：上方去桂枝、川芎，加炒栀子12g，枇杷叶10g。7剂，水煎服，每日1剂，早晚分服。

2023年3月14日三诊：患者诉服药后仍感舌干、口干，后背部痛。舌淡红，苔薄白，脉滑。

处方：上方去栀子、枇杷叶；加当归15g，川芎15g，桂枝12g，生地黄15g；太子参改为15g。7剂，水煎服，每日1剂，早晚分服。

2023年3月21日四诊：患者服药后口鼻干燥较前明显好转，纳食后，双目干涩减轻，偶有手足心发冷。舌淡，苔薄白，脉滑。

处方：沙参15g，麦冬15g，玉竹12g，天花粉15g，炒栀子15g，蜜桑叶10g，生地黄15g，炒牡丹皮12g，太子参15g，黄芩12g，桂枝12g，生甘草6g，芍药12g。14剂，水煎服，每日1剂，早晚分服。

3个月后随访，患者症状未复发。

按语：燥证是指外感燥邪，肺失宣降，以干咳痰少、鼻咽口舌干燥等为主要表现的病证。宁夏居干燥少雨之地，若外感六淫之燥邪，则肺津耗伤，肺失宣降。清代吴鞠通《温病条辨》载："燥伤肺胃阴分，或热或咳者，沙参麦冬汤主之。"牛阳善从肺论治燥证，临床常以滋阴润肺为法，故选用沙参麦冬汤。方中沙参、麦冬主治燥伤肺胃阴津，有甘寒养阴、清热润燥之功，为君药；玉竹、天花粉为臣药，玉竹养阴润燥，天花粉清热生津，两药相配可加强君药养阴生津、清热润燥之功；胃液既耗，脾的运化必受影响，故用白扁豆健脾胃而助运化。诸药相配，使肺胃之阴得复，燥热之气得除，清不过寒，润不呆滞，共奏清养肺胃、育阴生津之效。

【案二】

刘某，女，43岁，2020年10月17日初诊。

主诉：口干、鼻干、双目干涩1周。

现病史：患者诉近1周出现口干、鼻干，双目干涩，进食刺激性食物后自觉舌痛，呼吸不畅，神疲乏力，口渴喜饮，纳差，小便可，大便干。舌红有裂纹，少苔，脉细数。

西医诊断：干燥综合征。

中医诊断：燥证，证属肺胃阴虚。

治法：清养肺胃，生津润燥。

处方：沙参麦冬汤加减。北沙参12g，麦冬12g，炒白扁豆10g，蜜桑叶10g，玉竹12g，天花粉12g，生地黄12g，当归15g，升麻6g，炒牡丹皮12g，甘草6g。7剂，水煎服，每日1剂，早晚分服。

2020年10月24日二诊：患者诉此次服药后自觉口干、鼻干较前缓解，舌面疼痛较前减轻，口角溃疡，偶有干咳少痰，食纳一般，夜寐可，小便可，大便不成形。舌红有裂纹，少苔，脉细。

处方：上方加炒山药20g，茯苓20g。

患者服药7剂后，症状消失。

按语：沙参麦冬汤为甘寒清润滋补方剂，用于温燥热邪袭人肺胃，致津液受伤之证。牛阳认为，人体的津液，其化生既赖于先天禀赋的真阴充足，又赖于后天脾胃化生水谷精微的不断充养，继而濡润脏腑、百骸、九窍。五官是五脏之窍，内外诸因导致阴津损伤、亏耗，则五窍失其濡养。本案患者以口、眼、鼻等部位的干燥症状为主要临床表现，所谓津充则润、津亏则燥。患者发病季节为秋季，秋令气候干燥，肺为燥金之脏，同气相求，燥热最易袭肺。燥邪与肺的关系最为密切，因肺主皮毛，开窍于鼻，故燥邪常侵犯上呼吸道，而见阴液缺乏的表现。吴鞠通说："温病燥热，欲解燥者，先滋其干，不可纯用苦寒也。"故方选沙参麦冬汤，方中沙参、麦冬清热润燥，滋养肺胃之阴液，以治肺胃有热、阴亏液枯导致的干咳、咽燥及心烦、口渴，为君药；玉竹、天花粉助沙参、麦冬增强润肺胃之阴之功，为臣药；白扁豆、甘草益气和胃，培土生金，为佐药；另加生地黄、牡丹皮清热凉血，当归养血活血，升麻引药上行。诸药合用，具有滋养肺胃、生津润燥之效。二诊患者肺胃燥热之象减轻，诸症均缓解，守法继进。

第二节　心脑系疾病

一、心悸

【案一】

马某，男，61岁，2022年8月2日初诊。

主诉：间断心慌、胸闷、气短3月余。

现病史：患者诉3个月前无明显诱因出现心慌、胸闷、气短，动则加重，伴有头晕、头昏，偶有胸前区疼痛，乏力倦怠，心烦急躁，手足心热，纳可，夜寐欠安，易醒，大便干，小便频数。舌质暗红，苔薄白，脉缓而结。

西医诊断：心律失常。

中医诊断：心悸，证属心气阴两虚。

治法：通阳益气复脉，滋阴养心安神。

处方：炙甘草汤加减。炙甘草30g，麦冬15g，桂枝12g，生地黄20g，麻子仁12g，当归15g，赤芍15g，川芎15g，夏枯草15g，生黄芪30g，瓜蒌15g，薤白15g，茯苓20g。7剂，水煎服，每日1剂，早晚分服。

2022年8月9日二诊：患者诉近日出现右侧胁肋部胀痛，心慌、胸闷、气短较前好转，口干、口苦，咽中如有异物阻塞，痰多，纳可，夜寐欠安，二便调。舌暗红，苔薄略黄，脉弦。

处方：柴胡疏肝散加减。醋柴胡15g，当归15g，茯苓20g，赤芍15g，炒白芍12g，黄芩12g，炒白术15g，香附15g，郁金15g，石菖蒲15g，法半夏10g，苍术15g，枳实15g，陈皮15g，厚朴12g，莱菔子12g，连翘12g，车前子15g，益智仁15g，生甘草6g。7剂，水煎服，每日1剂，早晚分服。

2022年8月23日三诊：患者自诉服药后胀痛减轻，精神好转，夜尿频，每晚3次。舌淡暗，苔白腻，脉左细右滑。

处方：上方减益智仁、苍术，加茵陈12g，川芎20g。7剂，水煎服，每日1剂，早晚分服。

患者服药1周后，心慌等症状消失，腹胀明显好转。

按语：《伤寒论·辨太阳病脉证并治》载："伤寒脉结代，心动悸，炙甘草汤主之。"患者心慌、胸闷，动则加重，伴有头晕，少气，乏力，倦怠，懒言，纳差，失眠，五心烦热，手足心热，大便干，舌质红，乃一派心气阴两虚之象，正合炙甘草汤之病机。牛阳在临证中常辨证运用此方治疗心律不齐（如窦性心动过速、窦性心动过缓、心房纤颤、室性早搏等）、冠心病、风湿性心脏病、病毒性心肌炎等，多获良效。

【案二】

狄某，男，66岁，2021年10月19日初诊。

主诉：心慌、胸闷、气短伴喘息1周。

现病史：患者诉1周前无明显诱因出现心慌、胸闷、气短，伴有喘息，心率最高达140次/分。2年前，患者于宁夏医科大学附属医院行心脏支架植入术，4个月前行房颤纠正术。现症见：心慌，胸闷，气短，喘息，夜间明显，神疲乏力，活动后上述症状加重，口苦口干，唇色暗淡，纳可，夜寐一般，大便干。舌胖大，淡红，苔白略腻，脉滑数。

西医诊断：冠心病，心律失常。

中医诊断：心悸，证属心气阴两虚。

治法：益气养血，滋阴复脉。

处方：炙甘草汤加减。炙甘草30g，麦冬15g，桂枝12g，生地黄15g，沙参12g，阿胶（烊化）15g，当归15g，川芎15g，赤芍15g，大血藤15g，夏枯草10g，白芍12g，丹参12g，生甘草6g。7剂，水煎服，每日1剂，早晚分服。

2021年10月26日二诊：患者诉服药后心慌减轻，仍感胸闷、气短，大便通畅，睡眠欠佳，纳可，小便调。舌淡红，苔薄白，脉滑数。

处方：上方丹参调整为15g，生地黄调整为20g；加远志15g，炒酸枣仁12g，地龙（后下）12g。7剂，水煎服，每日1剂，早晚分服。

2021年11月2日三诊：患者自诉服药后自觉心慌减轻，仍感胸闷、气短，夜间明显，偶有憋闷，胃脘部胀满，乏力，口干，纳食一般，睡眠好转，二便如常。舌暗，尖略红，苔薄白，脉弦滑。

处方：上方沙参改为15g；加陈皮15g，厚朴12g。7剂，服法同前。

2021年11月23日四诊：患者诉仍感胸闷、气短，夜间明显，偶有憋闷，神疲乏力，气短不相顺接，纳可，夜寐一般，多梦，二便如常。舌尖红，苔薄白，脉滑数。

处方：上方去地龙，加连翘15g。7剂，水煎服，每日1剂，早晚分服。

2021年11月30日五诊：患者诉此次服药后症状明显好转，夜间口干明显，纳可，夜寐欠安，二便如常。舌暗红，苔白略腻，脉滑数。

处方：上方炒酸枣仁调整为15g，加茯苓20g。

患者服药7剂后上述症状消失，1个月后随访，症状未复发。

按语：本案患者为冠心病、心律失常，基本病机为患病日久，气血不足，脏腑阴阳失衡；心失所养，故见心悸、心慌；血脉痹阻，则见胸闷、气短；气血运行不畅，则见神疲乏力；气阴不足，则症状夜间加重，口干，大便干。牛阳辨为心气阴两虚证，宜用炙甘草汤加减进行治疗。方中重用炙甘草益心补脾，桂枝辛行温通，白芍、生地黄、麦冬滋心阴、养心血、充血脉，阿胶、麦冬益气养血滋阴，当归、川芎活血理气止痛。牛阳紧抓气血阴阳不足、心脉失养的病机，巧用炙甘草汤加减滋阴敛液而复脉治疗本案。

【案三】

李某，女，39岁，2021年5月25日初诊。

主诉：心慌、气短3月余。

现病史：患者诉3个月前无明显诱因出现心慌、胸闷、气短，动则加重，困乏无力，嗳气则舒，晨起口腔黏腻、头面部肿胀，平素善太息，心中懊恼不舒，记忆力减退，偶有手抖；月经周期短，痛经，乳房胀痛；纳寐可，大便干，小便调。舌质暗红，苔薄白，脉细沉。

西医诊断：心律失常。

中医诊断：心悸，证属肝郁血虚。

治法：疏肝解郁，养心安神。

处方：逍遥散加减。炒栀子12g，炒牡丹皮15g，醋柴胡12g，当归15g，炒白芍12g，赤芍15g，茯苓15g，炒白术15g，香附15g，郁金30g，合欢皮15g，玫瑰花15g，陈皮20g，厚朴15g，生薏苡仁30g，生甘草6g。14剂，水煎服，每日1剂，早晚分服。

2021年6月19日二诊：患者诉近日情绪不佳，胸闷，气短，心烦，夜寐不佳，易醒。舌暗，苔薄白，脉沉细弱。

处方：继用上方。14剂，水煎服，每日1剂，早晚分服。

患者服药2周后，上述症状消失。

按语：本案患者平素喜叹息，心中懊恼不舒，可知患者肝气郁结，终致肝阴肝血耗损，进而疏泄条达失职。肝为心之母，母病及子，久则心血不足，心神失养，故发为心慌不适。结合患者舌脉之象，牛阳明确患者为心悸，属肝郁血虚证，方用逍遥散加减以疏肝解郁，宁心安神。方中柴胡疏肝解郁，使肝气调达；牡丹皮、栀子清心除烦；赤芍、当归重补心血以养心神，且补而不滞；白术、茯苓健脾养血，行气解郁，与柴胡合用可助柴胡疏肝行气，与当归、赤芍、白芍等合用，可气血双补，使全方补而不滞。此外，再配伍香附、郁金疏肝解郁、养血宁心；合欢皮、玫瑰花养心安神疏肝；陈皮、厚朴、薏苡仁理气健脾调中；甘草调和诸药。全方共奏养血安神、疏肝解郁、益气宁心之功。

二、胸痹

刘某，女，57岁，2022年8月23日初诊。

主诉：胸闷、气短伴憋闷1年余。

现病史：患者诉1年前照顾孙子时突发胸闷、气短，伴有心前区疼痛，放射至肩背部，未予以重视，后反复发作，遂就诊于当地医院行相关检查。冠状CT示冠状动脉粥样硬化表现；第1钝缘及中段局部心肌桥；左心室增大，建议行心脏超声检查。诊断为急性冠脉综合征，不稳定型心绞痛。现症见：胸闷、气短，心前区疼痛，神疲乏力，偶有憋闷、头痛，纳可，夜寐一般，二便调。舌质暗红，苔黄略腻，脉沉细。

辅助检查：心脏彩超示左室舒张功能减低，二尖瓣、三尖瓣少量反流，肺动脉瓣微量反流。

西医诊断：冠心病。

中医诊断：胸痹，证属痰瘀互结。

治法：化痰散结，活血祛瘀，通脉止痛。

处方：党参30g，大血藤15g，丹参15g，当归15g，赤芍15g，川芎20g，生黄芪30g，法半夏10g，天麻15g，浙贝母15g，竹茹15g，茯苓20g，生地黄15g，川牛膝15g，炒白术15g，黄芩12g，生甘草6g。7剂，水煎服，每日1剂，早晚分服。

2022年8月30日二诊：患者诉服药后症状较前好转，稍有恶心、乏力，纳呆，二便调。舌暗红，苔黄腻，脉右滑左沉。

处方：继用上方。7剂，水煎服，每日1剂，早晚分服。

按语：《素问·缪刺论》云："邪客于足少阴之络，令人卒心痛暴胀，胸胁支满。"《素问·刺热》云："心热病者，先不乐，数日乃热，热争则卒心痛，烦闷善呕，头痛面赤无汗。"本案患者神疲乏力，系气虚不固，气虚推动无力，易致痰凝血瘀，为本虚标实之证。治当补脾益气固其本，活血化痰治其标。方中生黄芪、党参、茯苓补气健脾，并固表止汗；大血藤、丹参、赤芍行气活血化瘀，为心脑血管疾病常用之药；当归、川芎活血补血，行气止痛；半夏、浙贝母化痰散结，活血祛瘀；竹茹、生地黄、黄芩清热燥湿凉血；天麻、川牛膝补益肝肾。诸药合用，标本兼顾，证症结合，收效良好。二诊时患者胸部憋闷等症状有所好转，继服7剂，诸症尽释。

三、中风

马某，男，43岁，2022年8月23日初诊。

主诉：头晕乏力4年，加重5天。

现病史：患者诉4年前因工作压力出现阵发性晨起头晕、午后乏力，头部时有刺痛感，痛处不移，左臂抬举受限，行走不受限，偶有精神不振，痰多，呈白色泡沫样黏痰，无胸闷、气短，无自汗、盗汗，纳食可，寐安，二便调。舌暗红，苔白略腻，脉沉细。

既往史（药敏史）：既往有脑梗病史4年，曾服用阿司匹林抗血小板聚集，曾服用阿托伐他汀调脂，稳定斑块；有高血压病史，血压峰值170/110mmHg，长期服用降压药（具体不详）控制血压；否认冠心病及糖尿病病史。否认药物、食物过敏史。

西医诊断：脑梗死后遗症。

中医诊断：中风（中经络），证属风痰入络夹瘀。

治法：祛风化痰，活血通络。

处方：党参30g，黄芪30g，茯苓20g，炒白术15g，法半夏10g，浙贝母15g，竹茹12g，夏枯草10g，大血藤15g，丹参15g，桃仁15g，红花10g，当归15g，赤芍15g，川芎15g，川牛膝12g，生甘草6g。7剂，水煎服，每日1剂，早晚分服。

2022年8月30日二诊：患者诉服药后头晕、乏力缓解，头部刺痛缓解，偶有双手指麻木，左侧偏甚，纳可，寐安，二便调。舌暗，苔薄白略腻，脉沉缓。

处方：上方黄芪加至60g；加陈皮15g，厚朴12g。7剂，水煎服，每日1剂，早晚分服。

2022年11月1日三诊：患者诉头晕头痛减轻，仍时感乏力，偶有双手指麻木，左侧稍甚，纳可，寐安，二便调。舌尖略红，苔薄白，脉沉细。

处方：上方大血藤加至20g，川牛膝加至15g；加黄芩12g。7剂，水煎服，每日1剂，早晚分服。

2023年4月11日四诊：患者诉停药后头晕、乏力反复，时有双手指麻木，偶有口干，纳可，寐安，小便可，大便偏干，2日1行。舌红，苔薄白，脉弦细。

处方：上方加生地黄15g，炒牡丹皮12g。7剂，水煎服，每日1剂，早晚分服。

2023年4月18日五诊：患者诉服药后头晕、乏力减轻，双手指麻木缓解，纳可，寐安，二便调。舌暗红，体胖，脉弦。

处方：上方川芎加至20g，炒牡丹皮加至20g。7剂，水煎服，每日1剂，早晚分服。

患者服药7剂后，上述症状明显好转。

按语：《景岳全书·眩晕》载："丹溪则曰：无痰不能作眩，当以治痰为主，而兼用他药。余则曰：无虚不能作眩，当以治虚为主，而酌兼其标。"痰饮为有形之邪，其性黏滞，阻滞气血运行，故头晕、乏力。风痰入络，阻遏气机，气血运行不畅，故见晨起头晕，午后乏力。血行不畅，易致瘀血内停，故见头部刺痛明显，舌暗红。本案患者眩晕属风痰入络夹瘀，上扰头目所致。牛阳从患者体质入手，考虑到患者因工作压力导致痰浊内阻，上扰头目，故气滞血瘀，清窍失养，在治疗上选用党参、黄芪补气养血，茯苓、炒白术补气健脾，佐以法半夏、浙贝母、竹茹祛风化痰，配合夏枯草散结消肿，大血藤、丹参、桃仁、红花活血祛瘀，当归补血活血，赤芍清肝活血，川芎行气活血，牛膝逐瘀活血，陈皮、厚朴燥湿消痰，甘草调和诸药。全方共奏祛风化痰、活血通络之效。

四、眩晕

【案一】

戴某，男，49岁，2020年3月24日初诊。

主诉：头晕、头昏伴乏力1年。

现病史：患者诉1年前因身体不适就诊于石嘴山市第五人民医院，诊断为脑梗死，具体诊治不详，出院后频繁出现头晕、头昏，倦怠乏力，伴心悸、心慌，胸闷、气短，恶心、呕吐，偶有耳鸣，纳可，寐安，偶有便秘，小便调。舌质暗，边有瘀斑，苔白厚腻，脉弦滑。

西医诊断：脑梗死后遗症。

中医诊断：眩晕，证属痰浊阻滞。

治法：化痰开窍，益气活血。

处方：半夏白术天麻汤加减。法半夏10g，天麻15g，炒白术15g，茯苓20g，浙贝母15g，地龙12g，竹茹12g，生地黄15g，当归15g，川芎15g，石菖蒲15g，郁金15g，黄芩12g，川牛膝12g，桃仁12g，红花10g，生甘草6g。7剂，水煎服，每日1剂，早晚分服。

2020年4月28日二诊：患者停药3周后自觉头晕症状加重，走路不稳，言语不利，纳可，寐安，二便调。舌质红，苔薄白，脉沉滑。

处方：上方加僵蚕6g，全蝎6g。14剂，水煎服，每日1剂，早晚分服。

2020年5月19日三诊：患者服药后头晕好转，走路不稳好转，仍感言语不利，偶有乏力，口干，纳可，寐安，二便调。舌质红，苔薄略黄，脉沉弦滑。

处方：上方去竹茹，生地黄加至20g。14剂，水煎服，每日1剂，早晚分服。

患者服药14剂后，上述症状消失。

按语：《医学正传·眩晕》言："大抵人肥白而作眩者，治宜清痰降火为先，而兼补气之药；人黑瘦而作眩者，治宜滋阴降火为要，而带抑肝之剂。"这指出眩晕的发病有痰湿及真水亏虚之分，治疗眩晕亦当分别针对不同体质及证候，辨证治之。痰为有形之邪，重浊、黏滞，故患者恶心、呕吐；脾失健运，痰浊中阻，故倦怠乏力，苔白厚腻；风阳夹痰，上扰清空，故头晕、头昏。此均为痰浊阻滞之象。本案眩晕属水湿内停，积聚生痰，痰阻中焦所致。牛阳从患者体质入手，考虑患者有脑梗死病史，情志不畅、肝气不舒，故脾失健运，聚湿生痰，清窍不升，头窍失养。在治疗上选用天麻祛风通络，炒白术、茯苓补气健脾，法半夏、浙贝母、竹茹祛风化痰，配合川芎、当归行气补血活血，桃仁、红花活血祛瘀，生地黄滋阴凉血，地龙清热息风，牛膝逐瘀活血，黄芩清热燥湿，石菖蒲化湿和胃，郁金行气解郁，僵蚕化痰散结，全蝎宣肺化痰，甘草调和诸药。全方共奏化痰开窍、益气活血之效。

【案二】

高某，女，67岁，2021年5月25日初诊。

主诉：头晕10余年，加重伴乏力、双下肢酸软无力半个月。

现病史：患者自诉10余年前无明显诱因出现头晕、头痛、头昏，伴恶心、呕吐，诊断为脑梗死。10年来头晕时作，其间寻求各种中西医治疗，治疗后效果尚可。半个月前，患者因感冒导致头晕再次加重，伴一过性黑矇，视物不清，胸闷，行走不稳，伴耳鸣，双目干涩，口干鼻干，双下肢酸软无力，精神欠佳，纳可，夜寐不佳，小便略黄，略频数（每晚4～5次），大便可。舌尖红，苔黄略腻，脉弦滑数。

既往史：患者有腔隙性脑梗死、2型糖尿病、高血压3级、冠状动脉粥样硬化性心脏病、混合型高脂血症病史。

辅助检查：血压130/85mmHg。

西医诊断：原发性高血压。

中医诊断：眩晕，证属痰湿阻滞。

治法：化痰祛湿，健脾和胃。

处方：菖蒲郁金汤合半夏白术天麻汤加减。石菖蒲15g，郁金15g，茵陈12g，滑石20g，黄芩10g，浙贝母15g，法半夏10g，天麻15g，竹茹12g，炒白术15g，生地黄15g，当归15g，赤芍12g，川芎15g，茯苓20g，生甘草6g。14剂，水煎服，每日1剂，早晚分服。

2022年2月22日二诊：患者诉服药后症状较前缓解，现双下肢酸软无力、乏力、口中有黏白痰，伴有耳鸣，走路有轻飘感，口干，鼻干，健忘，易呛咳。舌暗，苔白腻略干，脉弦数。辅助检查：血压150/80mmHg。

处方：半夏白术天麻汤加减。法半夏10g，炒白术15g，茯苓20g，天麻15g，浙贝母15g，竹茹12g，生地黄15g，炒白芍15g，赤芍15g，当归15g，川芎15g，野菊花10g，石菖蒲12g，郁金15g，黄芩12g，川牛膝15g，生甘草6g。14剂，水煎服，每日1剂，早晚分服。

患者服药14剂后，症状较前明显好转。

按语：眩晕是一种以目眩和头晕为主症的疾病。中医历代典籍对眩晕的描述颇多。《黄帝内经》对其涉及脏腑、病性归属方面均有记述，如《素问·至真要大论》认为："诸风掉眩，皆属于肝。"此指出眩晕与肝关系密切。《灵枢·卫气》认为："上虚则眩。"《灵枢·口问》载："上气不足，脑为之不满，耳为之苦鸣，头为之苦倾，目为之眩。"《灵枢·海论》认为："髓海不足，则脑转耳鸣。"这些论述都认为眩晕一病以虚为主。东汉张仲景认为，痰饮是眩晕发病的原因之一，为后世"无痰不作眩"的论述提供了理论基础。元代朱丹溪倡导痰火致眩学说，《丹溪心法·头眩》载："头眩，痰挟气虚并火，治痰为主，挟补气药及降火药。无痰则不作眩，痰因火动，又有湿痰者，有火痰者。"本案患者从症状上来看，也是由感冒引起的痰饮作祟。健运失司，以致水谷不化精微，聚湿生痰，痰湿中阻，浊阴不降，引起眩晕。故治疗上应当化痰祛湿，健脾和胃，选用菖蒲郁金汤合半夏白术天麻汤加减。菖蒲郁金汤出自《温病全书》，具有清营透热之功效，主治伏邪风温，辛凉发汗后，表邪虽解，暂时热退身凉者。半夏白术天麻汤具有化痰息风、健脾祛湿之功效，尤善治风痰上扰所致眩晕；加以茵陈、滑石祛湿，黄芩、浙贝母清热，竹茹化痰，白术、茯苓健脾，当归、赤芍、川芎活血祛瘀，甘草调和诸药。诸药合用，标本兼治。

五、头痛

田某，男，23岁，2022年4月5日初诊。

主诉：头痛间断性发作3年余，加重伴乏力半个月。

现病史：患者自诉3年前每于劳累后自觉头部胀痛，呈进行性加重，近日上述症状较前加重，伴神疲乏力、心悸、胸闷、气短，自觉饮留胸胁，心中懊恼不舒，与情志因素有关；纳食一般，时感胃胀，夜寐一般，多梦，小便正常，大便不成形，黏腻。舌暗红，舌体胖大，花剥苔，脉弦细。

西医诊断：偏头痛。

中医诊断：头痛，证属肝阳上亢。

治法：疏肝理气，活血通络。

处方：逍遥散加减。石菖蒲15g，郁金15g，茵陈12g，滑石（先煎）20g，党参10g，浙贝母15g，当归15g，赤芍12g，川芎15g，炒白芍12g，醋柴胡15g，茯苓20g，炒白术15g，香附12g，杏仁10g，白蔻仁12g，生薏苡仁30g，甘草6g。7剂，颗粒剂冲服，每日1剂，早晚分服。

2022年4月12日二诊：患者诉服药后头痛减轻，胃胀减轻，纳食尚可，夜寐可，二便调。舌苔花剥，舌淡红，苔薄白，脉弦细。

处方：醋柴胡12g，当归15g，茯苓20g，炒白术15g，香附12g，郁金15g，川芎15g，桃仁12g，红花10g，赤芍12g，炒白芍15g，法半夏10g，天麻12g，野菊花10g，浙贝母15g，竹茹12g，生甘草6g。

患者服药7剂后，症状消失，2个月后随访，症状未复发。

按语：《丹溪心法》载："东垣云：顶颠痛须用藁本，去川芎。且如太阳头痛，恶风，脉浮紧，川芎、羌活、独活、麻黄之类为主。少阳头痛，脉弦细，往来寒热，柴胡为主。阳明头痛，自汗，发热恶寒，脉浮缓长实，升麻、葛根、石膏、白芷为主。太阴头痛，必有痰，体重，或腹痛，脉沉缓，以苍术、半夏、南星为主。少阴头痛，足寒气逆，为寒厥，其脉沉细，麻黄、附子、细辛为主。厥阴头痛，或吐痰沫，厥冷，其脉浮缓，以吴茱萸汤主之。"本案患者的头痛与情绪有关，肝肾阴虚，肝阳偏亢，故头胀痛呈进行性加重，心中懊恼不舒；患者劳累后头痛明显，考虑气虚清阳不升，故见神疲乏力、胸闷、气短；气血生化之源不足，则脾胃虚弱，故见纳食一般，大便不成形。本案头痛属情志不遂，肝失条达，气郁阳亢所致。牛阳从患者体质入手，考虑到患者因劳累导致头部胀痛，肝失条达，故气郁阳亢，在治疗上选用逍遥散加减。醋柴胡、郁金、香附疏肝行气解郁，佐以法半夏、浙贝母、竹茹祛风化痰，炒白术、茯苓补气健脾，党参补气养血，配合当归补血养血，白芍养血柔肝，赤芍清肝活血，桃仁、红花活血祛瘀，川芎行气活血，杏仁、白蔻仁、薏苡仁宣上、畅中、渗下，石菖蒲化湿和胃，茵陈清热利湿，滑石淡渗湿热，野菊花清热解毒，天麻息风止痉，甘草调和诸药。全方共奏疏肝理气、活血通络之效。

第三节　脾胃肝胆系疾病

一、胃痛

【案一】

胡某，男，46岁，2021年8月10日初诊。

主诉：胃脘部疼痛不适1月余。

现病史：患者平素饮食不规律，近1个多月感胃脘部疼痛不适，疼痛呈刺痛，进食凉物后疼痛较甚，得温痛减，偶感胀满，反酸，喜食热食，手足不温，纳食差，夜寐一般，大便稀溏，小便正常。舌质淡暗，少苔，脉沉。

西医诊断：慢性胃炎。

中医诊断：胃痛，证属脾胃虚寒。

治法：温中健脾，散寒止痛。

处方：当归四逆汤加减。桂枝12g，炒白芍15g，当归15g，细辛3g，党参15g，炒白术15g，海螵蛸（先煎）20g，浙贝母12g，白及12g，干姜10g，甘草6g。14剂，水煎服，每日1剂，早晚分服。

2021年9月14日二诊：患者诉服药后诸症较前均减轻，此次因慢性鼻炎发作来就诊。现症见：鼻塞，流浊涕，鼻痒，早晚较重，喷嚏频作，闻刺激性气味后症状加重，纳食可。舌红，有裂纹，苔薄白，脉弦数。

处方：上方去细辛、党参；加生石膏30g，葛根60g，黄芪30g，防风10g。7剂，水煎服，早晚分服。

2021年9月21日三诊：患者诉服药后诸症明显缓解；仍觉鼻痒，流涕，夜间症状较重，纳食可，夜寐可，二便正常。

处方：继服上方7剂。

患者服药后症状明显好转，3个月后随访，症状未复发。

按语：患者平素饮食不节，伤及脾胃，脾胃虚弱，中焦虚寒，致使胃失温养，则发胃痛；脾胃虚寒，中阳不足，故喜温喜热，进食凉物时疼痛加重；脾胃虚寒，脾失健运，湿浊内生，阻滞气机，胃络不通，不通则痛，故疼痛呈刺痛；脾胃虚寒，脾气不升，胃气不降，中焦气机失常，故见胃胀、纳差；胃虚寒，运化失司，胃气上逆，胃气郁滞，进而出现反酸；阳虚无以温煦，所以四肢不温；中焦虚寒，脾失健运，水湿不化，流注肠中，故大便溏薄；舌质淡暗、少苔、脉沉均为脾胃虚寒之象。牛阳认为，慢性胃炎属中医学"胃脘痛""胃痛""痞证"等范畴。脾与胃相表里，同居中焦，共奏受纳运化水谷之功。脾气主升，胃气主降，胃之受纳腐熟，赖脾之运化升清，所以胃病常累及脾，脾病常累及胃。若素体不足，或劳倦过度，或饮食所伤，或过服寒凉药物，或久病脾胃受损，均可引起脾胃虚弱，中焦虚寒，致使胃失温养，发生胃痛。如《兰室秘藏·中满腹胀论》载："脾胃久虚之人，胃中寒则生胀满，或脏寒生满病。"本案患者平素饮食不节，损伤脾胃，虚寒内生，胃痛遇寒即作，得温可缓，辨为寒证无疑，据其舌脉属脾胃虚寒证，发当温通，通则不痛，予当归四逆汤温中健脾，散寒止痛。二诊患者诸症均明显缓解，以鼻塞、流浊涕、鼻痒、喷嚏频作来诊，患者既往有慢性鼻炎病史，故于前方基础上加生石膏清泄肺热以通鼻窍，葛根轻扬升发，可助清泄肺热；加黄芪、防风益胃固表。三诊患者诸症均好转，仍觉鼻痒，流涕，继以原方服用。嘱患者慎饮食，畅情志，后期随访，患者诸症均愈。

【案二】

王某，女，68岁，2022年3月29日初诊。

主诉：胃脘部胀痛3个月，加重7天。

现病史：患者诉3个月前无明显诱因出现胃脘胀痛，口臭，心烦，偶有烧心、反酸，无恶心、呕吐，平素口服奥美拉唑，纳差，夜寐可，二便调。舌暗红，少苔，有瘀斑，脉滑。

西医诊断：慢性胃炎。

中医诊断：胃痛，证属虚实夹杂。

治法：疏肝解郁，化瘀消积。

处方：逍遥散合保和丸加减。茯苓20g，白术15g，醋北柴胡15g，陈皮15g，厚朴12g，焦三仙12g，连翘12g，莱菔子12g，当归15g，炒白芍12g，海螵蛸（先煎）20g，浙贝母15g，白及12g，甘草6g。7剂，水煎服，每日1剂，早晚分服。

2022年4月5日二诊：患者诉服药后胃脘部胀痛缓解，纳食欠佳，二便如常。舌质淡红，苔略黄腻，脉沉细。

处方：上方加法半夏10g，黄芩6g。7剂，水煎服，每日1剂，早晚分服。

2022年4月11日三诊：患者诉服药后胃脘胀痛消失，偶感头痛，乏力减轻，二便调。舌淡略暗，苔薄白，脉沉细。

处方：上方黄芩调整为9g；加香附12g，郁金12g。14剂，水煎服，每日1剂，早晚分服。

患者服药后，上述症状明显好转。

按语：《素问·六元正纪大论》云："木郁之发……故民病胃脘当心而痛。"此案乃肝胃失调所致，患者为老年女性，平素情志失调，忧思气结，肝失调达，木郁土壅，脾胃气机升降失常，水谷留于胃脘，胃气不降，化为积滞，食积日久化热，上达口咽，故见口臭。牛阳从气机升降的角度入手，以疏肝解郁为大法，意在推动气机升降，方以逍遥散合保和丸加减。当归甘辛苦温，补血和血，入脾经以和脾气，白芍酸苦微寒，敛阴养血柔肝，归、芍并用，使血和则肝和，血充则肝柔，共为君药；佐以茯苓、白术、甘草健脾益气；柴胡疏肝解郁，使肝木得以条达；陈皮、厚朴以降胃气；用保和丸以消胃中宿食积滞，通利胃气；方中加海螵蛸制酸止痛；白及化瘀止血。张锡纯以升降汤升脾降胃、疏肝理气，大体同此法。

二、胃痞

【案一】

马某，男，62岁，2022年9月9日初诊。

主诉：胃脘胀满伴大便黏腻不爽半年。

现病史：患者自诉半年来出现胃脘部胀满不适，大便黏腻不爽，易粘马桶，头痛昏蒙，头重如裹，双目干涩，口干、口黏，食纳差，夜寐可，小便正常。舌质暗，苔白腻，脉沉弦。

辅助检查：腹部彩超示中度脂肪肝。

西医诊断：胃肠功能紊乱。

中医诊断：胃痞，证属痰湿阻滞、脉络不畅。

治法：化痰除湿，活血通络。

处方：三仁汤加减。杏仁10g，白蔻仁15g，生薏苡仁30g，陈皮15g，生山楂15g，厚朴12g，通草10g，滑石（先煎）20g，法半夏12g，连翘12g，浙贝母15g，竹茹12g，川芎15g，当归15g，桃仁15g，红花10g，夏枯草10g，赤芍12g，甘草6g。7剂，水煎服，每日1剂，早晚分服。

2021年9月16日二诊：患者诉服药后自觉便质较前好转，日行1次，头痛减轻，仍觉头重昏蒙，双目干涩，口干、口黏，脘痞腹胀。舌质淡红，苔白腻，脉弦滑。

处方：上方去桃仁、红花、赤芍、川芎；加木香10g，砂仁（后下）12g。7剂，水煎服，每日1剂，早晚分服。

2021年9月23日三诊：患者诉现大便规律、成形，诸症均减轻，因近日家中有事，心烦不寐，入睡困难。舌质淡红，苔薄白，脉弦滑。

处方：上方加香附10g，郁金12g，玫瑰花10g。7剂，水煎服，每日1剂，早晚分服。

后随访，患者症状消失。

按语：患者平素饮食不节，伤及脾胃，脾失健运，酿湿生痰，痰湿蕴阻中焦，故见脘痞腹胀、食纳差；湿邪黏滞阻滞气机，胃肠失运，则大便解不尽，黏腻不爽；脾湿生痰，上蒙清阳，浊阴不降，则见头重昏蒙；痰湿阻滞气机，脉络不畅，不通则痛，故见头痛；痰湿阻滞，水津失布，故见双目干涩、口干黏腻；舌质暗、苔白腻、脉沉弦均为痰湿阻滞、脉络不通之象。本案患者饮食不节，伤及脾胃，酿湿生痰，痰湿阻滞，脉络不畅，从而出现脘痞、大便黏腻不爽、头痛昏蒙等一系列症状。针对这些症状，方用三仁汤加减。方中以三仁为君药，其中杏仁苦温宣畅上焦肺气，使气化则湿亦化，此即开上；白蔻仁芳香化湿，行气宽中，宣畅脾胃，此即畅中；薏苡仁利湿清热而健脾，疏导下焦，使湿热从小便而去，此即渗下。配伍滑石、通草甘寒淡渗，利湿清热，疏导下焦，使湿有出路，为臣药。半夏燥湿和胃，止呕除痞，厚朴行气化湿，二药又可使寒凉之品清热而不碍湿，共为佐药。另加陈皮理气化痰，气行则水行，水湿痰浊得化；连翘轻宣透泄；山楂消食健胃；贝母、竹茹、夏枯草化痰散结；川芎、赤芍、当归、桃仁、红花活血通络，脉络通畅，通则不痛，头痛可解。综观全方，体现了宣上、畅中、渗下，三焦分消的配伍特点，气畅湿行，三焦通畅，痰浊可化，诸症自除。三仁汤为清代医家吴鞠通所创，治疗湿温初起、湿重热轻之证，深得后世医家推崇。吴鞠通认为："唯以三仁汤轻开上焦肺气，盖肺主一身之气，气化则湿亦化也。"牛阳认为，三仁汤不单开肺气，还能很好地调达三焦气机，使邪气外出。三焦在病位上当有上、中、下之分，在上则头昏蒙如裹，在中则脘腹痞满，在下则小溲不利，而湿与热合，湿热裹结，湿郁热蒸，热蒸湿动，最终弥漫表里，充斥于三焦。因此，临证中通过对疾病中湿邪所犯脏腑、所处病位的判定，可将三仁汤加减不同药物，灵活运用于各个系统疾病。此乃中医学异病同治的体现，在把握病机基础上，因势利导，随症化裁。

【案二】

胡某，女，54岁，2022年3月1日初诊。

主诉：胃脘部胀满不舒1月余。

现病史：患者诉1个多月前进食辛辣食物后出现胃脘部胀满不舒，时轻时重，乏力明显，活动后症状加重，脱发，平素急躁易怒，夜寐欠佳，食纳差，二便正常。舌淡暗，苔白略腻，脉弦滑。

西医诊断：慢性胃炎。

中医诊断：胃痞，证属肝郁脾虚。

治法：疏肝泄热，理气健脾。

处方：丹栀逍遥散加减。醋北柴胡15g，枳壳12g，炒白术15g，炒白芍15g，茯苓20g，当归15g，陈皮15g，厚朴12g，炒山药20g，炒栀子12g，炒牡丹皮12g，川芎15g，石菖蒲15g，郁金15g，甘草6g。7剂，水煎服，每日1次，早晚分服。

2022年3月8日二诊：患者诉服药后上述症状明显好转，乏力减轻，活动后症状加重，纳可，夜寐欠佳，二便正常。舌淡暗，苔薄白，脉细滑。

处方：上方加合欢皮12g，玫瑰花10g。7剂，水煎服，早晚分服。

2022年3月15日三诊：患者胃脘部胀满明显减轻，夜寐好转，食纳差，二便正常。舌淡红，苔薄白，脉沉细。

处方：上方加香附12g，远志12g。

患者服药7剂后，症状消失。

按语：患者平素急躁易怒，怒则伤肝，肝气郁结，肝失疏泄，横逆犯脾胃，加之饮食伤及脾胃，脾胃虚弱，失于濡养，升降失调，气机不利，故时感脘腹痞闷不舒，纳差；脾虚失运，气血生化乏源，故时感乏力；劳则耗气，故活动感乏力加重；发为血之余，脾胃为气血生化之源，脾虚气血生化不足，肝血不充，血不养发，故见脱发；肝气郁结，气郁化火，火热扰动心神，故见失眠；舌淡暗、苔白略腻、脉弦滑均为肝郁脾虚之象。牛阳将本案归为"胃痞"之范畴，其病位在胃，与肝、脾密切相关。《景岳全书》载："怒气暴伤，肝气未平而痞。"故牛阳选用丹栀逍遥散加减，治以疏肝泄热，理气健脾。方中柴胡透邪升阳以舒郁，枳壳下气破结，与柴胡合而升降调气；当归、白芍益阴养血，与柴胡合用而疏肝养血活血，木盛则土衰；茯苓、炒白术、甘草、陈皮、炒山药健脾益气，扶其所不胜，茯苓兼以宁心安神，陈皮理气；郁金、川芎疏肝，兼以化瘀；牡丹皮、栀子清热泻火；石菖蒲化湿开胃；甘草调和诸药。上方共奏疏肝泄热、理气健脾之效。二诊患者脘痞胀满、乏力、纳差症状均减轻，唯夜寐欠佳，故加合欢皮、玫瑰花解郁安神。三诊患者诸症均好转，加香附加强理气之功，远志安神以巩固疗效。

三、腹痛

【案一】

杜某，女，52岁，2023年3月7日初诊。

主诉：阑尾炎术后术区间断性疼痛2年。

现病史：患者诉2年前因阑尾炎行手术治疗（具体术式不详），术程顺利，术后术区疼痛间作，呈胀痛，食纳差，夜寐佳，二便如常。舌暗淡，苔薄白，脉沉滑略数。

西医诊断：阑尾炎术后。

中医诊断：腹痛，证属肝郁脾虚，饮食积滞。

治法：疏肝理气，消食导滞。

处方：四逆散合保和丸加减。柴胡12g，白芍12g，枳实15g，白术15g，茯苓20g，陈皮15g，厚朴12g，莱菔子15g，半夏10g，连翘12g，香附15g，郁金15g，赤芍12g，生甘草6g。7剂，水煎服，每日1剂，早晚分服。

2023年3月14日二诊：患者诉服药后术区疼痛及肠胀气明显好转，近日舌边溃烂，口疮多发，心中懊恼不舒，伴潮热、盗汗。食纳可，夜寐一般，二便调。舌暗红，花剥苔好转，脉细涩。

处方：上方加炒牡丹皮12g，炒栀子12g，生地黄15g。7剂，水煎服，每日1剂，早晚分服。

2022年3月21日三诊：患者诉服药后术区疼痛基本消失，无特殊不适。食纳可，夜寐安，二便调。舌暗，苔薄白，脉沉细。

处方：停止服药，嘱患者注意休息，术区保暖。

按语:《伤寒论·辨少阴病脉证并治》云:"少阴病,四逆,其人或咳,或悸,或小便不利,或腹中痛,或泄利下重者,四逆散主之。"牛阳认为,患者术后情志抑郁,肝气不舒,气滞腹中,则见腹部术区胀痛不适,肝木郁而不得伸,克害脾土,脾胃虚弱,受纳腐熟功能失常,则纳呆。治宜疏肝理气,消食导滞。方中柴胡苦辛疏肝散邪,为君药。臣以白芍敛阴,养血柔肝,与柴胡合用,以补养肝血,调达肝气,可使柴胡升散而无耗伤阴血之弊;莱菔子下气消食。佐以半夏、陈皮行气化滞,和胃燥湿;茯苓、白术健脾和胃;食积易于化热,故又佐以苦而微寒之连翘,既可散结以助消积,又可清解食积所生之热;枳实、厚朴理气除胀,与柴胡为伍,一升一降,疏畅气机,奏升清降浊之效;香附、郁金疏肝行气解郁;赤芍凉血散瘀止痛。使以甘草和中缓肝急,调和诸药。诸药共用,气机顺畅,脾胃康健,则疼痛消失。

【案二】

王某,女,47岁,2020年12月15日初诊。

主诉:肠息肉切除术后1个月。

现病史:患者诉1个月前因肠息肉于石嘴山市第二人民医院行肠息肉切除术。患者平素胃脘部反复隐痛不适,近日左下腹隐痛不适,伴反酸、烧心,烧灼感明显,偶有呃逆,无恶心、呕吐,精神一般,神疲乏力,偶有口干、咽干,食纳可,夜寐一般,二便如常。舌暗红,苔腻浊,脉沉细。

西医诊断:肠息肉术后。

中医诊断:腹痛,证属脾虚气滞。

治法:健脾益气,和胃止痛。

处方:香砂六君子汤加减。木香12g,砂仁(后下)12g,茯苓20g,炒白术15g,陈皮15g,厚朴12g,法半夏10g,连翘12g,

莱菔子12g，生甘草6g。7剂，水煎服，每日1剂，早晚分服。

2020年12月22日二诊：患者诉服药后胃脘部隐痛及反酸、呃逆明显好转，左下腹隐痛基本消失，口干消失，偶有咽干，轻微咽痛。食纳可，睡眠明显改善，二便调。舌暗红，苔薄白，脉弦沉细。

处方：上方加沙参12g，麦冬12g。

患者服药7剂后，上述症状明显好转。

按语：牛阳指出，本案患者平素饮食不节，损伤脾胃，脾为生痰之源，聚湿为痰，气滞痰凝于肠道，则变生为息肉。脾胃气滞，不通则痛，则见胃脘部隐痛、下腹部隐痛；胃气上逆，则反酸、烧心、呃逆；脾胃运化失司，脾胃为后天之本，主四肢肌肉，手术后更致脾胃气虚，气血不得濡养四肢肌肉，则见神疲乏力，不得濡养心神，则见夜寐不佳；久病耗伤气血，津液不得上承于口，则咽干、口干。治宜健脾益气，和胃止痛，方用香砂六君子汤。香砂六君子汤是在四君子的基础上加陈皮、半夏、木香、砂仁而成，具有益气补中、健脾和胃、燥湿化痰的功效，在临床应用中，对胃脘痛、腹痛等具有良效。方中木香、砂仁行气止痛，为君药。臣以白术健脾燥湿；脾喜燥恶湿，喜运恶滞，故又以茯苓健脾渗湿；半夏、陈皮行气燥湿。佐以厚朴行气除满；连翘防食积所生之热；莱菔子下气除满，以助胃肠功能恢复。使以甘草益气和中，调和诸药。诸药合用，则痛消体健。

四、噎膈

马某，男，66岁，2021年2月2日初诊。

主诉：吞咽困难伴乏力、消瘦半个月。

现病史：患者诉半个月前无明显诱因出现吞咽困难，乏力，消瘦，偶有进食后呕吐，2021年1月29日就诊于宁夏医科大学总医院行相关检查，诊断为食管癌，现为求中西医结合治疗前来就诊。现症见：吞咽困难，倦怠乏力，形体消瘦，偶有食入即吐，食纳差，夜寐可，二便可。舌淡，苔薄白，脉滑。

西医诊断：食管癌。

中医诊断：噎膈，证属脾胃气虚，瘀阻脉络。

治法：健脾益气，化瘀通络。

处方：四君子汤加减。党参15g，茯苓20g，炒白术15g，甘草6g，陈皮15g，厚朴12g，焦三仙各15g，北沙参12g，麦冬12g，莱菔子15g，生黄芪30g，炒山药20g，当归15g，赤芍12g，川芎15g，生地黄15g。14剂，水煎服，每日1剂，早晚分服。

2021年2月23日二诊：患者诉进食难以下咽，食入即吐，乏力稍缓解，夜寐欠佳，上述症状加重6天，大便正常，日1行。舌质暗红，苔薄白，脉弦细。

处方：上方加法半夏15g。7剂，水煎服，每日1剂，早晚分服。

2021年3月2日三诊：患者诉服药后纳食较前有所好转，精神好转，近日饮用黄芪口服液效果佳，夜寐可，二便如常。舌红，苔白腻，脉弦细。

处方：上方加太子参15g。7剂，水煎服，每日1剂，早晚分服。

2021年3月16日四诊：患者服药后诸症均好转。嘱继以原方服用7剂。

患者服药后症状消失。

按语：患者饮食不当，损伤脾胃，脾失健运，不能运化水湿，则痰浊内停；痰滞体内，血行受阻，而成瘀血；瘀血易阻滞气机，引起津液积聚而生痰浊，瘀血久积，亦可化生痰浊而成痰瘀病证。痰浊瘀血凝结于食管，则见吞咽困难；脾失健运，胃失和降，胃不受纳，故见食入即吐、食纳差；脾胃气虚，气血生化乏源，故见乏力；脾主四肢肌肉，脾虚失运，水谷精微生成、输布障碍，肌肉失养，故见消瘦；舌淡、苔薄白、脉滑均为脾胃气虚之象。牛阳认为，食管癌的病变部位虽在食管，但其实质与胃气密切相关。食管为食物入胃之通道，属胃腑的一部分，受胃通降功能影响，食管亦以通降为顺。脾属土，与胃同居中焦，为气血生化之源，脾气上传水谷精微至上焦，食管通降功能正常发挥亦赖于脾气上承之水谷精微的滋养。《脾胃论》载："百病皆由脾胃衰而生也。"四君子汤为治疗脾胃气虚的基础方。方中党参为君，益气健脾养胃。臣以苦温之白术，健脾燥湿，加强益气助运之力。佐以甘淡茯苓，健脾渗湿，苓术相配，则健脾祛湿之功益著；另加陈皮、厚朴理气健脾；纳食欠佳者，可用莱菔子、焦三仙消积和胃；北沙参、麦冬滋阴益胃；黄芪、山药加强健脾益气之力；当归、赤芍、川芎、生地黄化瘀通络，瘀祛络通，使噎膈之症减轻。使以甘草，益气和中，调和诸药。诸药合用，共奏健脾益气、化瘀通络之功。二诊时牛阳谨遵病机，治疗上给予法半夏以化痰散结，降逆止呕。三诊患者诸症均减，因久病耗气，加太子参加强健脾益气之力。患者在西医治疗基础上，经过中医辨证治疗，取得了较好的临床疗效。

五、反酸

咸某，男，54岁，2022年11月1日初诊。

主诉：反酸、口苦不适1月余。

现病史：患者平素喜食荤腥，自诉1个多月前出现反酸、口苦不适，查幽门螺杆菌（+），口服抗幽门螺杆菌四联药半个月，复查幽门螺杆菌仍为阳性，反酸、口苦症状未减，遂来就诊。现症见：反酸，口苦，呕恶，心中懊侬不舒，烦躁，耳鸣，夜寐差，大便先干后稀，小便正常。舌红，苔黄腻，脉弦。

西医诊断：慢性胃炎。

中医诊断：反酸，证属肝胃不和。

治法：宣畅气机，清热除湿，疏肝解郁。

处方：龙胆泻肝汤加减。龙胆草12g，黄芩12g，炒栀子12g，当归15g，泽泻10g，生地黄20g，通草12g，醋柴胡15g，陈皮10g，厚朴15g，法半夏12g，炒槟榔12g，草果12g，茯苓20g，赤芍12g，甘草6g。7剂，水煎服，每日1剂，早晚分服。

2022年11月8日二诊：患者诉服药后自觉反酸、口苦减轻，无明显恶心，大便不成形，小便不利。舌暗淡，苔白腻，脉弦。

处方：原方龙胆草减量至10g，生地黄减量至10g；加炒白术15g，车前子12g。7剂，水煎服，每日1剂，早晚分服。

患者服药7剂后症状好转。

按语：本案患者平素饮食不节，嗜食肥甘厚腻，痰湿内生，阻滞气机，日久化热，湿热熏蒸肝胆，少阳枢机不利，横逆犯胃，则见反酸、口苦、呕恶。龚廷贤在《寿世保元·吞酸》中论述："饮食入胃，被湿热郁遏，食不得化，故作吞酸。"《丹溪心法·吞酸》云："吞酸者，湿热郁积于肝而出，伏于肺胃之间。"牛阳认为，本案病机为肝胆湿热郁阻，乘脾犯胃，胃气上逆，治疗宜龙胆泻肝汤加减。方中龙胆草大苦大寒，既能清泻肝胆实火，又能清利肝经湿热，故为君药。黄芩、栀子苦寒泻火，燥湿清热，共为臣药。泽泻、通草渗湿泄热，导热下行；实火所伤，损伤阴血，当归、生地黄养血滋阴，使邪去而不伤阴血；上药共为佐药。柴胡疏畅肝经之气，引诸药归肝经；甘草调和诸药；二药共为佐使药。另加陈皮、厚朴疏理气机；半夏降逆止呕；槟榔行气消积；草果、茯苓顾护脾胃。全方泻中有补，利中有滋，降中寓升，祛邪不伤正，泻火不伤胃，使肝胆湿热得去，胃气和降，反酸自止。

六、便秘

【案一】

王某，女，20岁，2022年3月8日初诊。

主诉：便秘5年余。

现病史：患者诉5年前无明显原因出现便秘，平素4日1行，便意时作，欲出而不得出，手足心汗出，口干、口苦，纳欠佳，睡眠可，小便正常。舌淡，苔薄白，脉弦细。

西医诊断：功能性便秘。

中医诊断：便秘，证属肠燥津亏。

治法：滋阴润下通便。

处方：增液承气汤加减。沙参15g，麦冬15g，陈皮12g，厚朴12g，地黄15g，郁李仁12g，枳实12g，炒白术15g，甘草6g。7剂，水煎服，每日1剂，早晚分服。

2022年3月22日二诊：患者诉服药后大便较前好转，伴口干、双目干涩，经期正常，经量可，纳可，睡眠可。舌淡红，苔薄白，脉细。

处方：上方去枳实，加党参12g，五味子12g。7剂，水煎服，每日1剂，早晚分服。

2022年5月17日三诊：患者停药后仍感排便不畅，便质可。舌质淡，苔薄白，脉细。

处方：上方去党参，加莱菔子。7剂，水煎服，每日1剂，早晚分服。

2023年3月29日四诊：患者停药后排便通畅，大便1日1行，排便畅，便质可。舌质淡，苔薄白，脉弦细。

处方：上方去地黄。7剂，水煎服，每日1剂，早晚分服。

患者服药后症状明显好转。

按语:《素问·金匮真言论》云:"北方黑色,入通于肾,开窍于二阴。"《医学心悟》云:"是知肾主二便,肾经津液干枯,则大便闭结矣。"患者为青年女性,长期劳逸失度、饮食不节、嗜食辛辣之物,湿热蕴结,耗气伤阴,津液不足,大肠失于濡润,故便秘、便质干结。牛阳从患者生活饮食习惯入手,予增液承气汤加减以增液行舟。沙参、麦冬滋阴润肺,肺与大肠相表里,大肠津液充足,故大便得通;佐以地黄入肾经,助津液化生兼清下焦虚热;以枳实、厚朴取承气之意;陈皮、白术健脾燥湿以制沙参、麦冬滋腻太过,蕴生湿浊;郁李仁行气利水通便;甘草调和诸药。诸药共奏增液行舟、润下通便之效。

【案二】

孙某,女,70岁,2021年7月13日初诊。

主诉: 大便不利2年。

现病史: 患者诉2年前无明显诱因出现大便不利,虽有便意,但便出不爽,1日1行,有排便无力感,行结肠镜示结肠息肉,伴反酸,口中黏腻,偶有气短,头昏蒙,食纳可,夜寐一般,小便黄。舌暗红,苔薄黄中根略腻,脉沉。

既往史: 患者既往有冠状动脉粥样硬化性心脏病、糖尿病病史,规律口服药物,自诉控制尚可。

辅助检查: 结肠镜示结肠息肉。

西医诊断: 便秘,结肠息肉。

中医诊断: 便秘,证属脾虚湿热阻滞。

治法: 健脾导滞,清热祛湿。

处方: 枳实导滞丸加减。枳实15g,生山楂15g,酒大黄6g,神曲12g,连翘12g,陈皮15g,厚朴12g,炒槟榔12g,黄芩12g,法半夏10g,茯苓20g,莱菔子12g,生甘草6g。7剂,水煎服,每日1剂,早晚分服。

2021年8月3日二诊：患者诉服药后上述症状稍缓解，偶有耳鸣，纳食可，夜寐佳，二便正常。舌暗红，苔白腻，脉濡。

处方：上方加炒白术15g，当归15g，赤芍12g。7剂，水煎服，每日1剂，早晚分服。

2021年8月31日三诊：患者诉服药后上述症状较前明显好转，停药后病情反复，偶有腹部胀满不适，大便黏腻不畅，口干、口苦，乏力倦怠。舌淡红，有齿痕，苔薄白，脉濡。

处方：上方去赤芍，加茵陈12g。7剂，水煎服，每日1剂，早晚分服。

患者服药7剂后症状消失。

按语：枳实导滞丸出自李东垣的《内外伤辨惑论》，治疗湿热食积胃脘部胀痛。很多医家多用该方治疗胃脘痛，牛阳在临床上用该方加减治疗便秘确有良效。本案患者平素嗜食辛辣刺激之品，胃肠积热，肠道津液耗伤，肠道艰涩，则大便不爽；湿热阻滞中焦，气血推动无力，则有排便无力感；中焦气机阻滞，脾胃运化功能失司，则胃脘部胀满不适；津液不得上承于口，则口干、口苦；患者久病，肝郁气滞，横逆犯胃，胃失和降，则反酸。正如《万病回春》云："多食辛热之物，大便不通者，实热也。"结合患者舌脉，辨证为脾虚湿热阻滞证，治宜健脾导滞，清热祛湿，方用枳实导滞汤加减。方中大黄苦寒为君药，攻积泄热，使积滞湿热从大便而去。枳实行气导滞，助大黄攻积的同时，行气滞以止胃脘部胀满；山楂、神曲、莱菔子消食健胃；槟榔行气宽中；厚朴下气除满；上药共为臣药。佐以苦寒之大黄、连翘清热燥湿；半夏、茯苓、陈皮健脾行气，脾为后天之本，脾气健运，则湿邪无以生，且茯苓淡渗利水，使湿热从小便分消。使以甘草健脾益气，调和诸药。诸药共用，则积去食消，诸症自除。

七、泄泻

【案一】

王某，男，32岁，2021年8月24日初诊。

主诉：腹泻1年余。

现病史：患者诉1年前进食生冷或情志失调后即腹泻，便质不成形，矢气频多，无肛门烧灼感，无腹痛，倦怠乏力，纳可，睡眠欠佳，偶感心悸。近期体重下降约10kg。舌淡胖，苔薄白，脉弦细。

辅助检查：肠镜未见异常。

西医诊断：腹泻。

中医诊断：泄泻，证属脾虚湿盛。

治法：健脾益气，渗湿止泻。

处方：参苓白术散加减。党参15g，炒白术12g，炒山药20g，醋北柴胡12g，炒白扁豆12g，陈皮15g，木香（后下）12g，砂仁（后下）10g，薏苡仁30g，茯苓20g，莲子12g，连翘10g，当归15g，甘草6g。7剂，水煎服，每日1剂，早晚分服。

2021年8月31日二诊：患者诉服药后泄泻次数减少。舌淡胖，苔薄白，脉沉细。

处方：上方连翘加量至12g，加黄芩10g。7剂，水煎服，每日1剂，早晚分服。

2021年9月7日三诊：患者服药后自觉胃脘部不适，胃镜示慢性萎缩性胃炎伴糜烂，肠镜未见异常，纳可，夜寐欠佳，入睡困难。舌质淡暗，舌体胖大，苔薄白，脉沉细。

处方：上方去黄芩，连翘减量至6g，党参加量至20g。7剂，水煎服，每日1剂，早晚分服。

患者服药7剂后，上述症状消失。

　　按语:《医学心悟》云:"泻之属湿也,明矣……食少、便频、面色㿠白,脾虚也……脾虚者,香砂六君子汤……凡治泻,须利小便,然有食积未消者,正不宜利小便,必俟食积既消,然后利之,斯为合法。"本案患者证属脾虚湿盛证,进食生冷、情志失调后加重,脾失健运,气机失调,气滞则水停,流于下焦,则见泄泻不止。治泻当以运脾渗湿为根本大法,佐以分利小便,久泻亦当健脾。牛阳认为,泄泻的根本病机在于脾虚失运,以参苓白术散加减。方中党参、炒白术健脾益气;配白扁豆、陈皮化中焦之湿邪;木香行气健脾消食,以消宿食;茯苓、砂仁、薏苡仁分利湿邪从小便而去;莲子健脾渗湿止泻,避免津液耗散太过;痞坚之处,必有伏阳,故以连翘之苦寒散结而清热;患者泄泻日久,情志失调时加重,即痛泄之意,少佐柴胡调达肝气,避免肝气乘脾;甘草调和诸药。方中加当归何意?想来以当归补血活血,久病必瘀,当佐以活血化瘀,抑或未得其旨,人云亦云尔,可用之以观后效。

【案二】

　　范某,男,70岁,2021年3月9日初诊。

　　主诉:腹泻1月余。

　　现病史:患者诉1月前进食油腻之品后出现腹泻,大便溏,臭秽难闻,排便不爽,每日3～4次,经口服药物、自行艾灸等治疗后,症状未减,脘痞腹胀,恶心腹痛,纳差,夜寐一般,小便可。舌红,苔黄腻,脉滑数。

　　西医诊断:腹泻。

　　中医诊断:泄泻,证属湿热夹滞阻于肠。

　　治法:清热利湿,行气导滞。

　　处方:枳实导滞丸加减。枳实15g,生山楂15g,炒槟榔12g,大黄6g,炒白术15g,通草10g,茵陈12g,藿香15g,神曲12g,

连翘12g，陈皮15g，厚朴12g，黄芩10g，香附12g，郁金15g，合欢皮12g，生甘草6g。7剂，水煎服，每日1剂，早晚分服。

2021年3月16日二诊：患者诉服药后诸症减轻，脘痞、腹胀及恶心好转，腹痛减轻，便次较前减少，每日1～2次，大便略稀，食纳一般，夜寐差，小便可。舌红，苔黄略腻，脉滑。

处方：上方加炒山药20g，茯苓15g，远志12g，茯神10g。7剂，水煎服，每日1剂，早晚分服。

半年后患者携亲友来诊，自诉服药后诸症均除，症状未再复发。

按语：本案患者因进食肥甘厚味，饮食不节，导致湿热内阻肠胃。牛阳认为，湿邪致病多起病迟缓，传变慢，缠绵难愈，湿热病邪易阻滞气机。湿热病邪为阴阳合邪，湿热相合，如油入面，蕴郁胶结，难以速化，治疗时祛湿和清热要同时兼顾。因此，本案治疗要清化湿热与导滞通下并施。方中以枳实、厚朴、大黄为君药，槟榔、山楂、神曲为臣药，其他药为佐、使。枳实、厚朴、大黄相配，即小承气汤，再臣以槟榔，四药合用共奏辛开苦降、泄热通下、行气导滞之功。山楂、神曲为消导之品，可消导胃肠之食滞。连翘轻宣透泄，透热外达。通草清利三焦，导热从小便而出。生甘草调和诸药，兼以泄热。加炒白术以顾护脾胃之气，使攻积而不伤正，同时行运化水湿之功。加藿香避秽和中，茵陈以助清热利湿之功。综观其方，清热、祛湿、通下、行气、消导5类药并用，共奏清化湿热、导滞通下之功。二诊患者诸症均减轻，效不更方，加炒山药、茯苓顾护脾胃。因本证乃湿热夹食滞黏滞于胃肠，与燥屎内结不同，非攻可下，故其方可连续服用，直至大便不溏、湿热尽除为止。

八、胁痛

【案一】

王某，男，43岁，2021年3月9日初诊。

主诉：右胁部疼痛不适1周，加重3天。

现病史：患者诉平素饮酒频繁，近1周自觉右胁部疼痛不适，患者未重视，3天前自觉胁痛症状加重，口干、口苦，口中黏腻不适，遂行腹部B超示轻度脂肪肝，肝功示丙氨酸氨基转移酶41.54U/L、天冬氨酸氨基转移酶57.92U/L，纳食差，夜寐可，手足心汗多，头汗多，小便可，大便不成形，酒后尤甚。舌质暗红，苔黄略腻，脉弦滑。

西医诊断：脂肪肝。

中医诊断：胁痛，证属湿热内蕴。

治法：清热化湿，理气止痛。

处方：三仁汤加减。杏仁10g，白蔻仁15g，薏苡仁30g，陈皮15g，厚朴12g，滑石（先煎）20g，法半夏10g，淡竹叶10g，通草10g，茵陈12g，郁金15g，茯苓20g，炒白术15g，当归15g，醋柴胡12g，甘草6g。7剂，水煎服，每日1剂，早晚分服。

2021年3月16日二诊：患者诉服药后胁痛症状较前减轻，口干、口苦、口中黏腻缓解，汗多好转，二便如常。舌红，苔薄白，脉弦细。

处方：上方加香附15g，7剂，水煎服，每日1剂，早晚分服。

患者服药后，上述症状明显好转。

按语：患者平素饮食不节，饮酒无度，伤及脾胃，酿生湿热，湿热内蕴，壅塞肝胆，致肝失疏泄，发为胁痛；湿热内蕴中焦，脾不升清，水津不能上承，故见口干、口中黏腻；湿热蕴结脾胃，脾胃运化失司，故见纳差；湿热熏蒸肝胆，胆汁疏泄失职，故见口苦；湿热互结，热为阳之甚，湿为津之盛，火热过盛，阴液有余，则邪热蒸津达于表而见手足心汗多、头汗多；湿热郁阻肠道，酒后酿生湿热，肠道湿热更甚，故见大便不成形，酒后尤甚；舌质暗红、苔黄略腻、脉弦滑均为湿热内蕴之象。牛阳认为，湿为阴邪，其性重浊黏腻，易兼他邪，热为阳邪，入于湿中，如油入面，胶结不解，缠绵不化。本案属湿热内结，肝气不疏之胁痛，对于此证，治以清热化湿兼以理气止痛为法，然清热、化湿二者有主次之分，因湿邪黏腻，病程缠绵，湿去则热无所依，可随之消，故治疗时应重在化湿，选方以三仁汤清宣化湿为主，兼以疏肝理气，使湿化热解，肝气条畅，胁痛自除。方中以三仁为君药，药用辛开苦降淡渗以宣上、畅中、渗下，使湿热之邪从三焦分消，调畅三焦气机。其中，杏仁苦温，宣畅上焦肺气，使气化则湿化，此即宣上；白蔻仁辛温，芳香化湿，行气宽中，宣畅脾胃，转枢中焦，复运化水湿之机，此即畅中；薏苡仁甘淡寒，利湿清热而健脾，疏导下焦，使湿热从小便而去，此即渗下。三仁分入三焦，宣发肺气，以开水源，燥湿化浊以复脾运，淡渗利湿以疏水道，使气机宣畅，湿去热清。滑石、通草、淡竹叶甘寒淡渗，利湿清热，疏导下焦，使湿有出路，三药共为臣药。法半夏燥湿和胃，厚朴行气化湿，二药可使寒凉之品清热而不碍湿，共为佐药。另加茵陈以加强清热利湿之功，陈皮、茯苓、炒白术健脾，陈皮兼理气，柴胡、郁金疏肝理气，当归活血止痛，甘草调和诸药。本方药性平和，无燥湿辛散太过之弊，有宣上、畅中、渗下，上下分消之功，可使气畅湿行，湿解热清，脾运复健，三焦通畅，肝气得疏，诸症自除。二诊患者诸症缓解，另加香附以加强理气之功，气行则湿行，湿解则热清。嘱患者畅情志，忌饮酒，防病复发。

【案二】

马某，男，52岁，2022年8月23日初诊。

主诉：右胁胀痛1月余。

现病史：患者既往患有慢性乙型病毒性肝炎（小三阳），查腹部彩超示肝脏弥漫性病变。1月余前患者自觉右侧胁肋部胀痛，心中懊恼不舒，面色偏黑，爪甲色青，纳食差，夜寐可，大便时干时稀，小便可。舌红体胖，苔黄腻，脉细涩。

西医诊断：慢性乙型病毒性肝炎。

中医诊断：胁痛，证属肝郁脾虚、湿热内蕴。

治法：疏肝健脾，清热化湿。

处方：龙胆泻肝汤加减。龙胆草12g，黄芩15g，茵陈12g，炒栀子12g，当归15g，泽泻10g，通草10g，车前子（包煎）12g，醋柴胡15g，夏枯草12g，虎杖15g，川芎15g，赤芍12g，杏仁10g，白蔻仁15g，薏苡仁30g，陈皮15g，厚朴12g，法半夏10g，甘草6g。7剂，水煎服，每日1次，早晚分服。

2022年8月30日二诊：患者诉服药后诸症均缓解，目前无明显不适。舌略红，苔薄白，脉弦。

处方：上方加生地黄15g，茯苓20g。14剂，水煎服，每日1次，早晚分服。

2023年9月18日三诊：患者目前无明显不适。

处方：继续予以原方14剂，服法同前。

2023年10月4日四诊：患者复查肝功能无明显异常。腹部彩超提示肝实质回声增粗；胆囊壁隆起性病变，考虑息肉。患者目前无明显不适，纳食可，夜寐可，二便如常。舌淡红，苔白略腻，脉弦细。

处方：前方基础上调整夏枯草为15g，加炒白术15g。14剂，服法同前。

患者服药后，上述症状明显好转。嘱患者清淡饮食，保持心情愉悦，定期复查。

按语：湿热邪毒侵袭肝脏，湿邪久蕴化热，阻滞气机，气机不利，而出现胁痛；肝气郁结，肝失疏泄，故见心中懊侬不舒；湿热之邪阻滞气机，气血瘀滞，则见面色偏黑，爪甲色青；湿热蕴脾，脾虚失运，肝气乘脾，故见大便时干时稀；舌红体胖、苔黄腻、脉细涩均为肝郁脾虚、湿热内蕴之象。牛阳认为，本病病位在肝，与脏腑关系密切联系，常犯及脾胃等脏腑，其病因病机为湿热、邪毒内侵，久之致气血失调、正气虚弱。本案患者既往患慢性乙型病毒性肝炎，湿热邪毒侵袭肝脏，湿恋不去，内蕴化热，阻滞气机，湿热内蕴，脾虚失蕴而致胁痛、纳差。治疗以疏肝健脾、清热化湿为法，方选龙胆泻肝汤加减治疗。方中龙胆草能泻肝胆之火，兼清下焦之湿热；黄芩、栀子苦寒泻火，黄芩还能利肝胆之湿热；柴胡疏肝行气，气行则津液行之，湿浊化之；车前子、通草、泽泻清利湿热，使湿热从小便而解；当归养血益阴，益肝阴以清肝热；加茵陈、虎杖以加强清热利湿之力；另加三仁以清理中焦湿热；陈皮、厚朴疏理中焦气机；夏枯草消肿散结；川芎、赤芍化瘀通络；半夏健脾燥湿化痰；炙甘草调和诸药。诸药合用，共奏疏肝健脾、清热化湿之功，既祛实邪又滋肝阴，达到祛邪而不伤正气的作用。二诊患者诸症均缓解，加生地黄以加强养血益阴之力，茯苓健脾渗湿。三诊患者诸症均好转，效不更方。四诊患者复查彩超，提示肝实质回声增粗，夏枯草加量以增强散结消肿之力，加炒白术健脾益气以顾护脾胃。

【案三】

和某，女，68岁，2021年9月14日初诊。

主诉：两侧胁肋部走窜痛3月余。

现病史：患者诉3个多月前无明显诱因出现两侧胁肋部走窜痛，伴有胸骨痛，双手麻木不适，双足痛，午后痛甚，手足心发热，心中懊侬不舒，偶有口苦，耳鸣，纳一般，夜寐可，大便可，小便有烧灼感。舌淡红，边略暗，苔薄白，脉弦。

既往史：患者有混合型高脂血症、胆囊炎病史。

西医诊断：胆囊炎。

中医诊断：胁痛，证属气滞不畅。

治法：疏肝理气止痛。

处方：柴胡疏肝散加减。醋柴胡15g，当归15g，炒白芍12g，赤芍12g，红花10g，酸枣仁15g，炒白术15g，香附12g，郁金12g，茯苓20g，桂枝12g，川芎15g，延胡索12g，川楝子12g，桃仁12g，生甘草6g。7剂，水煎服，每日1剂，早晚分服。

2021年10月12日二诊：患者诉服药后仍有胁肋及胸骨痛，伴少腹痛，时感胸闷，恶心欲吐，头晕，神疲乏力，纳食一般，夜寐可，二便如常。舌淡，苔薄白，脉弦滑。

处方：上方加炒栀子12g，炒牡丹皮12，炒山药20g。7剂，服法同前。

2021年10月19日三诊：患者诉胸骨痛较前减轻，觉后背痛，纳可，夜寐安，二便如常。舌淡红，苔薄略腻，脉滑。

处方：上方减桂枝；加法半夏10g，浙贝母15g，生地黄20g。7剂，服法同前。

2022年5月17日四诊：患者查肝功能示甘油三酯3.77mmol/L；B超示脂肪肝、胆囊息肉。患者诉症状较前稍有好转，偶有气短，活动后加重，头昏蒙，后背部胀痛。舌淡红，苔薄白略腻，脉弦细。

处方：上方加薄荷（后下）6g，紫苏子12g，白芥子12g，陈皮15g，厚朴12g。7剂，服法同前。

2022年5月31日五诊：患者诉胁肋部疼痛基本消失，仍感胀满不适，神疲乏力，纳可，寐安，夜尿频。舌淡红，苔薄白，脉滑。

处方：上方加生黄芪20g。

患者服药7剂后，上述症状消失。1个月后随访，症状未复发。

按语：《黄帝内经》中明确指出，胁痛的发生主要与肝、胆相关。肝气失于调达，阻于胁络，故见胁肋胀痛、胸骨疼痛；气属无形，时聚时散，聚散无常，故疼痛走窜不定；肝经气机不畅，故见胸闷、气短、神疲乏力，心中懊恼不舒；肝气横逆，易犯脾胃，故见纳食一般，偶有恶心欲吐。牛阳根据患者症状，辨证本案为气滞不畅证，方用柴胡疏肝散加减以疏肝理气止痛。方中主药柴胡疏肝解郁。辅以香附疏肝理气，助柴胡疏肝解郁；川芎行气活血，祛风止痛，与柴胡相伍，增强行气止痛之功。佐以香附、郁金理气行滞；白芍、甘草养血柔肝，缓急止痛；使以甘草调和各药。牛阳认为，气滞不畅，久而化瘀，故配伍赤芍、红花、桃仁活血化瘀，延胡索、川楝子活血散瘀，理气止痛。诸药合用，共奏疏肝解郁、行气止痛之功效。

【案四】

姜某，男，63岁，2023年6月6日初诊。

主诉：肝癌术后3月余。

现病史：患者诉右侧胁肋部疼痛不安，伴右侧耳鸣，夜寐差，入睡困难，大便干，小便频。舌暗，苔少，脉弦。

西医诊断：肝癌术后。

中医诊断：胁痛，证属肝肾阴虚兼痰瘀互结。

治法：疏肝理气，化痰散结。

处方：知柏地黄丸加减。知母12g，黄柏15g，炒山药20g，山茱萸15g，生地黄15g，泽泻10g，茯苓20g，炒牡丹皮15g，沙参12g，麦冬15g，香附15g，郁金15g，甘草6g，远志12g，合欢皮12g，龙眼肉12g。7剂，水煎服，每日1剂，早晚分服。

2023年6月20日二诊：患者诉服药后耳鸣仍明显，其余症状减轻，但睡眠较前好转，二便调。舌淡暗，脉弦。

处方：上方去知母、黄柏；加炒酸枣仁15g，当归20g，川芎15g。14剂，水煎服，每日1剂，早晚分服。

患者服药14剂后，上述症状明显好转。

按语：本案患者病位在肝，涉及脾、肾。患者术后胁痛、耳鸣、寐差、便干、舌暗、苔少、脉弦，乃肝肾阴虚为本，痰瘀互结为标。肝体阴而用阳，阴血不足，则肝失濡养，疏泄失常，气滞血瘀；久病及肾，肾精亏虚，髓海失充，故见耳鸣；阴虚火旺，扰动心神，加之瘀阻络脉，发为夜寐不安。初诊以知柏地黄丸加减，意在滋水涵木、清泻相火。方中知母、黄柏降火坚阴；山药、山茱萸、生地黄滋养肝肾；沙参、麦冬润肺胃以助津液上承；泽泻、茯苓健脾利湿，防滋腻碍脾；牡丹皮凉血化瘀，香附、郁金疏肝行气，气血同治；远志、合欢皮、龙眼肉安神定志，兼顾心肝血虚。全方标本兼顾，攻补得宜。二诊症减而耳鸣仍著，乃虚火渐平而阴血未复，故去知母、黄柏防寒凉伤胃，加酸枣仁养血安神，当归、川芎活血通络，寓"治风先治血"之意，兼改善肝络瘀阻。此调整既契合久病入络之机，亦体现"养正积自除"之旨。本案启示：肝癌术后胁痛治疗当以调和肝、脾、肾三脏为要，疏泄勿忘柔润，散结须顾阴血。初期清热化痰以祛邪，中后期养血滋阴以固本，尤需注重疏肝理气与活血化瘀相辅相成，使气行血活而积聚渐消。同时，选药可参考现代药理，如郁金、牡丹皮等兼具抗肝癌活性之品，以增疗效。如此，方可达"正气存内，邪不可干"之效，延缓疾病进展。

【案五】

谢某，女，31岁，2021年12月7日初诊。

主诉：胁肋部胀痛不适伴腹胀1个月。

现病史：患者诉曾于2019年行胆囊切除手术，1个月前生气后出现胁肋部胀痛不适，伴腹胀，平素易焦虑，脱发，月经后期，口中黏腻，纳呆食少，多梦易醒，二便正常。舌淡红，苔薄白，脉弦细。

西医诊断：胆囊切除术后。

中医诊断：胁痛，证属肝郁气滞。

治法：疏肝理气，健脾通络。

处方：丹栀逍遥散加减。炒牡丹皮12g，炒栀子12g，当归15g，炒白术12g，白芍12g，醋柴胡15g，茯苓20g，香附12g，郁金12g，赤芍15g，玫瑰花10g，合欢皮12g，远志15g，酸枣仁12g，陈皮12g，厚朴15g，甘草6g。7剂，水煎服，每日1剂，早晚分服。

2021年12月14日二诊：患者诉服药后上述症状均缓解，现仍食少，胁肋部易胀。舌红，苔薄白，脉弦细。

处方：上方加枳实12g，法半夏10g；合欢皮改为15g。7剂，服法同前。

2022年2月8日三诊：患者服药后，诸症均好转。近期自觉食后呃逆频作，胃脘胀满不适，胁肋部胀痛，心中懊恼不舒，二便正常。舌淡红，苔薄白，脉左弦细，右沉细。

处方：上方加焦三仙各12g，延胡索10g，川楝子12g。7剂，服法同前。

2022年2月15日四诊：患者诉胁肋部胀痛明显减轻，睡眠可，时感乏力，纳可，二便正常。舌淡红，苔薄白，脉细。

处方：上方去玫瑰花、合欢皮，调整陈皮用量为15g。7剂，服法同前。

患者服药后痊愈。

按语：本案患者情志不畅，肝失疏泄，肝气郁结而致胁痛。《金匮翼·胁痛统论》载："肝郁胁痛者，悲哀恼怒，郁伤肝气。"牛阳认为，胁痛的发生多为情志不遂、饮食不节、跌仆损伤、久病体虚等因素所致。本案患者情志不畅，抑郁忧思，致肝失条达，疏泄不利而发生胁痛，故治疗以疏肝理气健脾为法，方选丹栀逍遥散加减。方中柴胡为君，疏肝解郁，使肝气条达，以复肝用。当归、赤芍既补血又能行血，补中有动，行中有补，是血中之气药，亦是血中之圣药。白芍补血、泻肝、益脾。白术、茯苓、甘草健脾益气，为补气健脾之要药，三药合用使脾气运化有权，化气生血。栀子解郁热，行结气，泻火除烦。牡丹皮散结聚，清血中之热。另加香附、郁金以助柴胡疏肝之力，陈皮、厚朴以疏理中焦气机，玫瑰花、远志、酸枣仁安神以助睡眠，甘草调和诸药。全方有守有走，兼以升散与清降，共奏解肝郁、清肝火、健脾胃、和气血之效。二诊患者诸症缓解，食少，胁肋部易胀，故加枳实以行气消胀，法半夏燥湿调脾和胃，合欢皮加量以加强安神之力。三诊患者因情志不畅，诸症如前，继以前方服用，另加焦三仙以消食和胃，延胡索、川楝子以行气止痛。四诊患者诸症减轻，夜寐好转，故去玫瑰花、合欢皮，陈皮加量以加强理气之力。

第四节　肾系及男科疾病

一、水肿

马某，男，43岁，2018年7月10日初诊。

主诉：腰部酸困、乏力、尿中有大量泡沫3个月，加重10天。

现病史：患者3个月前体检发现尿蛋白（+++），偶有腰部酸困，乏力，尿中有大量泡沫，遂就诊于宁夏医科大学总医院，行肾穿刺后诊断为肾病综合征（膜性肾病）、低蛋白血症，给予对症治疗，建议激素冲击治疗，患者拒绝。患者出院后于当地诊所口服中药汤剂治疗半个月，上述症状改善不明显。10天前，患者因工作劳累出现明显腰部酸困、乏力，双下肢凹陷性水肿（++），尿中有大量泡沫，头昏，汗多油腻，口中黏腻、口苦，食纳可，睡眠调，大便溏。舌质暗红，苔黄厚略腻，脉沉滑。

辅助检查：尿常规示尿蛋白（++），隐血（+）。

西医诊断：肾病综合征。

中医诊断：水肿，证属湿热郁阻下焦。

治法：渗湿泄热。

处方：茯苓皮汤加减。茯苓皮10g，生薏苡仁30g，猪苓12g，通草10g，淡竹叶10g，大腹皮6g，泽泻10g，法半夏6g，陈皮12g，滑石（先煎）20g，厚朴10g，石菖蒲15g，郁金10g，炒白术10g，白蔻仁15g，生甘草6g。7剂，水煎服，每日1剂，早晚分服。嘱患者注意休息，预防感冒，清淡饮食。

2018年7月17日二诊：患者诉服药后双下肢水肿明显减轻，晨起略明显，无腰酸困、乏力，尿中泡沫较前减少，仍有口苦，无口中黏腻，食纳可，睡眠调，大便不成形。舌质红，苔白腻，脉滑数。

处方：上方去大腹皮；加茵陈12g，黄芩10g，车前子（包煎）10g。7剂，用法同前。嘱患者注意休息，预防感冒，清淡饮食。

2018年7月24日三诊：患者诉服药后双下肢水肿消失，无口苦，尿中泡沫较前明显减少，大便正常。

处方：继用上方。7剂，用法同前。嘱患者注意休息，预防感冒，清淡饮食。

2个月后随访，患者双下肢水肿消退，复查尿常规正常。建议患者定期复查尿常规、肾功能，注意休息，预防感冒。

按语：本案属湿热弥漫三焦，湿热上蒸，蒙闭清窍，故可见头昏，口中黏腻、口苦；湿热郁滞中焦，故舌苔黄厚略腻；湿热注于下焦，郁阻膀胱，不能泌别清浊，气化不行，则小便不利，故出现双下肢水肿、小便大量泡沫。方选茯苓皮汤加减，重在以利湿浊，而达到湿热分消的目的。茯苓皮汤源自《温病条辨》。该书载："吸受秽湿，三焦分布，热蒸头胀，身痛呕逆，小便不通，神识昏迷，舌白，渴不多饮……继用淡渗分消浊湿，茯苓皮汤。"方选茯苓皮、生薏苡仁、猪苓、大腹皮、白通草、淡竹叶6味药，以淡渗利水通阳为法，主要适用于湿温之邪上蒙清窍、中蕴脾胃、下阻膀胱所致的湿热阻遏三焦清阳证，症见头面胀痛、呕逆恶心、口渴不多饮、神识不清、小便不利等。《温病条辨》载："凡统宣三焦之方，皆扼重上焦，以上焦为病之始入，且为气化之先。"邪在气分，上焦肺卫病程短暂，湿热之邪很快侵入中焦脾胃，可进一步出现邪伏膜原、湿热弥漫三焦、湿滞下焦等不同的临床证型。若湿热之邪阻遏三焦，治宜渗湿泄热，利水通阳。

二、淋证

【案一】

李某，男，49岁，2022年11月1日初诊。

主诉：小腹部刺痛伴尿频半个月。

现病史：患者半个月前劳累后出现小腹部刺痛不适，平素尿频，小便淋沥不尽，就诊于宁夏医科大学附属心脑血管病医院，给予西药治疗（具体不详），未见明显好转。患者平素纳差，口黏腻，睡眠差，大便偏稀。舌体胖大，苔厚腻略黄。

既往史：患者既往有高血压、高脂血症病史。

辅助检查：前列腺略增大（43mm×30mm×33mm）。

西医诊断：前列腺增大。

中医诊断：热淋，证属湿热瘀滞。

治法：清利湿热，宣通气机。

处方：三仁汤加减。杏仁10g，白蔻仁15g，薏苡仁30g，通草10g，川牛膝12g，滑石20g，法半夏10g，陈皮15g，厚朴12g，赤芍15g，淡竹叶10g，生地黄15g，当归15g，川芎15g，黄柏12g，甘草6g。7剂，水煎服，每日1剂，早晚分服。

2022年11月8日二诊：患者诉小腹部刺痛感较前好转，夜间易醒，尿频，小便淋沥不尽较前好转。舌淡红，苔略黄腻，脉滑略数。

处方：上方加茯苓20g，盐泽泻12g。14剂，水煎服，每日1剂，早晚分服。

患者服药后，上述症状消失。1个月后随访，症状未见复发。

按语：《金匮要略·消渴小便不利淋病脉证并治》指出："淋之为病，小便如粟状，小腹弦急，痛引脐中。"此明确了淋证的临床表现为小便排出不畅，痛引少腹。牛阳认为，淋证的病因病机较多，过食肥甘厚味，湿热内蕴，或因贪凉饮冷、缺乏锻炼等，均可导致脾胃功能失常，脾失健运，津液不能正常输布而生湿，湿邪内生，使尿液生成不畅；或忧思过度，或喜怒无常，则肝气郁滞，郁而化火，传入下焦，出现溺赤、涩痛等症。患者平素尿频、小便淋沥不尽，近期小腹部疼痛不适，前列腺肥大。结合患者舌脉，牛阳将本案辨为热淋，证属湿热瘀滞，予以清利湿热代表方三仁汤加减治疗。方中选用轻灵宣畅利窍之品，集芳香化湿、淡渗利湿、苦温燥湿于一体，通利下焦湿热，佐以当归、赤芍、川芎、牛膝活血通瘀之品。二诊诸症好转，在前方基础上加茯苓、泽泻，加大化湿利湿之效。

【案二】

张某，女，68岁，2023年4月11日初诊。

主诉：左侧腰部反复疼痛1年余。

现病史：患者诉1年前无明显诱因出现左侧腰部酸困疼痛，

行泌尿系彩超示左肾结石，行碎石治疗后提示结石未净。病程期间左侧腰部疼痛反复，手足心热，夜尿频，伴乏力、畏寒。食纳可，夜寐一般，大便正常。舌暗红，苔白略腻，脉沉细。

辅助检查：腹部彩超示脂肪肝，左肾小结石（6mm×3mm）；肝肾功能、尿微量蛋白、甲功三项未见明显异常。

西医诊断：左肾结石。

中医诊断：石淋，证属阴虚湿热。

治法：滋养肾阴，清利湿热，排石通淋。

处方：知柏地黄丸加减。炒山药20g，山茱萸12g，生地黄15g，泽泻10g，牡丹皮12g，茯苓20g，淡竹叶10g，通草10g，车前子（包煎）15g，猪苓12g，川牛膝12g，知母12g，黄柏15g，生甘草6g。7剂，水煎服，每日1剂，早晚分服。

2023年5月9日二诊：患者诉服药后腰部酸困疼痛较前明显缓解，手足心热、乏力、畏寒均缓解。伴口苦，纳食可，睡眠可，大便正常，小便次数减少，色黄。舌质暗，苔略腻，脉滑。

处方：上方猪苓加至15g。14剂，水煎服，每日1剂，早晚分服。

患者服药后，上述症状消失。

按语：《诸病源候论》载："淋者，由肾虚而膀胱热也。"牛阳认为，本案患者为老年女性，肾气亏虚，肾藏不足，肾为腰之府，则见腰部酸困、疼痛；膀胱郁热，则小便次数增多；热扰水府，湿郁化火，水液煎熬，日久则成砂石，虽行体外碎石，但仍未除其根；湿热阻于脾胃，中气不足，则见乏力；卫外不固，则见畏寒；湿热蕴蒸，上承于口，则见口苦；阴虚内热，湿热蕴滞，则见手足心热。故本案辨病为石淋，属虚实夹杂证。治宜滋养肾阴，清利湿热，排石通淋，方用知柏地黄丸加减。方中生地黄为君药，滋阴填髓。臣以山茱萸涩精，补益肝肾；山药双补脾肾，补益先后天之本，固肾精，补脾以助气血生化有源。生地黄、山茱萸、山药共用，肝、脾、肾三阴并补。凡补肾精之法，必当泻其浊，方可存其清，而使阴精得补，故泽泻利湿泄浊；牡丹皮清泻相火，并制山茱萸之温涩；茯苓健脾渗湿，配山药补脾而助健运；三药合用，即所谓"三泻"，泻湿浊而降相火。知母、黄柏清热利湿，主清下焦之湿热。佐以车前子、猪苓清热利水通淋；淡竹叶、通草甘寒清热利湿；川牛膝活血利水，引血下行。使以甘草清热解毒，调和诸药。诸药共奏滋养肾阴、清利湿热、排石通淋之效。

三、遗尿

【案一】

蒋某，女，54岁，2021年10月12日初诊。

主诉：漏尿10余年。

现病史：患者自诉每于咳嗽、打喷嚏后漏尿，固涩力弱，潮热盗汗，纳可，眠可，小便色黄，大便如常。舌淡红，苔薄白，脉滑。

西医诊断：压力性尿失禁。

中医诊断：遗尿，证属阴虚内热。

治法：填补真阴，清虚热。

处方：知柏地黄汤加减。知母12g，黄柏12g，生地黄20g，炒山药20g，山茱萸12g，泽泻10g，茯苓20g，炒牡丹皮12g，生黄芪30g，炒白术15g，党参15g，升麻6g，醋柴胡12g，生甘草6g。7剂，水煎服，每日1剂，早晚分服。

2021年10月19日二诊：患者诉服药后，上述症状较前缓解，偶感烘热汗出，耳鸣，双眼干涩，二便如常。舌淡红，苔薄白，脉沉滑。

处方：上方加银柴胡、地骨皮各12g。7剂，水煎服，每日1剂，早晚分服。

2021年10月26日三诊：患者诉服药后尿频，症状改善白天不明显，夜间明显，仍感潮热盗汗，耳鸣减轻，双眼干涩明显好转，纳可，睡眠调，二便如常。舌淡红，苔薄白，脉滑。

处方：上方加陈皮15g，怀牛膝12g。

患者服药7剂后，症状明显好转。

按语：《灵枢·九针》曰："水泉不止，是膀胱不藏也。"此认为，遗尿乃膀胱失约，开阖失常而引起。遗尿亦称遗溺，《黄帝内经》中首提"遗溺"之病名。《灵枢·本输》载："三焦者……入络膀胱，约下焦，实则闭癃，虚则遗溺。"《素问·灵兰秘典论》载："膀胱者，州都之官，津液藏焉，气化则能出矣。"患者诉每于咳嗽、打喷嚏后漏尿，伴有潮热盗汗、耳鸣、双目干涩等症状，故辨病属于中医学"遗尿"范畴，根据兼症辨证属阴虚内热，阴虚不足以制阳，虚热内生，久则膀胱失约而为尿失禁。患者患病日久，虚实夹杂，因虚致实，治用知柏地黄汤加减。方中重用生地黄大补真阴，为君药。臣以山茱萸补肾养肝；山药滋肾补脾；黄柏苦寒，泻相火以坚真阴；知母苦寒上清热润肺，下滋润肾阴，与君药相合，大补肾阴，增加培本之力。佐以泽泻补肾降浊；牡丹皮清散肝火；茯苓健脾渗湿，与君、臣药合用，补泻并用，培本清源。诸药相合，共奏滋阴降火之功。虚热去则膀胱安，生黄芪、炒白术、党参健脾补气；升麻、醋柴胡共奏升提之功。二诊加银柴胡、地骨皮加强清虚热之功。

【案二】

沈某，男，42岁，2023年3月14日初诊。

主诉：小便失禁半年余。

现病史：患者2022年于宁夏医科大学附属心脑血管病医院行前列腺切除术，术后出现尿失禁，乏力，腰酸困重，纳可，大便正常。舌尖红，苔薄白，脉沉。

西医诊断：尿失禁。

中医诊断：遗尿，证属阳气亏虚。

治法：温补肾气。

处方：四君子汤合缩泉丸加减。生黄芪30g，党参15g，炒白术15g，升麻6g，柴胡18g，陈皮15g，当归20g，山药20g，山茱萸12g，益智仁15g，茯苓20g，黄柏12g，泽泻10g，怀牛膝12g，甘草6g。7剂，水煎服，每日1剂，早晚分服。

2023年3月21日二诊：尿失禁较前好转。舌暗，舌尖红，苔白腻略黄，脉沉滑。

处方：上方加杏仁12g，白蔻仁15g，薏苡仁30g。7剂，水煎服，每日1剂，早晚分服。

患者服药7剂后，上述症状消失。

按语：《灵枢·九针》载："水泉不止，是膀胱不藏也。"此认为，遗尿乃膀胱失约，开阖失常而引起。隋代巢元方在《诸病源候论》中记载："小便不禁者，肾气虚，下焦受冷也。肾主水，其气下通于阴。肾虚下焦冷，不能温制其水液，故小便不禁也。"此认为，肾气亏虚、肾阳虚损，进而导致小便不禁。牛阳根据患者临床表现辨本案为遗尿，阳气亏虚证。脾居中焦，主升清及运化水液，若脾气亏虚，清气不升，气机升降失调，水液不能正常输布，机体水液代谢障碍，水湿内聚，流于膀胱，膀胱开阖失约，遂见小便频数或自遗。患者尿失禁，乏力，腰酸困重，脾肾亏虚日久，加之术后损伤正气，肾虚而下元不固，肾失固摄，不能制约津液，津液下注，发为本病。治疗以四君子汤合缩泉丸加减治疗，益气健脾，补肾固摄。方中黄芪补气升提，党参补益中气为主。辅以白术、茯苓健脾益气，兼以祛湿，使湿去而脾自健；益智仁补肾助阳，固精缩尿。佐以山药益肾涩精，则诸症可除。二诊患者出现湿阻三焦，在原方基础上加以三仁祛除三焦之湿。

四、弱精

朱某，男，36岁，2015年8月14日初诊。

主诉：未育1年。

现病史：患者结婚8年，3年前育有一子，1年前准备生育二孩。其间未采取任何避孕措施，性生活正常，女方检查各项指标正常，未孕。患者曾在药店购买补肾壮腰丸、六味地黄丸等服用，未见明显疗效，遂前来本门诊就诊。刻下症见：腰酸乏力，同房后加重，阴囊有潮湿感，手足汗多，口苦，急躁易怒，纳差，夜眠安，大便黏滞不爽，小便黄。舌暗红，苔黄腻，脉沉缓。

辅助检查：精液量2.5mL，60分钟不液化，精子活力17%，畸形率83%。

西医诊断：弱精子症。

中医诊断：弱精，证属湿热下注，痰湿瘀阻。

治法：清热利湿化瘀。

处方：三仁汤加减。杏仁10g，白蔻仁15g，薏苡仁30g，陈皮15g，厚朴12g，滑石（先煎）20g，清半夏10g，枳实12g，茯苓20g，当归15g，川芎15g，川牛膝15g，赤芍12g，桃仁12g，红花10g，桂枝6g，生甘草10g。7剂，水煎服，每日1剂，早晚分服。

2015年8月21日二诊：患者服药一周后无明显不适，阴囊潮湿感减轻，口苦减轻，纳食可，大便较前通畅，小便略黄，量多。舌暗红，苔黄腻。

处方：上方去桂枝，加香附12g，郁金12g，炒牡丹皮12g，炒栀子12g。7剂，水煎服，每日1剂，早晚分服。

后患者每周一复诊，在上方基础上随症加减调整方药，服药8周后，复查精液：精液部分液化，精子活力28%。治疗4个月后，患者精神状态佳，阴囊无潮湿感，手足无汗，口苦消失，纳食佳，夜眠安，大小便如常。舌略暗，苔薄白，脉和缓。复查精液：精液完全液化，精子活力39%。嘱患者继续服药。后患者复查精液常规正常，3个月后，其妻怀孕。

按语：肝郁脾虚，湿热郁蒸，则阴囊潮湿、手足出汗、口苦易怒、纳差。湿热下注，则大便黏滞、小便色黄。脾虚日久，子病及母，则肾虚腰酸。舌暗红、苔黄腻，皆为湿热瘀阻之证。方以三仁汤为主宣上、畅中、渗下，气行湿化，脾健湿消，湿去热清，再佐以补肝肾之川牛膝，活血化瘀之炒牡丹皮、川芎、桃仁、红花，伍桂枝加强逐水利湿之力，疏肝解郁之香附、郁金，清热利湿之赤芍、炒栀子，标本兼顾，湿去热除瘀化，精室安宁，故能有子。

五、阳痿

陈某，男，46岁，2021年6月29日初诊。

主诉：勃起功能障碍、早泄1年。

现病史：患者1年前无明显诱因出现勃起功能障碍、早泄，平素头部昏蒙，阴囊有潮湿感，汗出多，伴一侧睾丸隐痛时作。食纳可，夜寐佳，大便正常，小便次数多。舌红，舌体胖，苔略腻，脉左细右滑。

辅助检查：前列腺彩超示前列腺增大。

西医诊断：勃起功能障碍，早泄。

中医诊断：阳痿，证属下焦湿热。

治法：清利下焦湿热。

处方：三仁汤加减。滑石（先煎）20g，生薏苡仁30g，杏仁10g，白蔻仁15g，淡竹叶10g，通草10g，陈皮15g，厚朴12g，法半夏10g，茯苓20g，炒白术15g，车前子12g，黄芩12g，生甘草6g。7剂，颗粒剂冲服，每日1剂，早晚分服。

2021年7月13日二诊：患者诉服药后上述症状较前明显缓解，头昏蒙减轻，阴囊潮湿感减少，勃起功能障碍、早泄好转，手足汗多，纳食可，夜寐佳，二便正常。舌淡红，苔薄白，脉细滑。

处方：上方加连翘12g，莱菔子15g。14剂，服法同前。

2021年7月27日三诊：患者诉此次服药后上述症状较前均进一步好转，未诉其他明显不适。纳食可，夜寐佳，二便正常。舌淡红，苔薄白，脉细滑。

处方：继用上方原方7剂，服法同前。

2021年8月3日四诊：患者诉服药后上述症状较前进一步缓解，偶有口苦，纳食可，夜寐佳，二便正常。舌淡红，苔薄白，脉细滑。

处方：上方加石菖蒲15g，郁金15g。7剂，服法同前。

2021年8月13日五诊：患者诉服药后勃起功能障碍、早泄进一步好转，汗出进一步减少，纳食可，夜寐佳，二便正常。舌红，苔薄白，脉沉细弦。

处方：上方去莱菔子，加茵陈12g，生地黄12g。14剂，服法同前。

患者服药后，上述症状明显好转。

按语：牛阳认为，治疗性功能障碍之阳痿及早泄时，切不可滥用补益及固涩之法。此法对于肾虚导致的勃起功能障碍及精关不固确有其效，但仍有大部分患者属实证或虚实夹杂证，若不分虚实，乱投补涩，易犯"虚虚实实"之戒。本案患者则属下焦湿热之证候，《素问·痿论》载："湿热不攘，大筋软短，小筋弛长，软短为拘，弛长为痿。"故见阳痿、阴囊有潮湿感；湿热阻滞，热扰精关，精关不固，则见早泄；湿为阴邪，重浊黏腻，蒙闭清窍，则见头部昏蒙不适；湿邪下注肝经，循阴器，则见睾丸隐痛。治宜清利下焦湿热，方用三仁汤加减。方中滑石为君，清热利湿。臣以薏苡仁淡渗利湿以健脾，湿从下焦而去；白蔻仁芳香化湿，行气宽胸，畅中焦脾气而助祛湿；杏仁宣利上焦肺气，"盖肺主一身之气，气化则湿亦化也"（《温病条辨》）；三药共奏清上、畅中、宣下之效。佐以通草、淡竹叶甘寒淡渗，助三仁化湿邪；半夏、厚朴行气化湿，气化则湿化；茯苓、白术健脾益气，脾为生痰之源，脾气健运则湿无所生；车前子淡渗利水，使湿邪从小便而出。使以甘草清热解毒，调和诸药。诸药合用，下焦湿热得以清利，性功能方可恢复。

六、早泄

田某，男，30岁，2021年1月21日初诊。

主诉：轻度早泄1月余。

现病史：患者诉1月余前无明显诱因出现早泄，阴囊潮湿，伴腰膝酸软不适，平素头晕、头昏蒙，手脚冰凉（冬季），晨起口苦，食纳可，夜寐差，入睡困难，大便稀溏，小便正常。舌暗，有瘀斑，苔黄腻，脉弦细。

辅助检查：前列腺钙化灶。

西医诊断：早泄。

中医诊断：早泄，证属下焦湿热夹瘀。

治法：清利下焦湿热。

处方：三仁汤加减。滑石（先煎）20g，生薏苡仁30g，杏仁10g，白蔻仁15g，石菖蒲15g，郁金15g，陈皮15g，厚朴12g，法半夏10g，黄芩12g，连翘12g，茵陈15g，通草10g，生甘草6g。7剂，冲服，每日1剂，早晚分服。

2021年1月19日二诊：患者诉服药后上述症状较前明显缓解，未感明显不适，阴囊潮湿感减少，纳食可，夜寐佳，偶有便溏，每日1~2次，小便正常。舌质暗，苔薄白，脉滑。

处方：上方黄芩减量至10g，茵陈减量至12g；加茯苓20g，当归15g。7剂，服法同前。

2021年1月26日三诊：患者诉此次服药后性功能进一步好转，胃脘部有胀满沉重感，纳食可，夜寐一般，二便正常。舌暗，体胖，苔白腻，脉弦。

处方：上方加川芎15g，怀牛膝15g。7剂，服法同前。

患者服药后症状明显好转。

按语：本案患者为青壮年男性，平素嗜食肥甘厚味，酿生湿热，蕴结下焦，扰动精室，致精关不固而发早泄。湿热下注，阻滞气机，故见阴囊潮湿、腰膝酸软；湿性黏滞，上蒙清窍，则头晕昏蒙，郁遏阳气，则四肢不温；湿热熏蒸胆腑，胆汁上泛，则口苦；湿阻中焦，脾失健运，故大便溏薄；舌暗、有瘀斑、苔黄腻、脉弦细，皆为湿热内蕴兼瘀血阻滞之象。牛阳谨守湿热夹瘀之病机，以三仁汤为主方，宣上、畅中、渗下，分消三焦湿热。方中杏仁宣肺开上焦；白蔻仁芳香化湿醒脾；薏苡仁、滑石、通草淡渗利湿，导湿热从小便而去；辅以黄芩、连翘、茵陈清泄肝胆郁热；郁金、陈皮、厚朴理气活血；半夏化痰和胃；甘草调和诸药。全方共奏清热利湿、宣畅气机之功。二诊湿热渐退，故减黄芩、茵陈用量，防苦寒伤脾，加茯苓健脾渗湿，当归养血活血，兼顾久病入络之瘀。三诊见胃脘胀满、苔白腻，乃湿邪困脾、气机壅滞之象，故加川芎行气活血，牛膝引药下行、补肾强腰，兼通瘀滞。本案紧扣湿热瘀阻之核心，初以祛邪为主，后佐以健脾活血，层次分明，体现了"通利三焦以祛湿，调和气血以固精"的诊疗思路，终使湿热得化，气畅血行，精关得固，诸症悉除。

第五节 皮肤科疾病

一、湿疮

蒋某，男，42岁，2019年3月24日初诊。

主诉：双下肢皮肤溃烂、渗出1月余。

现病史：患者1个多月前出现双下肢皮肤溃烂、渗出，经外院诊断为急性暴发性湿疹，外用软膏及口服中药汤剂后皮损愈合，仅遗留局部皮肤色素沉着和皮肤瘙痒，随后继续使用软膏配合口服防风通圣丸治疗。今日就诊缘于连续饮酒导致病情复发。现症见：双下肢皮肤干燥、脱屑，伸侧皮肤色素沉着，呈晦滞、暗红貌，屈侧皮肤散在大小不等的圆形、高出皮肤的深红色斑块，中心区可见溃烂，有淡黄色液体渗出，无特殊臭味，斑块与正常皮肤边界不清，少数融合成片，触之皮温增高，无水肿，患者自诉瘙痒难耐。小便色黄，大便黏腻，精神、饮食、睡眠正常。舌质暗，苔白略腻，脉滑。

西医诊断：急性暴发性湿疹。

中医诊断：湿疮，证属湿热蕴毒、血虚风燥。

治法：清热利湿解毒，凉血润燥，养血祛风，活血通络。

处方：生薏苡仁30g，白鲜皮15g，地肤子15g，蒲公英30g，川牛膝15g，金银花30g，天花粉15g，牡丹皮15g，赤芍15g，紫草15g，桂枝3g，炒白芍30g，白芷9g，羌活9g，生甘草10g。7剂，水煎服，每日1剂，早晚温服。嘱其停用一切外用软膏，每晚将中药渣进行过滤，用得到的药液涂抹患处并覆以纱布，尽可能保留较长时间，平日注意保持皮损处干燥，忌辛辣、刺激食物和海鲜、羊肉、烟酒。

2019年3月31日二诊：患者双下肢皮肤无脱屑，屈侧散在大小不等的圆形红斑，不高于皮肤，溃烂面已完全愈合，色暗红，皮温略高，自觉瘙痒明显减轻，小便清，大便每日4次，质黏腻，腹痛欲解，解后痛减。舌质暗红，舌尖红，苔白略腻，脉滑，左关涩。

处方：上方去白鲜皮、地肤子、金银花、天花粉、紫草；加制苍术9g，炒黄柏9g，当归9g，土茯苓15g，虎杖6g，威灵仙15g；桂枝调整为6g，羌活、白芷各减至6g。6剂，水煎服，每日1剂，早晚温服。

2019年4月7日三诊：患者双下肢皮肤湿润，屈侧散在淡红色斑块，偶感瘙痒，少量抓痕，晨起咳痰，口略干，小便量多，腰酸，睡眠略差。舌尖略红，苔白略腻，脉滑。

处方：蒲公英15g，生薏苡仁30g，土茯苓30g，虎杖6g，威灵仙15g，牡丹皮9g，当归9g，丹参9g，赤芍9g，川牛膝15g，首乌藤30g，桂枝6g，藿香9g，玄参15g，黄精12g，生地黄9g，杏仁9g，枇杷叶15g，生甘草6g。5剂，水煎服，每日1剂，早晚温服。

因患者"五一"期间外出，故暂缓治疗，嘱其务必饮食忌口，特别是不要饮酒。可每日水煮生薏苡仁30g，赤小豆30g，代茶饮。同年5月中旬随访，患者自诉各项症状大幅减轻，身体轻快，双下肢皮肤已基本恢复正常。

按语：此患者就诊时西医诊断明确，整个治疗过程中以祛除湿热毒邪、养血祛风润燥为基本方法，在此基础上斟酌使用桂枝、羌活、白芷3味气味芳香之品，这3味药性辛、温，味苦，入肺经，发散力强，能够助阳化气，宣通肺气，开通腠理，配伍炒白芍养血和营，且于大多苦寒药物之中起"反佐"之用，最终达到气血调和、邪去病愈的目的。患者服药后，各项症状均明显好转，特别表现在皮损愈合程度、缓解瘙痒及皮肤颜色转变方面。牛阳指出，湿疹患者多存在阴血不足的病机，故用辛温发散药时需注意剂量和时间，且长期使用利湿药也有伤阴之虑。如本案患者治疗后期出现口干等均是阴伤之明证，此时可考虑转用发散力较弱的杏仁、桔梗、淡豆豉等，或辛苦凉之品如枇杷叶、薄荷等。此外，本病多由饮食不慎诱发，特别是饮酒，故饮食禁忌亦是取效之关键所在。

二、瘾疹

曹某，女，47岁，2021年6月29日初诊。

主诉：反复皮肤瘙痒5年余。

现病史：患者诉5年前受凉后自觉全身皮肤瘙痒不适，以背部皮肤较为明显，痒则伴红色皮疹。患者平素易感冒，病程期间，皮疹伴瘙痒反复出现。患者平素月经周期正常，血量大，色偏暗，经行腹痛，以第1天明显，偶有胸闷、气短、心中懊恼不舒。食纳可，夜寐佳，二便调。舌淡，苔白略腻，脉沉细。

西医诊断：荨麻疹。

中医诊断：瘾疹，证属卫表不固。

治法：益气固表，调和营卫。

处方：玉屏风散加减。生黄芪10g，防风15g，炒白术15g，桂枝10g，炒白芍15g，生地黄20g，炒牡丹皮12g，连翘12g，茯苓20g，陈皮15g，生甘草15g。7剂，水煎服，每日1剂，早晚分服。

后期门诊随访，患者诉皮疹基本消失，无明显瘙痒。

按语：荨麻疹在中医学中被称为"瘾疹""风疹"，其主要病机为禀赋不足，风邪侵袭，营卫失和。牛阳认为，患者为中年女性，平素易感冒，每于受凉而皮疹复发，伴瘙痒，此为卫表虚而不固。卫表不固，风邪侵袭，风善行数变，故可见全身皮肤瘙痒；风邪郁而化热，则见心中懊恼、胸闷、气短；病久劳心伤脾，脾虚不能统血，则见月经量大，气血推动无力，不通则痛，则见经行腹痛。治宜益气固表，调和营卫，方用玉屏风汤加减。方中黄芪甘温大补肺脾之气，白术益气健脾，培土生金，防风祛风解表，三药固卫气，实肌腠，固表不留邪，共为君药。桂枝辛温助卫阳，通经络，解肌发表而祛表邪；白芍酸甘敛阴；二药同用调和营卫，邪正兼顾，散中有收，共为臣药。生地黄、牡丹皮清热凉血散瘀；茯苓、陈皮健脾祛湿；连翘清热解毒，防诸药蕴热。甘草补益脾气，调和诸药，为使药。诸药共用，共奏益气固表、调和营卫之效。

三、痤疮

【案一】

宋某，男，22岁，2021年1月19日初诊。

主诉：面部痤疮2月余。

现病史：患者诉2个多月前因于广州求学，当地环境潮湿而引发面部痤疮，以两颊较为明显，食纳可，夜寐佳，二便调。舌尖红，苔腻，脉滑。

西医诊断：痤疮。

中医诊断：痤疮，证属湿热中阻。

治法：宣畅气机，清热除湿，凉血消疮。

处方：三仁汤加减。杏仁10g，白蔻仁12g，生薏苡仁30g，陈皮15g，厚朴12g，滑石（先煎）20g，淡竹叶10g，通草10g，法半夏10g，黄芩12g，生地黄15g，炒牡丹皮12g，当归15g，生甘草6g。14剂，水煎服，每日1剂，早晚分服。

2021年1月26日二诊：患者诉服药后面部痤疮较前好转，纳食可，睡眠可，二便正常。舌质暗红，苔薄白，脉滑数。

处方： 上方加赤芍12g，川芎15g。7剂，水煎服，每日1剂，早晚分服。

按语： 牛阳认为，本案患者因生活环境改变，从而感受湿热邪气，湿阻中焦气机，复夹肺热上犯面部，故面生痤疮，以两颊为主。治宜宣畅气机，清热除湿，凉血消疮，方用三仁汤加减。方中三仁宣上、畅中、渗下，以除湿邪，共为君药。滑石、通草以淡渗利湿，共为臣药。淡竹叶清轻宣上，清上、中焦之热；半夏、厚朴行气化湿，共奏气能化湿之效；陈皮健脾燥湿，脾为生痰之源，脾气健运，则湿无所生；当归补血活血，补而不滞；生地黄、黄芩清泄里热，防诸辛温燥烈之品助热伤津；牡丹皮清热凉血，化瘀消疮；上药共为佐药。甘草清热解毒，调和诸药，为使药。诸药共奏宣畅气机、清热除湿之效。诸药合用，湿热得清，则痤疮得消。牛教授认为，二诊时患者痤疮较前明显好转，舌暗提示气血瘀滞，加入赤芍、川芎凉血活血消疮，且川芎为血中之气药，活血行气，与当归相配，气血兼顾。

【案二】

王某，女，20岁，2021年1月19日初诊。

主诉：反复性面部及背部痤疮3年。

现病史：患者诉自高中时期起反复生痤疮，以面部、两颊及背部为主，平素伴痒痛感，昨日于宁夏医科大学总医院行光子嫩肤美容项目，现面部无明显痒痛感，伴乏力。患者平素月经周期正常，经量适中，偶有经行腹痛，伴经期腰部酸困、疼痛，情绪烦躁，食纳可，夜寐欠佳，多梦，易醒，二便正常。舌淡红，尖红，苔薄白，脉滑。

西医诊断：痤疮。

中医诊断：痤疮，证属肝经郁热。

治法：健脾疏肝解郁，清热解毒消疮。

处方：丹栀逍遥散加减。炒牡丹皮15g，炒栀子12g，生地黄15g，当归15g，赤芍12g，白芍15g，茯苓20g，连翘12g，金银花10g，香附15g，郁金15g，生甘草6g。7剂，水煎服，每日1剂，早晚分服。

2021年1月26日二诊：患者诉服药后两颊痤疮未见明显变化，背部痤疮有所好转，乏力改善，现局部皮肤无痒痛感，晨起咽部有痰，痰出则舒，夜寐好转，纳食可，睡眠可，二便正常。舌淡红，舌尖略红，苔薄黄，脉滑。

处方：上方加玄参12g，麦冬12g，桃仁12g，红花10g。7剂，水煎服，每日1剂，早晚分服。

2021年2月2日三诊：患者诉服药后两颊痤疮仍未见明显变化，背部痤疮进一步好转，乏力进一步改善，本月月经按时来潮，经量减少，色正常，经期腰部酸困缓解，晨起可咳吐白色泡沫样黏痰，夜寐转安，多梦，纳食可，睡眠可，二便正常。舌红，舌尖略红，苔略腻，脉滑。

处方：三仁汤加减。杏仁10g，白蔻仁15g，薏苡仁30g，姜厚朴12g，姜半夏10g，通草12g，滑石（先煎）20g，淡竹叶10g，黄芩12g，陈皮15g，藿香12g，茯苓20g，连翘12g，莱菔子12g，生甘草6g。7剂，水煎服，每日1剂，早晚分服。

2021年2月9日四诊：患者诉服药后两颊及背部未见新发痤疮，痘印未见明显变化，乏力改善，晨起咽部仍有痰，痰出则舒，夜寐佳，纳食可，睡眠可，二便正常。舌尖红，苔略腻，脉略细。

处方：上方加生地黄12g，炒牡丹皮10g，玄参12g，麦冬12g。14剂，水煎服，每日1剂，早晚分服。

2021年2月23日五诊：患者诉服药后面部痤疮较前明显好转，未见新发，晨起偶有咳痰，食纳可，夜寐佳，二便如常。舌尖红，苔腻，脉滑数。

处方：上方去半夏，加佩兰12g，茵陈12g。14剂，水煎服，每日1剂，早晚分服。

按语：牛教授认为，本案患者为青年女性，平素情志抑郁，肝气郁而化火，熏蒸于面、背，灼伤阴血，则见面部及背部痤疮；肝木失于条达，肝体失于柔和，则经行腹痛；肝经郁热化火，扰动心神，则见烦躁、夜寐不安；肝木为病，易于传脾，脾为气血生化之源，气血生化无源，不得濡养四肢，则乏力不适；脾为生痰之源，肺为储痰之器，肝郁侮肺金，则见咳嗽、咳痰。治宜疏肝调经，清热解毒，方用丹栀逍遥散加减。方中牡丹皮清热凉血，清血中之伏火；栀子清心肝热，泻火除烦，导热下行；两药共为君药。当归补血活血，补而不滞，为血中之气药；白芍养血敛阴，柔肝缓急；二药共用，补肝体而助肝用，共为臣药。木盛则土衰，故用茯苓健脾益气，则气血生化有源；赤芍、郁金清泻肝经之火；生地黄清热养阴生津，防肝郁化火，耗伤津液；连翘、金银花清热解毒，共为佐药。甘草清热解毒，健脾益气，调和诸药，为使药。诸药合用，共奏健脾疏肝解郁、清热解毒消疮之功。二诊患者舌尖略红，恐诸药及肝郁之伏火耗伤津液，加入玄参、麦冬滋阴生津；加桃仁、红花活血化瘀以消疮。三诊考虑患者痰量多，结合苔略腻、脉滑，考虑辨证为湿热中阻，气血瘀滞，治宜清利湿热，凉血消疮，方用三仁汤加减，则痤疮渐消。

四、黄褐斑

马某，女，32岁，2022年1月11日初诊。

主诉：面颊两侧有淡黄褐色斑4年。

现病史：患者诉4年前生育后面部两侧逐渐出现黄褐色斑片，色暗，颜色逐渐加深，范围逐渐扩大，余无特殊不适。患者平素经期正常，经行乳房胀痛，经色偏暗，伴腰膝酸软。食纳可，夜寐佳，二便正常。舌淡略红，苔薄白，脉弦细。

西医诊断：黄褐斑。

中医诊断：黧黑斑，证属肝郁血虚、气血瘀滞。

治法：疏肝解郁，健脾养血，活血淡斑。

处方：丹栀逍遥散。炒牡丹皮12g，炒栀子12g，生地黄15g，当归15g，赤芍12g，白芍15g，川芎12g，炒白术15g，香附15g，郁金15g，桃仁12g，红花10g，生甘草6g。7剂，水煎服，每日1剂，早晚分服。

2022年2月8日二诊：患者诉服药后黄褐色斑颜色变淡，月经周期正常，经色转红，量少，腰部酸困基本消失。纳食可，夜寐佳，诉服药后大便稀溏，次数增多，每日6～7次，小便正常。舌暗，尖略红，苔薄白，脉弦细。

处方：上方生地黄减量至10g；川芎加量至15g；加陈皮12g，厚朴10g。7剂，水煎服，每日1剂，早晚分服。

2022年2月15日三诊：患者诉服药后黄褐色斑颜色明显变淡。纳食可，夜寐欠佳，二便正常。舌红，少苔，脉沉细。

处方：上方加莲子12g。7剂，水煎服，每日1剂，早晚分服。

按语：牛教授认为，中医学称本病为黧黑斑，发病主要涉及肝、脾、心三脏。《医宗金鉴》载："原于忧思抑郁成……血弱不华，火燥结滞而生于面上，妇人多有之。"本案患者因产后情志抑郁，致肝气郁结，肝失疏泄，气血循行不畅，则见面部黄褐色斑；肝气郁结，肝失条达，不通则痛，则见经行乳房胀痛；产后气血大虚，气血推动无力，气血郁滞，则见经血色暗；肝气郁而化火，扰动心神，则见夜寐欠安。治宜疏肝解郁，健脾养血，活血淡斑，方用丹栀逍遥散加减。方中牡丹皮清热凉血，清血中之伏火；栀子清心肝热，泻火除烦，导热下行；二药共为君药。当归补血活血，补而不滞，为血中之气药；白芍养血敛阴，柔肝缓急；二药共用，补肝体而助肝用，共为臣药。木盛则土衰，故用白术健脾益气，则气血生化有源；赤芍、郁金、香附清泻肝经之火，活血以凉血；桃仁、红花、川芎活血祛瘀；生地黄清热滋阴生津；上药共为佐药。甘草清热解毒，健脾益气，调和诸药，为使药。诸药共奏疏肝解郁、健脾养血、活血淡斑之效。二诊患者诉服药后大便稀溏且次数多，考虑患者脾胃虚弱，故生地黄减量，川芎加量；加陈皮、厚朴健脾祛湿，行气宽中以调理胃肠功能。三诊患者色斑减退，但夜寐欠佳，结合舌红、少苔，考虑肝郁化火生内热扰心，加莲子清心火，益气阴，交通心肾。

第六节　妇科疾病

一、痛经

马某，女，27岁，2022年6月23日初诊。

主诉：痛经3月余。

现病史：患者诉3个多月前自来潮起即有痛经，难以忍受，无法正常生活，下腹部坠胀，月经周期或提前或推后，血量少，经行2天，有血块。患者于45天前行腹腔镜下卵巢囊肿剥除术，术后恢复可。舌淡红，苔薄白，脉滑。

西医诊断：原发性痛经。

中医诊断：痛经，证属肝郁气滞血瘀。

治法：疏肝解郁，活血化瘀。

处方：蒲黄（包煎）12g，炒白芍15g，生地黄15g，当归15g，赤芍15g，五灵脂（包煎）12g，茯苓20g，醋柴胡15g，香附15g，郁金15g，延胡索12g，车前子12g，川芎15g，桂枝12g，生甘草6g。5剂，水煎服，每日1剂，早晚分服。

2022年9月18日二诊：患者服药后疼痛减轻，血量增多，面部有黄褐斑。舌尖红，苔薄白，脉沉细涩。

处方：上方加川牛膝15g，桃仁12g；当归调整为20g。14剂，水煎服，每日1剂，早晚分服。

患者服药后，上述症状消失，1个月后随访，症状未复发。

按语：关于痛经一证，较全面的描述见于《女科指要》。该书载："经前腹痛，气血之滞；经后刺疼，血室之虚。"中医学认为，肝主藏血、主疏泄，与月经相关。肝气条达，则经行通畅；肝失疏泄，气机失调，则月经周期紊乱，经行不畅，甚或痛经；"不通则痛"，病理产物堆积，经脉阻滞，气血不通，导致原发性痛经的发生发展。牛阳从患者症状、体征入手，加减方药，重点在于活血化瘀，理气止痛。本案初诊方中既有活血化瘀之品，又不乏疏肝解郁之物，共奏理气化瘀之效。方中蒲黄凉血化瘀；白芍入肝经，偏益肝之阴血，养血调经，柔肝止痛；生地黄、当归、赤芍、川芎活血化瘀；五灵脂行血止痛；茯苓、醋柴胡疏肝解郁；香附、郁金行气解郁；延胡索活血化瘀，行气止痛；桂枝温通经脉，助阳化气；生甘草缓急止痛，调和诸药。

二、带下病

刘某，女，19岁，2022年2月15日初诊。

主诉：白带量多2个月。

现病史：患者2个月前白带量增多，色黄，有异味，月经周期提前3天，月经期腰酸，无痛经，月经量偏少，便秘。舌红苔薄白，脉弦细。

西医诊断：妇科炎症。

中医诊断：带下病，证属下焦湿热。

治法：清热祛湿止带。

处方：茯苓20g，炒白术15g，黄芩12g，黄柏12g，苦参15g，蒲公英10g，茵陈12g，通草10g，连翘12g，淡竹叶10g，生甘草6g。7剂，水煎服，每日1剂，早晚分服。

2022年2月22日二诊：患者服药后白带量减少，色仍黄，异味减轻，纳可，寐可，二便正常。舌尖红，苔薄白，脉细数。

处方：上方加芡实12g；黄柏、茵陈均调整用量至15g。7剂，水煎服，每日1剂，早晚分服。

按语："带下"之名，首见于《黄帝内经》。《素问·骨空论》载："任脉为病……女子带下瘕聚。"其主要病因是湿邪。《傅青主女科》载："夫带下俱是湿症。"若带下量明显增多，或色、质、气味异常，即为带下病。《诸病源候论》中还有五色带下的记载，有青、赤、黄、白、黑五色，指出："五脏俱虚损者……为带五色俱下。"湿热蕴积于下，损伤任、带二脉，故带下量多、色黄。牛阳根据患者年龄及带下特征灵活加减方药。方中白术、茯苓健脾祛湿，使运化有权，气血兼顾，肝脾并治；黄芩、黄柏清里热，蒲公英、苦参、茵陈、通草清热祛湿。

三、潮热

陈某，女，53岁，2022年5月31日初诊。

主诉：五心烦热、潮热盗汗4月余。

现病史：患者诉2022年1月停经后出现五心烦热、潮热盗汗，伴手足心发热，急躁易怒，指尖关节疼痛，偶有心慌、胸闷、气短，心前区疼痛时作，多梦，眠欠佳，纳可，大便干，2日1行。

舌淡，苔薄白，脉细。

西医诊断：围绝经期综合征。

中医诊断：潮热，证属肝肾阴虚。

治法：滋养肝肾，育阴清热。

处方：知柏地黄丸加减。知母12g，黄柏15g，山茱萸15g，生地黄12g，泽泻10g，茯苓（先煎）20g，炒山药20g，炒牡丹皮12g，醋柴胡15g，当归15g，炒白芍15g，炒白术15g，赤芍12g，薄荷（后下）6g，香附15g，郁金15g，生甘草6g。7剂，水煎服，每日1剂，早晚分服。

2022年6月7日二诊：患者服药后，诉潮热、盗汗减轻，近日偶感胃脘部胀满不适，纳食欠佳，大便略干。舌淡暗，苔薄白，脉细弦。

处方：上方加木香12g，砂仁（后下）12g。7剂，服法同前。

2022年6月14日三诊：患者诉此次服药后，手足心发热较前进一步好转，汗出减少，夜寐欠佳，入睡困难，多梦。舌淡红，苔薄白，脉弦细。

处方：上方去香附、郁金，加莲子10g，远志15g，合欢皮10g。7剂，服法同前。

2022年6月23日四诊：患者诉服药后潮热、盗汗减轻，心中懊恼不舒，渴喜凉饮。舌淡暗，苔薄白，边有少量瘀斑，脉弦。

处方：醋柴胡15g，当归15g，炒白芍12g，茯神20g，炒白术15g，炒牡丹皮12g，炒栀子20g，炒山药20g，山茱萸15g，生地黄15g，泽泻10g，香附15g，郁金12g，川芎15g，陈皮12g，厚朴15g，生甘草6g。12剂，服法同前。

患者服药后，上述症状明显好转，3个月后随访，症状未复发。

按语：《素问·疟论》载："阴虚则内热。"本案患者阴虚火旺，心血不足，故见五心烦热、潮热盗汗、手足心发热、急躁易怒等症状，加上患者情绪不佳、心理压力过大、精神过度紧张，会刺激心脏，从而出现心慌、胸闷、气短等症状，伴多梦，眠欠佳。素体肝肾阴虚，又加之火旺，内伤发热，舌淡、苔薄白、脉细，均为肝肾阴虚之象。本案潮热属肝肾阴虚，火热上扰所致。牛阳从患者体质入手，考虑到患者平素肝肾阴虚，在治疗时，选用生地黄配伍知母、黄柏，正是针对阴虚火旺之病机，体现了滋阴降火之法的配伍。生地黄入肝、肾经，补养肝肾之阴，使阴与阳齐，阴能制阳，虚火自退，即"壮水以制火"。知母性寒质润，上能清肺金实火，下能滋肾润燥，清中寓补，治阴虚内热证，可奏标本兼顾之效。黄柏苦寒沉降，主入肾经而善泻火坚阴，退骨蒸，以治标降火为主，《得配本草》载："川柏补水，以其能清自下泛上之阴火，火清则水得坚凝，不补而补也。"治阴虚内热证时，黄柏、知母每相须为用，以治上炎之虚火。佐以山茱萸、当归补益肝肾；白芍、赤芍养血调经；山药、白术、薄荷、香附、郁金行气化瘀；配合泽泻、茯苓、牡丹皮以化湿热；醋柴胡、香附、郁金以畅通肝气，调达郁滞；甘草调和诸药。全方共奏滋养肝肾、育阴清热之效。

四、产后眩晕

高某，女，34岁，2020年12月22日初诊。

主诉：生产6个月后突发晕厥2次。

现病史：患者诉产后6个月后无明显诱因出现突然晕厥2次，伴眼前一过性黑矇，晨起自觉神疲乏力，偶有头晕、头痛，月经周期不规律，血量较少，颜色正常，经期自觉小腹坠胀感明显，伴腰膝酸软，纳食可，夜寐差，小便正常，大便干，3天1行。舌暗红，苔薄，脉沉。

西医诊断：产后眩晕症。

中医诊断：产后眩晕，证属肝郁脾虚。

治法：疏肝健脾，补益气血。

处方：逍遥散加减。当归15g，炒白芍15g，茯苓20g，醋柴胡12g，炒白术15g，薄荷（后下）6g，香附12g，郁金12g，熟地黄15g，川芎15g，生甘草6g。7剂，水煎服，每日1剂，早晚分服。

2020年12月29日二诊：患者诉服药后上述症状好转，现仍有头晕、入睡困难、神疲乏力等症状，纳食尚可，小便略黄，大便可。舌红，舌尖尤甚，少苔，脉滑。

处方：上方去熟地黄；加生地黄15g，炒牡丹皮12g，莲子10g。7剂，服法同前。

2021年1月5日三诊：患者诉停药后无晕厥发生，头晕减轻，偶有头痛，神疲乏力好转，偶有情绪烦躁，纳食可，夜寐一般，小便发黄，大便偏干，2天1行。舌尖红，苔白腻，脉沉细。

处方：上方去莲子，加莲子心6g，连翘12g。7剂，服法同前。

2021年1月12日四诊：患者诉服药后精神明显好转，偶有烦躁不安，晕厥较前明显好转，纳可，夜寐一般，二便正常。舌尖红，苔白略腻，脉沉细涩。

处方：上方去莲子心，加黄芩10g，栀子12g。7剂，服法同前。

患者服药7剂后痊愈。

按语：《妇人大全良方》载："产后血晕者……眼见黑花，头目旋晕，不能起坐，甚致昏闷不省人事。"此与今人认识基本相同，主张"下血多而晕者……补血清心药治之，下血少而晕者……破血行血药治之"。患者产时或产后失血过多，心失所养，故令晕眩，甚或昏不知人；血虚不能上荣于头目，故夜寐不安；心主血，肝藏血，产后失血过多致肝阴不足，故情绪烦躁。产后素体气血虚弱，复因产时失血过多，以致营阴下夺，气随血脱，故见脉沉。本案产后血晕属阴血亏虚，心神失守而发。牛阳从患者体质入手，考虑到患者产后阴血阳气俱耗，使阴血亏虚，心神失守，故在治疗上选用逍遥散以疏肝健脾，补益气血；若血虚而有内热者，宜加生地黄；血虚无热象者，应加熟地黄，佐以川芎、郁金、炒牡丹皮活血行气；配合香附疏肝调经，莲子养心安神，连翘、黄芩、栀子清心火；甘草调和诸药。诸药合用，共奏疏肝健脾、补益气血、养心安神之效。通常情况下，产后患者当慎用苦寒之剂，以防苦燥伤阴、苦寒伤阳。慎用苦寒是常用之法，然绝非禁用，考虑患者邪在中、上二焦，时有睡眠不佳、情绪烦躁不安，苦寒药亦可从证酌情使用，并无大碍。因此，治疗后期加入少量莲子心清心安神，症状缓解后即去，中病即止。

第七节　儿科疾病

一、小儿感冒

田某，女，5岁，2021年10月18日初诊。

主诉：咳嗽、咳痰20余天。

现病史：家长代诉。患儿20天前受凉后出现咳嗽，至今未愈，口服肺宁颗粒，症状改善不明显，鼻塞伴手心发热，流黄涕，咳黄痰，鼻、咽痒，张口呼吸，扁桃体肿大，眼角分泌物较多。舌尖红，苔略腻，脉浮数。

既往史：患儿既往有腺样体肥大病史。

西医诊断：上呼吸道感染。

中医诊断：小儿感冒，证属风热犯表。

治法：疏风清热，宣肺止咳。

处方：蜜桑叶5g，菊花3g，桔梗3g，连翘3g，芦根3g，薄荷5g，杏仁3g，焦三仙各5g，甘草3g。7剂，颗粒剂，水冲服，每日1剂，早晚分服。

2021年10月26日二诊：患儿咳嗽，干咳，流清涕，鼻塞，无发热，扁桃体肿大较前明显减轻，纳可，睡眠调，二便调。舌红，苔薄白。

处方：蜜桑叶6g，菊花6g，桔梗5g，连翘5g，芦根3g，薄荷3g，杏仁10g，甘草3g，牛蒡子5g，沙参3g，麦冬5g。7剂，颗粒剂，水冲服，每日1剂，早晚分服。

2022年3月22日三诊：患儿服药后，手心发热减轻，时有咳嗽，咽后壁红肿，鼻涕多，无打鼾，纳呆。舌尖红。

处方：继用2021年10月18日方加牛蒡子6g。7剂，颗粒剂，水冲服，每日1剂，早晚分服。

2022年3月29日四诊：患儿夜间咳嗽明显，扁桃体无肿大，咽后壁红肿，鼻痒、咽痒，纳食一般，眠差，二便如常。舌红。

处方：上方去牛蒡子；加沙参、麦冬各6g，甘草加量至6g，7剂，颗粒剂，水冲服，每日1剂，早晚分服。

患儿服药后痊愈。

按语：《小儿药证直诀》论述了小儿的生理特点："五脏六腑，成而未全……全而未壮。"然其生理特点也决定了小儿的病理特点：发病容易，传变迅速。小儿脏腑娇嫩，形气未充，易为外邪所中，不慎外感风热之邪，风热犯肺，肺失宣降，肺气上逆，发为本病。风热外袭，正邪相争，故见发热；肺主宣肃，风热犯肺，肺失宣肃，肺气上逆，故见咳嗽；热邪灼津成痰，故见咳吐黄痰；鼻为肺窍，肺失宣降，故见鼻塞流涕；风邪作祟，故见鼻痒、咽痒；舌红、苔黄、脉浮数均为风热犯肺之证候。综上，本病病因为外感风热，病机为风热犯肺，肺失宣肃，病位在肺，病性属表实证，选用桑菊饮加减论治。桑叶、菊花、薄荷疏风清热；桔梗、杏仁、甘草宣降肺气，止咳化痰；连翘、芦根清热生津；热伤肺津，咽燥口干，加沙参、麦冬清热生津。

二、小儿咳嗽

王某，男，6岁，2019年12月10日初诊。

主诉：纳差，易感冒1年。

现病史：家长代诉。患儿1年前受凉后出现咳嗽，发热，经治疗后自觉体质较差，纳差，容易感冒，睡眠易翻腾，大便干，小便正常，磨牙。舌质淡红，苔薄白。

西医诊断：急性支气管炎。

中医诊断：小儿咳嗽，证属肺脾气虚。

治法：益气解表，理气止咳。

处方：陈皮4g，厚朴3g，焦三仙各3g，法半夏3g，连翘3g，茯苓10g，莱菔子3g，炒白术5g，生甘草3g。14剂，颗粒剂，水冲服，每日1剂，早晚分服。

2019年12月24日二诊：患儿服药后自觉大便干，睡眠易翻腾、磨牙症状减轻。

处方：上方连翘调整为4g，莱菔子调整为4g。14剂，颗粒剂，水冲服，每日1剂，早晚分服。

2020年6月2日三诊：患儿停药后，夜间睡眠易翻腾，磨牙，说梦话，纳可，小便频，大便调。

处方：上方加生黄芪10g，7剂，颗粒剂，水冲服，每日1剂，早晚分服。

患儿服药后痊愈。

按语：《灵枢·百病始生》载："风雨寒热不得虚，邪不能独伤人。"体虚之人，卫外不固，感受外邪，常缠绵难愈，或反复不已，其病邪性质不外乎四时六淫。因此，治疗虚人感冒引起的诸症当扶正祛邪，宜在解表药中酌加扶正之品，治以益气解表，驱邪外出。本案患儿平素体质较弱，脾胃中气禀赋不足，土不生金，肺气易虚，卫表不固，"邪之所凑，其气必虚"，故容易感受风寒之邪引发感冒，感冒日久，累及肺脏，导致咳嗽发生。方中陈皮、茯苓、白术共奏健脾益气、理气和胃之功；厚朴、半夏行气散结，降逆化痰；莱菔子降气化痰，消食除胀；连翘疏风散寒，脾气健，肺气充，卫外功能增强，则有助于风寒之邪的祛除。

三、小儿鼻鼽

黄某，男，11岁，2020年4月7日初诊。

主诉：鼻塞流涕，打喷嚏5年。

现病史：家长代诉。患儿5年前春季闻蒿草后出现鼻塞，流涕，打喷嚏，鼻痒，睡觉自觉头晕，睡眠张口，打鼾，纳可，二便正常。舌尖红，苔薄白，脉滑。

西医诊断：过敏性鼻炎。

中医诊断：小儿鼻鼽，证属肺脾气虚。

治法：温补脾肺，祛风散寒。

处方：生黄芪20g，炒白术12g，防风6g，葛根20g，生石膏15g，生甘草6g。14剂，颗粒剂，水冲服，每日1剂，早晚分服。

2020年4月28日二诊：患者诉服药后鼻塞流涕，打喷嚏减轻，夜间明显，晨起减轻，鼻干，纳差，睡眠调，二便调。舌尖红，苔薄白，脉滑。

处方：上方加生石膏20g；黄芩减量至10g。14剂，颗粒剂，水冲服，每日1剂，早晚分服。

2020年5月19日三诊：患者诉服药后鼻塞减轻，仍有鼻痒，流涕，受凉后易打喷嚏，鼻干减轻，纳可，睡眠调，二便调。舌尖红，苔薄白。

处方：上方加荆芥6g，葛根调整为30g。14剂，颗粒剂，水冲服，每日1剂，早晚分服。

患儿服药后痊愈。

按语：《证治汇补》载："有平昔元气虚弱，表疏腠松，略有不谨，即显风症者，此表里两因之虚症也。"如素体阳虚，则易受风寒。肺主皮毛，肺气虚则腠理疏松，卫外不固，风邪束于皮毛，阳气无从发散，故见鼻塞、鼻痒、流涕之症；鼻塞纳气不足，故患儿出现睡眠时张口呼吸、打鼾之症。本病属本虚标实之证，肺气虚为本，风邪侵袭、鼻窍不利为标，治当祛邪扶正，标本兼治。方中黄芪甘温，内补脾肺之气，外可固表止汗，为君药；白术健脾益气，助黄芪以加强益气固表之功，为臣药；佐以防风走表而散风邪，合黄芪、白术益气祛邪。黄芪得防风，固表而不致留邪；防风得黄芪，祛邪而不伤正，有补中寓疏、散中寓补之意。

四、小儿呃逆

司某，男，2岁，2021年2月2日初诊。

主诉：食欲欠佳，呃逆1周。

现病史：家长代诉。患儿1周前无明显诱因出现食欲欠佳，呃逆，口苦，耳后淋巴结（+），纳差，睡眠易翻腾，打鼾，烦躁，二便正常。舌质淡红，苔薄白。

西医诊断：膈肌痉挛。

中医诊断：小儿呃逆，证属脾胃不和。

治法：顺气解郁，和胃降逆。

处方：陈皮3g，厚朴3g，焦三仙各5g，法半夏3g，连翘3g，茯苓5g，莱菔子3g，鸡内金3g，生甘草3g。7剂，颗粒剂，水冲服，每日1剂，早晚分服。

2021年2月9日二诊：家长代诉。患儿服药后食欲较前明显好转，打鼾，睡眠翻腾较前好转，纳可，二便如常。舌质淡红，苔薄白。

处方：上方焦三仙调整为各6g，鸡内金调整为4g。14剂，颗粒剂，水冲服，每日1剂，早晚分服。

患儿服药后痊愈。

按语：呃逆在《黄帝内经》中称为"哕"。《素问·宣明五气》载："胃为气逆为哕。"此指出本病病位在胃。《丹溪心法》载："咳逆为病，古谓之哕，近谓之呃，乃胃寒所生，寒气自逆而呃上。"治应顺气解郁，降逆止呕。明清以后始出现"呃逆"一词。气为病之因，气顺则一身津液随气而顺矣。本案患儿脾胃虚弱，运化失常，肝气横逆犯胃，胃气上逆，故呃逆；脾胃不足，运化失常，则纳食差；胃不和则卧不安，故睡眠欠佳，易翻腾；脾虚肝旺，气机失常，从而出现烦躁。治应益气和胃，降逆止噫平呃，控制症状，标本兼顾。主用健脾理气药，辅以健脾消食药。方中陈皮、茯苓健脾益气；厚朴行气降气，为降逆之品；焦三仙、鸡内金消食化滞；莱菔子降气消食除胀。

五、乳蛾

【案一】

司某，男，8岁，2020年9月29日初诊。

主诉：扁桃体轻度肿大半个月。

现病史：患儿诉鼻部通气不畅，扁桃体肿大，影响睡眠，打鼾，饮食可，二便正常。舌红，苔白腻。

西医诊断：扁桃体肿大（轻度）。

中医诊断：乳蛾，证属脾虚。

治法：益气健脾，消肿利咽。

处方：陈皮9g，焦三仙各6g，法半夏6g，连翘10g，茯苓10g，莱菔子6g，黄芩6g，生甘草3g。7剂，颗粒剂，水冲服，每日1剂，早晚分服。

2020年10月6日二诊：患儿诉服药后打鼾较前好转，扁桃体肿大减轻，纳可，夜寐一般，二便如常。舌红，苔薄白。

处方：上方加炒枳实6g，炒白术6g。14剂，颗粒剂，水冲服，每日1剂，早晚分服。

2021年2月2日三诊：患儿诉服药后仍觉鼻塞，张口呼吸，扁桃体Ⅱ度肿大，咽后壁红赤，纳可，睡觉易翻腾，二便调。舌尖红，苔白，脉数。

处方：金银花10g，牛蒡子12g，连翘10g，薄荷3g，桔梗10g，芦根6g，淡豆豉10g，浙贝母15g，莱菔子12g，紫苏子12g，生甘草6g。14剂，颗粒剂，水冲服，每日1剂，早晚分服。

2021年2月9日四诊：家长代诉。患儿服药1周后鼻塞、张口呼吸夜间好转，白天仍有轻微症状，平日汗多，口干不欲饮水，睡眠质量较前明显提高，纳可，小便正常，大便略溏，每日2次，偶有便后腹痛。舌尖红，苔黄腻，脉数。

处方：陈皮10g，厚朴10g，焦三仙各10g，法半夏10g，炒白术10g，茯苓15g，连翘10g，莱菔子10g，黄芩10g，生甘草6g。14剂，颗粒剂，水冲服，每日1剂，早晚分服。

患儿服药后痊愈，2个月后随访，症状未复发。

按语：《诸病源候论》载："咽喉者，为脾胃之候。"这表明部分咽喉疾病与脾胃状态息息相关。《素问·阴阳类论》载："喉咽干燥，病在土脾。"故脾与咽喉疾病的关系密不可分，治疗可从调脾胃着手。《临证指南医案》谓："脾宜升则健，胃宜降则和。"脾气虚弱不能升清，浊气也不得下降，精微不能上而滋养，则精神疲惫；舌苔白腻，为脾胃虚弱兼有湿邪。方中茯苓淡渗利湿健脾；焦三仙益气健脾，促进脾胃运化功能的恢复，使脾胃气机升降得宜，津液精微输布得当；法半夏燥湿；陈皮理气化湿，健脾开胃；莱菔子消食除胀，降气化痰；连翘可除脾胃湿热；甘草调和诸药。

【案二】

钱某，女，3岁，2021年8月10日初诊。

主诉：腺样体肥大1月余，加重伴扁桃体Ⅲ度肿大5天。

现病史：家长代诉。患儿1个多月前因外感风热而致腺样体肥大，咽部略充血，少许淋巴滤泡增生，咽喉干燥、疼痛，吞咽时加重，张口呼吸伴扁桃体Ⅲ度肿大，多汗，睡觉轻微打鼾，偶有翻腾，可兼见头痛，微恶风，咳嗽咳痰，纳呆，夜寐可，小便可，大便秘结。舌尖红，苔薄白。

西医诊断：腺样体肥大。

中医诊断：乳蛾，证属痰阻气滞。

治法：理气化痰，健脾消食。

处方：陈皮5g，厚朴3g，紫苏子3g，白芥子3g，莱菔子3g，生山楂5g，连翘3g，茯苓5g，法半夏3g，浙贝母5g，甘草3g。7剂，颗粒剂，水冲服，每日1剂，早晚分服。

2021年8月17日二诊：患儿服药后扁桃体肿大较前缓解，睡觉翻腾减轻，汗多。舌尖略红，苔略腻。

处方：上方加杏仁5g，桔梗3g。7剂，颗粒剂，水冲服，每日1剂，早晚分服。

2021年8月24日三诊：家长代诉。患儿服药后上述症状较前均有好转，近日大便干，偶有清涕，腺样体反应减少。舌尖红。

处方：上方连翘调整为5g，加黄芪3g。7剂，颗粒剂，水冲服，每日1剂，早晚分服。

2021年8月31日四诊：家长代诉。患儿服药后上述症状明显好转，扁桃体大小恢复正常，偶有张口呼吸，腺样体肥大基本消失。舌尖红，苔略腻。

处方：连翘6g，陈皮3g，焦三仙各3g，法半夏3g，茯苓10g，莱菔子3g，紫苏子3g，白芥子3g，浙贝母3g，甘草3g，厚朴3g。14剂，颗粒剂，水冲服，每日1剂，早晚分服。

患儿服药后痊愈。

按语：牛阳治疗小儿呼吸道疾病颇有心得。脾为生痰之源，肺为储痰之器，肺为娇脏，而小儿的肺脏功能处在发育中，容易受到外邪侵袭，且小儿脾常不足，饮食不节，喂养不当，易致脾失健运，痰湿内生，郁而化热，痰热互结，上贮于肺而致咳嗽、咳痰、大便秘结等。因此，牛阳认为，对于小儿呼吸道疾病，不能单纯治肺，见痰治痰，见咳止咳，应从整体出发，肺脾同治，才能取得疗效。对于本案患儿，内有食积，外有风热，故从调整肠道功能入手，通过对肠道菌群的调理，既消食导滞，又化痰除痞。牛阳善用保和丸加减治疗此类疾病，促进胃肠蠕动，清除毒素，有助于痰、食等病理产物的祛除；将清热寓于消导之中，寓补于消，寓消于补，通腑降肺，气机宣通，咳嗽、食滞自愈。方中陈皮、茯苓益气健脾；厚朴和法半夏行气化痰；紫苏子、白芥子、莱菔子降气消痰，止咳平喘，润肠；生山楂润肠通便；连翘清热解毒，消肿散结；浙贝母清热化痰，解毒散结；甘草润肺止咳，调和诸药。

第八节 杂病

一、内伤发热

马某，女，44岁，2021年1月19日初诊。

主诉：手足心发热5年余。

现病史：患者诉5年前无明显诱因出现手足心发热，口干，眼干，烦躁易怒，夏季较重，不怕冷，后背发凉，动则汗出，盗汗，月经量少无血块，经期小腹胀痛，有坠胀感。纳可，夜寐可，小便正常，大便干。舌暗淡，苔薄白，脉弦细。

西医诊断：发热。

中医诊断：内伤发热，证属肝郁化热伤阴。

治法：疏肝解郁，清热养阴。

处方：丹栀逍遥散加减。炒栀子15g，炒牡丹皮15g，当归15g，赤芍12g，白芍15g，茯苓20g，醋柴胡12g，炒白术15g，薄荷（后下）6g，香附15g，郁金15g，生地黄15g，生甘草6g。7剂，水煎服，每日1剂，早晚分服。

2021年1月26日二诊：患者服药后手足心发热缓解，自觉足心比手心更热。后背发凉缓解，盗汗缓解，咽干，口干，眼干。经期正常，痛经，色红。纳食可，二便正常，夜寐安。平日易烦躁。舌暗苔薄白，脉弦滑。

处方：上方加知母10g，黄柏12g；白芍调整为20g。7剂，服法同前。

2021年2月2日三诊：患者诉服药后手足心发热较之前明显改善，晨起仍有口干，鼻干，小便正常，大便次数多，纳可，夜寐可，有少量黄痰，咳之不出。舌暗淡，舌尖红，苔略腻，脉滑数。

处方：白芍20g，山茱萸15g，生地黄15g，知母12g，泽泻10g，茯苓20g，炒牡丹皮15g，黄柏12g，醋柴胡15g，当归15g，炒栀子12g，沙参15g，麦冬12g，生甘草6g。7剂，水煎服，每日1剂，早晚分服。

2021年3月2日四诊：患者服药后觉手心灼热，足心热已愈，咽干不适，少腹不适，纳少。舌暗淡，脉弦细。

处方：三诊方加川芎15g，赤芍12g，陈皮15g，厚朴12g。7剂，水煎服，每日1剂，早晚分服。

患者服药后，上述症状消失。

按语：内伤发热主要是因久病体虚，饮食劳倦，情志失调，外伤出血等导致脏腑功能失调，气血阴阳亏虚。本案患者虽无明显诱因出现手足心热，但此症状已经持续5年余，机体气血阴阳已亏虚，阴阳失衡，加之情志过极，肝火内盛，气郁发热，正如《丹溪心法·火》云："气有余便是火。"肝火旺，则烦躁易怒；肝火上炎，则口干、眼干；久病由实转虚，虚实夹杂，气郁发热，日久伤阴，转化为气郁阴虚发热，故手足心热、小便少、大便干、舌暗淡、苔薄白、脉弦细。治疗上当疏肝解郁，清热养阴，选用丹栀逍遥散加减。方用逍遥散疏肝解郁，健脾和营，再合以牡丹皮、栀子之清泻肝火，香附、郁金活血止痛、行气解郁，生地黄清热凉血、养阴生津。全方共奏疏肝健脾、养血清热之功效。患者服药后阴虚证候缓解，但祛除肝火之病因非一日之功，故复诊之时，再随症加减，方可标本兼治。

二、汗证

董某，男，59岁，2020年4月28日初诊。

主诉：浑身不适、汗多怕冷10天。

现病史：患者诉10天前无明显诱因出现浑身不适，怕冷，汗多，口干、口苦，倦怠不适，头昏，胃脘部胀满、隐痛，偶有恶心，纳差，睡眠调，大便偏稀，小便频数。舌尖红，苔黄腻，脉弦滑而数。

西医诊断：多汗症。

中医诊断：汗证，证属湿热困阻（湿偏重）。

治法：宣畅气机，燥湿利水。

处方：藿朴夏苓汤加减。藿香15g，厚朴12g，法半夏10g，泽泻10g，杏仁10g，生薏苡仁30g，白蔻仁15g，茯苓20g，黄芩10g，茵陈12g，淡竹叶10g，石菖蒲15g，生甘草6g。14剂，水煎服，每日1剂，早晚分服。

2020年5月12日二诊：患者服药后怕冷、汗多减轻，晨起口干、口苦，胃脘部胀满，头昏，自觉全身油腻感，纳差，睡眠调，二便尚可。舌尖红，略燥，苔黄，脉弦滑。

处方：上方加陈皮15g，茵陈15g，生山楂12g，莱菔子12g，连翘12g。7剂，水煎服，每日1剂，早晚分服。

2020年6月9日三诊：患者服药后胃脘部胀满、口干、口苦减轻，仍感汗多，动则加剧，怕冷减轻，头昏，纳差，睡眠调，大便溏，每日3次，小便黄，气味大。舌质暗，舌尖红，苔黄腻，脉弦滑。

处方：上方去石菖蒲，加当归15g，黄芩加至12g。7剂，水煎服，每日1剂，早晚分服。

患者服药后痊愈。

按语：《素问·阴阳别论》记载："阳加于阴，谓之汗。"吴鞠通在《温病条辨》中对这一句话做进一步解释，认为："汗者，合阳气阴精蒸化而出入者也……盖汗之为物，以阳气为运用，以阴精为材料。"此形象地描绘了汗液生成的原理。因此，汗出异常多是人体阴阳失衡所致。牛阳经过辨证分析发现，本案患者汗出过多，并非上述原因造成，而是湿热困阻所致。湿邪阻滞，则倦怠不适、头昏；湿困阳气，阳不达表，则怕冷；阻滞气机，肺失宣降，则汗多；热邪伤津，则口干、口苦；湿邪困脾，脾失健运，则胃脘部胀满、隐痛，偶有恶心、纳差；加之舌尖红，苔黄腻，脉弦滑而数，不难看出患者湿热之象明显。因此，治疗上当以宣畅气机、燥湿利水为主，选用藿朴夏苓汤加减。藿朴夏苓汤出自《医原》，能宣通气机，燥湿利水，主治湿热病邪在气分而湿偏重者。方中藿香芳化宣透以疏表湿，使阳不内郁；藿香、白蔻仁、厚朴芳香化湿；厚朴、半夏燥湿运脾，使脾能运化水湿，不为湿邪所困；杏仁开泄肺气于上，使肺气宣降，水道自调；茯苓、薏苡仁淡渗利湿于下，使水道畅通，则湿有去路。如此因证立法，随法选方，据方施治，方可药到病除。

三、耳鸣

杜某，男，54岁，2023年5月23日初诊。

主诉：突发耳鸣伴耳聋1个月（右侧）。

现病史：患者诉1个月前因家庭琐事与人发生争吵后突发耳鸣、耳聋，伴口苦咽干、胸胁胀痛、夜寐不宁，心烦，纳可，二便如常。舌暗淡，少苔，脉沉细。

西医诊断：耳鸣。

中医诊断：耳鸣，证属肝火上逆。

治法：清泻肝胆实火，清利肝经湿热。

处方：龙胆泻肝汤加减。龙胆草12g，炒栀子12g，泽泻10g，黄芩12g，生地黄15g，车前子12g，通草10g，桂枝12g，茯苓20g，炒白术15g，当归20g，川芎15g，柴胡15g，生甘草6g。7剂，水煎服，每日1剂，早晚分服。

2023年6月6日二诊：患者诉服药后，耳鸣明显好转，听力改善。舌红，苔少，脉细数。

处方：上方加赤芍15g，藿香15g，郁金15g，石菖蒲15g。7剂，水煎服，每日1剂，早晚分服。

2023年6月20日三诊：患者诉服药后听力进一步好转，偶有耳鸣，以夜间睡眠及处于安静环境中明显，细如蝉鸣，晨起咳吐黄色黏痰。舌暗红，少苔，脉细数。

处方：熟地黄20g，山茱萸15g，茯苓15g，山药20g，牡丹皮12g，泽泻10g，柴胡10g，炒白术15g，生甘草6g。14剂，水煎服，每日1剂，早晚分服。

患者服药后上述症状明显好转，继续服用14剂。嘱患者清淡饮食，调畅情志，避免熬夜。1个月后随访，患者痊愈。

按语：中医学认为，突发性耳聋的形成原因为耳窍失聪，风火上扰，致使风邪外犯、肝火上炎、气滞血瘀，耳部经络受阻从而引发突发性耳聋。《黄帝内经》更是对耳鸣有明确的记载，认为耳鸣的病变部位主要在肝，与循行经过耳部的足少阳胆经的关系最为密切。牛阳认为，肝胆相照，故情绪可影响肝继而导致耳鸣。肝主疏泄，有调节情志的功能，若情志不遂，导致肝气郁结，则清气与浊气不能各行其道，清气不升，浊气不降，耳窍失养而不通，发为耳鸣。肝为五脏之贼，易亢易逆，肝郁则化火，导致肝火上炎。耳在头部，头在人体上部，火性炎上，导致耳鸣。长期耳鸣易导致出现焦虑或抑郁情绪，情志失调会加重肝气郁结，导致肝火亢盛，恶性循环，继续加重耳鸣。牛阳根据患者伴口苦咽干、胸胁胀痛、夜寐不宁、心烦等，将本案辨证为肝火上逆。因患者发病较突然，症状较重，耳鸣声较大，病势急，当为实证。法应清肝泻火通窍，方选龙胆泻肝汤加减。二诊患者症状较前缓解，基于首诊效不更方，更加郁金、藿香、石菖蒲化湿利浊，解郁通窍。三诊患者急症明显改善，疾病发展至后期恢复期，结合耳鸣以夜间睡眠及处于安静环境中明显，细如蝉鸣，咽干，偶有晨起咳吐黄色黏痰，牛阳辨证为肝肾阴虚，以耳聋左慈丸加减，滋阴清热，益气平肝。

四、虚劳

【案一】

安某，男，43岁，2021年2月23日初诊。

主诉：神疲乏力1年，加重1个月。

现病史：患者诉1年前无明显诱因出现神疲乏力，精神欠佳，自诉平素体质虚弱，畏寒肢冷，腰膝酸软，睡眠质量欠佳，头晕，以下午为甚，纳可，小便正常，大便略黏腻，日1行，春节假期期间偶有便血，近日恢复正常，无痔疮史，记忆力减退。舌淡红，苔薄白，脉弦滑。

既往史：患者有银屑病病史10余年。

西医诊断：贫血。

中医诊断：虚劳，证属脾肾虚衰。

治法：健脾益气，补肾填精。

处方：逍遥散合六味地黄丸加减。醋柴胡15g，当归15g，赤芍12g，白芍15g，茯苓20g，炒白术15g，薄荷（后下）6g，生地黄15g，炒牡丹皮15g，玄参12g，炒山药20g，山茱萸12g，泽泻10g，生甘草6g。7剂，水煎服，每日1剂，早晚分服。

2021年3月2日二诊：患者服药后未诉明显不适，叹息频作，心中懊侬不舒，纳可，睡眠一般。舌淡暗，苔薄白，脉弦滑。

处方：上方去山茱萸；加炒栀子12g，连翘12g，青皮12g，香附15g，郁金15g。7剂，水煎服，每日1剂，早晚分服。

2021年3月16日三诊：患者诉服药后偶有肠鸣不适，心中懊侬不舒，乏力减轻，纳可，夜寐可，爪甲偏红。舌质暗，苔薄白，脉弦滑。

处方：上方去玄参、炒栀子、连翘、青皮；加炒酸枣仁12g，远志12g，合欢皮12g，玫瑰花10g。7剂，水煎服，每日1剂，早晚分服。

2021年3月23日四诊：患者服药后神疲乏力略减，偶有烦闷，纳食尚可，大小便正常。舌淡暗，脉弦细。

处方：上方当归调整为20g，远志调整为15g；加党参15g。14剂，水煎服，每日1剂，早晚分服。

患者服药后痊愈。

按语：虚劳不单发生于老年人，中年人也时有发生。《素问·通评虚实论》云："精气夺则虚。"其病因大多为过度劳累，如经常熬夜或者加班，或房劳过度，或饮食不节，或劳神过度等。辨证当以气血阴阳为纲，五脏虚候为目。牛阳认为，本案患者虽病因不明，但有银屑病史10余年，病程日久，可谓久病致虚，久虚不复成劳。患者气血虚衰，则神疲乏力、精神欠佳、睡眠质量欠佳、头晕；气虚发展致阳虚，故畏寒肢冷；肾阳不足，则腰膝酸软；脾胃为气血生化之源，气血虚衰可责之于脾。因此，本病为脾肾虚衰之虚劳，在治疗上当健脾益气，补肾填精，选用逍遥散合六味地黄丸加减。逍遥散出自《太平惠民和剂局方》，一方面，疏肝解郁，养血健脾，另一方面，理气通滞可防滋补太过。六味地黄丸出自《小儿药证直诀》，具有补肾填精之功。首诊方中加玄参，更可增强凉血滋阴之功。患者服药后病情减轻，但滋补仍过，肝郁表现明显，故复诊诸方减滋补之品，重理气之药，如此可对疾病全面把握，有益康复。

【案二】

刘某，女，28岁，2020年10月20日初诊。

主诉：神疲乏力、腰痛10年余，加重1个月。

现病史：患者自述10年余前无明显诱因出现神疲乏力，腰膝酸软，伴多汗，耳鸣，注意力不集中，1个月前症状加重，遂前来就诊。睡眠欠佳，难以入睡，饮食可，小便正常，大便干，双侧乳房胀痛，月经量少，色偏暗，有结块，周期正常。舌红，苔薄，脉沉细。

西医诊断：疲劳综合征。

中医诊断：虚劳，证属肝郁脾虚。

治法：疏肝利胆，健脾益气。

处方：逍遥散加减。当归15g，炒白芍12g，醋柴胡12g，茯苓20g，赤芍12g，炒白术15g，党参15g，熟地黄15g，香附15g，郁金12g，炒栀子12g，生甘草6g。7剂，水煎服，每日1剂，早晚分服。

2020年11月17日二诊：患者服药后仍神疲乏力，腰膝酸软，失眠，汗多，活动后明显，耳鸣，饮食可，大便干，小便正常。舌质暗红，苔白略腻，脉沉滑。月经延期7～10天，量少。辨证为肝郁血虚。

处方：炒山药20g，山茱萸12g，生地黄15g，泽泻10g，茯苓20g，炒牡丹皮12g，香附12g，郁金12g，当归15g，炒白术15g，醋柴胡12g，炒白芍12g，怀牛膝12g，川续断12g，杜仲12g，生甘草6g。7剂，水煎服，每日1剂，早晚分服。

2020年11月24日三诊：患者服药后失眠好转，耳鸣、汗出好转，仍有乏力、腰酸，口角微痒泛红，饮食可，大便干，小便正常。舌质暗红，苔薄白，脉细滑。

处方：二诊方生地黄改为5g，加炒栀子12g。14剂，水煎服，每日1剂，早晚分服。

患者服药后，上述症状明显好转。

按语：疾病的发生发展是正邪斗争的过程，如果久病不愈，正气就会越来越虚弱，日久累及肾而出现肾虚证，所谓"久病及肾"，正如《景岳全书》中所说："五脏之伤，穷必及肾。"牛阳认为，患者10年余来神疲乏力，腰膝酸软，伴多汗，耳鸣，注意力不集中等，皆是肾虚的表现。近1个月来，由于情志或睡眠等因素导致肝气郁结，故双侧乳房胀痛。《素问·五脏生成》言："人卧血归于肝。"肝气郁结，则肝藏血失常，故睡眠欠佳，难以入睡；气滞则血瘀，肝郁气滞必将导致瘀血的产生，故月经量少，色偏暗，有结块。在治疗上当疏肝利胆，健脾益气，选用逍遥散加减。逍遥散出自《太平惠民和剂局方》，其作用是疏肝解郁，健脾和营，主治肝郁血虚，临床应用较多。牛阳教授认为，想要运用逍遥散去治疗疾病，需抓住肝气郁滞，兼夹脾虚或血弱的病机，只要辨证准确，对于虚劳患者，用逍遥散治疗可以有效改善疲劳症状，再根据其他症状，适当加减，可起到既抓主症、又顾兼症的效果。

【案三】

马某，女，58岁，2022年6月14日初诊。

主诉：乏力1月余。

现病史：患者诉1个多月前出现神疲乏力，伴胃脘部胀满不适，遍身关节疼痛，腰痛，记忆力减退，耳鸣如蝉，双目干涩，手足心热，下肢肿。舌淡红，苔薄白略燥，脉细。

辅助检查：抗甲状腺过氧化物酶抗体353.35IU/ml，25-羟基维生素D 45.36nmol/L，甲状腺右侧叶低回声结节（2.9mm×2.5mm）。

西医诊断：甲状腺结节。

中医诊断：虚劳，证属肝肾不足。

治法：滋补肝肾，养阴清热。

处方：杞菊地黄丸加减。枸杞子15g，野菊花10g，生地黄15g，炒山药20g，泽泻10g，茯苓20g，牡丹皮12g，山茱萸5g，知母12g，黄柏10g，香附15g，郁金15g，生黄芪20g，生甘草6g。7剂，水煎服，每日1剂，早晚分服。

2022年6月23日二诊：患者感胃脘部胀痛，纳食不慎后疼痛加重，关节疼痛，乏力。舌淡暗，苔薄白，脉细。

处方：上方生黄芪调整为10g；加川续断15g，杜仲15g，怀牛膝15g。14剂，水煎服，每日1剂，早晚分服。

2022年9月18日三诊：患者口中发紧，头痛，仍关节疼痛，腰酸腰痛，齿龈酸软，双目干涩，口干，神疲乏力。舌暗，舌尖红，苔腻。

处方：上方加黄芩12g，当归20g，连翘12g。14剂，水煎服，每日1剂，早晚分服。

患者服药后，上述症状消失。

按语：《素问·通评虚实论》中所说的"精气夺则虚"可视为虚证的提纲。《素问·调经论》谓："阳虚则外寒，阴虚则内热。"此进一步说明虚证有阴虚、阳虚的区别，并指明阴虚、阳虚的主要特点。《难经·十四难》论述了"五损"的症状及转归。虚劳通常由多种原因引起，导致气血阴阳亏损，辨证也总以气血阴阳为纲，五脏虚证为目，由于气血阴阳相互影响，常形成五脏虚损相互转化的情况，总体不离脾、肾二脏。《医宗金鉴》云："阳虚外寒损肺经，阴虚内热从肾损，饮食劳倦自脾成。"牛阳认为，本案患者的虚损主要责之于肝、肾，腰乃肾之府也，肾虚则腰痛；肾主骨生髓，肾阴不足，骨不能得到濡养，则遍身关节疼痛；髓海不能得到填充，故记忆力减退；肾开窍于耳，肾阴不能上充于耳，故耳鸣如蝉；肝开窍于目，肝阴不足，故双目干涩；肾主水，肾虚不能摄水，故下肢肿；手足心热更是阴虚的表现。故本案患者为肝肾不足之证，治疗上当滋补肝肾，养阴清热，选用杞菊地黄丸加减。杞菊地黄丸是在六味地黄丸的基础上加了枸杞子和菊花，枸杞子和菊花可以清肝，同时可以明目，肝肾阴虚出现了眼睛的不适，比如两目昏花、视物模糊或者眼睛干涩、流泪等，当选用杞菊地黄丸。但本案患者已出现阴虚化热之征象，故加少量知母、黄柏滋阴降火；加香附、郁金疏肝解郁；加生黄芪补气；加甘草调和诸药。如此标本兼顾，收效显著。

【案四】

沈某，女，49岁，2022年8月9日初诊。

主诉：乏力半年余。

现病史：患者2021年10月22日于宁夏医科大学总医院行甲状腺右侧腺叶及峡部切除术，术程顺利。患者平素神疲乏力，活动后加重，夜寐不佳，头昏蒙，汗多，纳可，大便细，呈暗黑色，双目干涩，手足心热。舌暗红，苔白腻，脉弦细。

辅助检查：甲状腺左侧叶多发低回声结节；拟C-TIRADS3类。

西医诊断：甲状腺功能减退症。

中医诊断：虚劳，证属气阴两虚兼湿热阻滞。

治法：清热化湿，益气养阴。

处方：三仁汤加减。杏仁10g，白蔻仁15g，薏苡仁30g，厚朴12g，半夏10g，通草10g，滑石（先煎）20g，淡竹叶10g，黄芩15g，茵陈12g，陈皮15g，郁金15g，石菖蒲15g，连翘12g，生甘草6g。7剂，水煎服，每日1剂，早晚分服。

2022年8月16日二诊：患者服药后心中懊恼不舒减轻。精神如常，纳可，眠可。舌暗红，苔腻略黄，脉细。查总胆红素29.48μmol/L；促甲状腺激素0.195mIU/L；甲状腺左侧叶弥漫性病变，低回声实质性结节。

处方：上方加藿香15g，佩兰15g。7剂，水煎服，每日1剂，早晚分服。

2022年8月30日三诊：患者仍感乏力，胸闷，燥热有所缓解，头部昏蒙，眠差。舌暗红，苔薄，脉滑。

处方：继服上方。14剂，水煎服，每日1剂，早晚分服。

患者服药后，上述症状明显好转。

按语：大多术后患者都会面对术后体虚的情况，若是养护良好，则不会有他病之虞；若养护不当，合并他病，病情一般比较复杂。大病久病，失于调理之后，邪气过盛，脏气损伤，正气短时难以恢复，日久而成虚劳。久病而成虚劳者，根据疾病性质的不同，损耗人体的气血阴阳各有侧重。如热病日久，则耗伤阴血；寒病日久，则伤气损阳；瘀血日久，则新血不生；或病后失于调理，正气难复，均可演变为虚劳。牛阳认为，患者术后本来气血不足，气不足以行血，则有血瘀之患，故大便暗黑、舌暗红；瘀血不去，新血不生，故双目干涩；阴血不足，阴不制阳，故手足心热；加之感受湿热之邪，故出现头昏蒙、汗多等症。湿、热、瘀、虚四者结合，病情复杂。因此，在治疗上急则治其标，缓则治其本，当先清其湿热，再以补虚活血之品，故选用三仁汤加减。三仁汤是牛阳常用之方，出自《温病条辨》，具有显著的宣畅气机、清热利湿功效；黄芩、茵陈清热燥湿；陈皮理气化湿；石菖蒲、郁金行气活血，芳香开窍；连翘清心泻火；甘草调和诸药。诸药合用，共奏清热化湿之功。

【案五】

张某，男，52岁，2022年3月29日初诊。

主诉：肺癌术后半年。

现病史：患者于2021年10月行胸腔镜下肺楔形切除术，术程顺利，术后恢复良好。患者现面色萎黄，自觉神疲乏力，时感胸闷、气短，伴咳嗽、咳痰，食纳可，夜寐佳，二便如常。舌暗淡，苔薄白，脉沉滑略数。

西医诊断：肺癌术后。

中医诊断：虚劳，证属肺脾两虚。

治法：益气健脾，止咳化痰。

处方：参苓白术散合三子养亲汤加减。党参15g，茯苓20g，

基本成形，食纳可，夜寐安，小便调。舌质暗，苔薄白，脉左弦右细。

处方：上方加去莱菔子。14剂，水煎服，每日1剂，早晚分服。患者服药后，上述症状明显好转。

按语：牛教授认为，结直肠癌的发生在内为正气虚损，在外为邪毒入侵，内外相互影响，致气、瘀、毒等邪气留恋大肠，大肠传导失司，日久积滞发为癌。本病病位在肠，但与脾、胃、肝等脏腑密切相关，加之手术更致正气耗伤，则平素乏力明显；大肠传导失司，则大便黏腻；脾升胃降功能失调，则反酸、呃逆；久病气虚血瘀，则见舌暗，有瘀斑。治宜健脾益气，活血化瘀，方用参苓白术散合桃红四物汤加减。方中党参、白术、茯苓为君药，共奏益气健脾之效。臣以山药补脾养胃；黄芪健脾益气补虚；陈皮理气健脾，燥湿化痰；厚朴燥湿，行气除满。佐以当归补血活血，补而不滞；桃仁、红花、赤芍活血祛瘀调经；白芍养血敛阴，柔肝缓急止痛；川芎活血行气，与当归相协，则行血之力益彰，又使诸药补血而不滞血。甘草为使药，具有补脾和胃、益气复脉的功效，可指引诸药直达病所。诸药合用，共奏健脾益气、补血活血之功。

参考文献

［1］牛阳.浅论叶天士"久病入络"之思想［J］.四川中医，2004，21（1）：3-4.

［2］师小茜，牛阳."半表半里"的研究进展［J］.光明中医，2016，31（5）：750-753.

［3］杜燕，茹春阳，周波，等.基于卫气营血辨治新型冠状病毒感染［J］.实用中医内科杂志，2024，38（2）：42-45.

［4］茹春阳，杜燕，牛阳.喻昌《秋燥论》治燥五律探析［J］.中国中医基础医学杂志，2023，29（11）：1794-1796.

［5］茹春阳，杜燕，杨帆，等.牛阳论温病理论在脾胃病中应用［J/OL］.现代中医药，1-5［2024-03-20］.http：//kns.cnki.net/kcms/detail/61.1397.R.20230630.1455.004.html.

［6］周思彤，牛阳，周波.基于量化探析祛湿三法治疗湿温病的方药性味配伍研究［J］.宁夏医科大学学报，2023，45（6）：640-644.

［7］茹春阳，杜燕，牛阳，等.新型冠状病毒肺炎温病辨证体系探析［J］.宁夏医科大学学报，2022，44（12）：1279-1282.

［8］师小茜，牛阳.轻法频下理论探微［J］.中华中医药杂志，2022，37（2）：760-763.

［9］王晓翠，张思超，牛阳.基于古籍文献探析朱丹溪小温中丸在湿热病证中的运用［J］.中国中医基础医学杂志，2021，27（7）：1168-1170.

［10］郭榕榕，牛阳.《重订广温热论》妇人温热病初探［J］.陕西中医药大学学报，2021，44（4）：75-78.

［11］马飞云，牛阳，马文英.牛阳从脾胃调治乳腺癌术后临证经验［J］.中国民族民间医药，2021，30（10）：80-83.

［12］王晓翠，牛阳.牛阳"宣通气血法"治疗急性湿疹的临床经验［J］.中国中医基础医学杂志，2021，27（5）：853-855.

［13］王晓翠，牛阳，陈洁.三仁汤的现代文献计量学和研究热点分析［J］.中医学报，2021，36（5）：1120-1125.

［14］鲁玉梅，牛阳，刘文静，等.牛阳治疗乳腺增生症的经验举隅［J］.中外医学研究，2021，19（7）：131-133.

［15］郭榕榕，牛阳.《重订广温热论》温热病复证疗法初探［J］.光明中医，

2020，35（20）：3172-3174.

［16］李亚荣，牛阳.从脾肾论治轻度认知功能障碍［J］.中国民族民间医药，
2020，29（15）：76-78.

［17］刘镭，牛阳，张思超.从"小天地三因制宜"探析高锦庭外科辨治思想［J］.
中华中医药杂志，2020，35（7）：3587-3590.

［18］王晓翠，牛阳，张思超.基于中医古籍文献的升降散应用溯源及探析［J］.
山东中医药大学学报，2020，44（3）：242-246.

［19］刘亚青，牛阳.牛阳运用四逆散治疗小儿气厥的临证经验［J］.内蒙古中医
药，2020，39（4）：103-104.

［20］茆春阳，牛阳，杜燕.浅析温病祛湿三方在脾胃湿热证中的运用［J］.宁夏
医科大学学报，2020，42（3）：316-320.

［21］郭榕榕，牛阳.浅析王孟英《温热经纬》伏气温病观［J］.山西中医，2020，
36（3）：1-3.

［22］刘文静，南一，牛阳，等.牛阳运用小青龙汤治疗咳嗽变异性哮喘的临床经
验［J］.中外医学研究，2020，18（7）：161-162.

［23］刘镭，牛阳，张思超.从小柴胡汤加减探析丁甘仁经方运用特点［J］.中国
中医基础医学杂志，2020，26（2）：163-165.

［24］刘亚青，牛阳.牛阳诊治结节性红斑经验［J］.现代中医药，2019，39（6）：
11-12，15.

［25］刘文静，牛阳，南一.牛阳运用乌贝及甘散加减方治疗胃溃疡临证经验［J］.
中国民族民间医药，2019，28（19）：69-72.

［26］茆春阳，牛阳，杜燕.牛阳运用三仁汤加减治疗斑秃经验［J］.陕西中医，
2019，40（10）：1445-1447.

［27］刘亚青，牛阳.牛阳辨治小儿食积咳嗽经验［J］.中国民族民间医药，2019，
28（15）：60-61，67.

［28］王晓翠，牛阳，周波.试论"肾主五液"理论对温病证治的启示［J］.世界
科学技术-中医药现代化，2019，21（7）：1536-1541.

［29］潘雪军，南一，牛阳.牛阳运用保和丸治疗小儿上呼吸道感染经验举隅［J］.
世界最新医学信息文摘，2019，19（51）：146-147.

［30］潘雪军，南一，牛阳.牛阳运用丹栀逍遥散治疗不寐等疾病经验举隅［J］.
世界睡眠医学杂志，2019，6（4）：515-517.

［31］呼延昕娜，牛阳.牛阳从肝脾论治耳鸣经验［J］.临床医药文献电子杂志，

2019，6（7）：12-13.

［32］马琼，牛阳.牛阳运用玉屏风散合葛根石膏汤治疗过敏性鼻炎经验［J］.世界最新医学信息文摘，2018，18（96）：319-320.

［33］潘雪军，牛阳."三仁汤"辨治面部痤疮（肺风粉刺）［J］.实用中医内科杂志，2018，32（10）：9-11.

［34］呼延昕娜，牛阳，YE Mengyi.牛阳活用三仁汤验案举隅［J］.中国民族民间医药，2018，27（17）：73-74，105.

［35］刘星，牛阳.温病"透热转气"探析［J］.中国中医基础医学杂志，2018，24（6）：722-723.

［36］马琼，牛阳.牛阳运用温病学理论治疗痤疮经验［J］.中医药临床杂志，2018，30（5）：867-869.

［37］刘星，牛阳.再论三阴三阳开阖枢［J］.中华中医药杂志，2018，33（5）：1908-1910.

［38］范博妍，牛阳.牛阳治疗带状疱疹经验探析［J］.光明中医，2017，32（18）：2623-2624.

［39］王若男，牛阳.中医调理脾胃治未病的临床探讨［J］.世界最新医学信息文摘，2017，17（67）：265-266.

［40］李文珊，牛阳.牛阳辨治弱精子症［J］.辽宁中医杂志，2017，44（8）：1598-1599.

［41］叶梦怡，牛阳.三仁汤临床应用举隅［J］.光明中医，2017，32（6）：887-890.

［42］阙平，牛阳.牛阳时方辨治胃痛［J］.实用中医内科杂志，2017，31（3）：14-16.

［43］叶梦怡，牛阳.从湿痰论治老年性认知障碍［J］.新中医，2017，49（3）：151-153.

［44］叶梦怡，牛阳.牛阳运用中医药治疗多发性神经纤维瘤病1例［J］.中国民族民间医药，2017，26（2）：85-86.

［45］阙平，牛阳.牛阳诊治复发性口腔溃疡经验［J］.陕西中医药大学学报，2016，39（6）：34-36.

［46］阙平，牛阳.牛阳运用甘露消毒丹治疗复发性口腔溃疡经验［J］.光明中医，2016，31（17）：2491-2493.

［47］李文珊，牛阳.补中益气汤加减治疗无症状性蛋白尿临床经验［J］.中国老年学杂志，2016，36（14）：3578-3580.

［48］叶梦怡，牛阳.牛阳运用甘露消毒丹治疗结节性红斑经验［J］.现代中医药，2016，36（4）：8-9.

［49］阙平，牛阳.小儿反复呼吸道感染中医临床研究进展［J］.宁夏医科大学学报，2016，38（3）：351-355.

［50］李文珊，牛阳.牛阳运用甘露消毒丹加减治疗复发性口腔溃疡2例［J］.中国老年学杂志，2016，36（6）：1487-1488.

［51］师小茜，牛阳.牛阳运用石葛汤联合玉屏风散治疗过敏性鼻炎经验［J］.光明中医，2016，31（4）：493-494.

［52］师小茜，吴东芮，叶梦怡，等.试论常见治疗温病的"和法"［J］.宁夏医科大学学报，2016，38（2）：225-227.

［53］李文珊，牛阳.中医药治疗年龄相关性白内障的优势与思考［J］.中国老年学杂志，2016，36（3）：728-731.

［54］马文珍，牛阳.加减三仁汤治疗痤疮20例临床体会［J］.中国民族民间医药，2015，24（8）：133，135.

［55］唐理蒙，牛阳，范庆寅.温病邪伏膜原证治初探［J］.宁夏医科大学学报，2014，36（5）：592-594.

［56］梁帅，邓自辉，范庆寅，等.喻昌《秋燥论》的燥病辨证防治观［J］.宁夏医科大学学报，2013，35（5）：591-594.

［57］冯亚宏，牛阳.叶天士诊治妇人温病的规律探析［J］.四川中医，2012，30（6）：29-30.

［58］张慧，牛阳.三才汤浅谈［J］.宁夏医科大学学报，2011，33（9）：896-897.

［59］张伟，牛阳.牛阳运用枳实导滞汤治疗慢性结肠炎经验［J］.光明中医，2011，26（9）：1775-1776.

［60］张慧，牛阳.三仁汤治疗脂溢性脱发20例临床观察［J］.吉林中医药，2011，31（7）：642-643.

［61］王荣，牛阳，郑海生，等.叶天士治疗温病应用杏仁经验［J］.辽宁中医杂志，2011，38（7）：1322-1323.

［62］张慧，牛阳.补肾益精汤治疗男性无症状性不育36例［J］.河南中医，2011，31（5）：518-519.

［63］张伟，张磊，牛阳.无症状疾病的中医辨治思路［J］.江苏中医药，2011，43（3）：7-9.

［64］王荣，牛阳.叶天士治疗温病辨证方法探讨［J］.江苏中医药，2010，42（9）：

6-7.

[65] 王博，牛阳.议温病透热转气法 [J].江西中医药，2010，41（1）：11-12.

[66] 王博，牛阳."半表半里"浅议 [J].河南中医，2009，29（6）：523-524.

[67] 牛阳，王山河，钱月慧.论温病清气法 [J].宁夏医学院学报，2004（6）：466-467.

[68] 韩生银，牛阳.从温胆汤的方药组成分析其治疗作用 [J].黑龙江中医药，2004（1）：5-6.

[69] 牛阳.温病营分证血瘀病机与证候浅析 [J].吉林中医药，2003（2）：9-10.

[70] 花君霞，牛阳.鼻窦炎的中医治疗近况 [J].宁夏医学院学报，1998（1）：93-94，101.

[71] 牛阳，李熳，时银英.浅谈营卫之气对血的固摄作用 [J].宁夏医学院学报，1997（2）：57.

[72] 牛阳.略论宣肺法在湿热病中的应用 [J].宁夏医学院学报，1994（1）：67-69.

[73] 牛阳.温病宣肺法应用举隅 [J].中医药学报，1993（5）：22-23.

[74] 牛阳.小议"银翘解毒丸"的剂型与剂量 [J].时珍国药研究，1992（1）：25-26.

[75] 牛阳.小议银翘解毒丸的剂型与剂量 [J].陕西中医学院学报，1991（4）：33.